U0143129

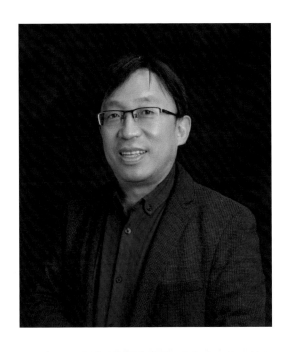

都广礼

男，医学博士，教授，博士研究生导师，国家药典委员会委员，第四批全国中医（临床、基础）优秀人才，中华中医药学会方剂学分会常务理事，世界中医药学会联合会药膳食疗研究专业委员常务理事，上海市药学会会员。2002 年毕业于辽宁中医药大学，获得医学博士学位，2002～2005 年在上海中医药大学肝病研究所中医内科（肝病）博士后工作站从事中药复方防治肝纤维化的研究工作。长期从事方剂学的教学、临床和科研工作，主要研究方向是方剂配伍理论、配伍规律和机制研究，主持国家级、省部级课题 7 项，获得上海市科技进步奖二等奖 2 项、三等奖 1 项，以第一作者或通讯作者发表论文 50 余篇，其中 SCI 收录 6 篇，编写教材、著作 19 部，其中主编 5 部、副主编 6 部、参编 8 部。

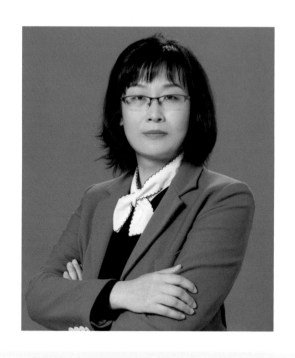

陈少丽

　　女，医学博士，讲师／主治医师，中华中医药学会方剂学分会青年委员，世界中医药学会联合会药膳食疗研究专业委员会理事，上海市食疗研究会会员。曾赴日本川崎医疗福祉大学临床营养学科做访问学者。主要从事方剂学的教学、科研和临床工作，上海中医药大学金牌教师。2014年获第一届全国高等学校中药学类专业青年教师教学设计大赛（青年组）三等奖；2019年获第七届"中医药社杯"全国高等中医药院校青年教师教学基本功竞赛中医基础初中级组二等奖；2022年获"首届全国说医解药科普大赛"上海分赛区一等奖、全国总赛区二等奖。科研方向为方剂配伍理论和作用机制的研究，参与国家级、省部级课题7项，以第一作者或通讯作者发表论文近20篇，其中SCI收录3篇；参编教材、著作10余部，副主编教材1部。

方 剂 从 新

都广礼　陈少丽　主编

科学出版社

北　京

内 容 简 介

　　方剂是中医理法方药辨证论治体系中的重要组成部分和用中药治疗疾病的最终表达形式,其重要性不言自明。方剂学源于本草学,但是相比于本草学,方剂学的理论体系多有未明之处,如方剂功效的确定方法、方剂配伍的本质、方剂方解的建立方法等。本书以这些基本理论问题为基本着眼点,分为方理篇、方论篇及医理篇三大部分进行阐述。方理篇从方剂学的历史发展、方剂的基本属性、方剂的配伍、方剂的方解和方剂的特殊属性五个方面对方剂的基本理论进行论述;方论篇主要从特殊、代表性方剂的配伍解析、证治分析和方论附余三个方面解析方剂;医理篇主要从思维模式、治疗思想和医理求真三个方面探讨中医学的思辨性问题。

　　本书的内容基本为原创性观点,具有较好的创新性,符合现代人的思维模式,运用现代语言来阐述方论、医理,填补方剂学基本理论的空白,对中医教学、科研、临床均具有重要的指导意义,适合中医工作者和爱好者阅读及作为参考书之用。

图书在版编目(CIP)数据

方剂从新 / 都广礼,陈少丽主编. --北京:科学出版社,2024. 6. -- ISBN 978 - 7 - 03 - 078890 - 0

Ⅰ. R289

中国国家版本馆 CIP 数据核字第 2024XD4672 号

责任编辑:周　倩　冯　楠 / 责任校对:谭宏宇
责任印制:黄晓鸣 / 封面设计:殷　靓

科学出版社 出版

北京东黄城根北街 16 号
邮政编码:100717
http://www.sciencep.com

南京展望文化发展有限公司排版
上海颛辉印刷厂有限公司印刷
科学出版社发行　各地新华书店经销

*

2024 年 6 月第 一 版　开本:B5(720×1000)
2024 年 6 月第一次印刷　印张:20 1/2
字数:335 000

定价:150.00 元
(如有印装质量问题,我社负责调换)

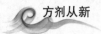

邵家东　上海中医药大学附属龙华医院
赵则阔　潍坊市中医院
都广礼　上海中医药大学
都紫微　上海市嘉定区安亭镇黄渡社区卫生服务中心
徐定昌　上海宝中堂中医门诊部有限公司
郭　蕾　台州市中医院
琚婉君　上海市浦东新区中医医院
董志颖　上海中医药大学
蒋文仪　上海市徐汇区田林街道社区卫生服务中心
曾耀莹　上海中医药大学
鞠旭东　上海市闵行区梅陇社区卫生服务中心

连　序

　　值此东风拂面、杏花绽放、杨柳新绿的甲辰仲春，欣闻该书即将付梓，实乃幸事！首先，我要向都广礼、陈少丽两位主编表示最热烈的祝贺！

　　中医药学历经千年的沉淀与积累，是中华文化的瑰宝和重要载体，是中华优秀传统文化的代表。方剂学作为中医药学理法方药辨证论治体系的核心组成部分，是历代医家学术思想的载体和临床经验的总结。自先秦至两汉时期的理论奠基，到晋唐的迅速发展，再到宋金元时期的体系形成，直至明清的成熟与现代方剂学科建立，方剂学的发展是越千年中医药学发展的具象之一，见证了中医药学发展波澜壮阔的历史！

　　通读该书，我深感两位主编对的"传承精华"和"守正创新"理念的深刻理解与一以贯之。例如，基于《道德经》的论述，创造性地提出了"三进制"的思维模式，认为中国古典哲学对宇宙万物的认知模式经历了三个阶段，即"道生一，一生二，二生三，三生万物"，而这也是根植于中国哲学深厚土壤的中医学理论思想体系的认知模式和发展历程；指出"三进制"既是中国古典哲学有别于西方哲学"非此即彼""二进制"思维模式的根本特点，也是中医学独特理论体系的思维模式，是打开中医甚至是未来科学之门的钥匙。又如，两位主编借用现代科学"物质""能量"这样一对范畴，创造性地提出中药亦具有物质与能量两种属性，且两种属性存在统一性、相对性和转化性的观点。这不仅有利于剖析以阴阳为总纲的辨证论治体系、明晰方剂义理，而且在现代化的语境下实现中西医的融合发展，对推进中医现代"话"和现代化等具有重要的意义。

　　两位主编"神交古人"和"师古而不泥古"的精神，正是中华中医药学文脉得以赓续的关键。《后汉书·郭玉传》云："医者意也。"唐代名医许胤宗云："医特意也，思虑精则得之。"本人恩师王绵之教授也特别强调："意，不是任意

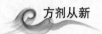

胡为，不是随心所欲，而是在医道里面经过深思熟虑的人，才有所得，才能有所创新，才能真正达到中医所主张的圆机活法。"

　　该书的出版，对方剂学学术发展具有积极的推动作用。它不仅为中医药工作者、学习者及爱好者提供了一本极具价值的参考书，更为中医药学现代传承与发展注入了活水。期待该书的付梓与推广，必将发明医理、"大济蒸人"，为中医药学的发展点燃星星之火而成燎原之势！

教授，浙江中医药大学原副校长

中华中医药学会方剂学分会原主任委员

全国名中医

2024 年 3 月

李　序

————————— 🌀 —————————

　　"杏林春又暖,方家添新篇",在该书即将付梓之际,首先对新书的问世表示热烈祝贺!方剂学作为一门古老而又年轻的学科,一代代方剂人为其发展皓首穷经,故"方"兴未艾!

　　从"神农尝百草"之单方到"伊尹以滋味说汤"之复方汤液,是中医药学药物应用史上的一大进步;从汉代的"经方"到宋金元的"时方",方剂学的发展历经了从"由简入繁"到"由博返约"、由"经方之独"至"经时相合"的变化;从伤寒到温病,方剂学的理论体系亦日臻成熟。及至现代,随着国家提出中医药现代化的发展战略,作为衔接中医基础与临床的桥梁课程,方剂学科迎来了新的发展机遇与挑战。特别是随着分子生物学、药理学、药学和数据挖掘等科学技术和方法的不断引入,方剂学的现代化研究也呈现出了多学科参与、技术手段日新月异、硕果累累的新局面!

　　"方从法出,法随证立",方之变即法之变,法之变是证之变,证之变是"思"之变,故方剂是历代医家学术思想的载体,也是中医学术发展史的见证者。方之难在于解,方之解在于用,故解方是用方的前提,离开了正确方解的用方是盲目的、缺乏指向性的。然著方者易,解方者难,早在《黄帝内经》中即提出了方解的思想萌芽,如"主病之谓君,佐君之谓臣,应臣之谓使"。但真正开始分析方剂、解析方剂却是金元时期的医家成无己,他运用《黄帝内经》中"君臣佐使"理论剖析了 20 首伤寒方剂,为方解的建立开天辟地,"开方论之先河"。自成无己以降,后世医家和现行方剂学教材多依此方法建立方解,所以目前"君臣佐使"法仍是现行方剂学教材及著作中主流的方剂方解建立方法。该书的主编都广礼、陈少丽两位老师,长期从事方剂学的教学、科研与临床工作,在继承前人的学术思想、理论的同时,敢于大胆质疑,小心求证,有所创见,

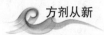

提出了"药群法建立方剂方解"的学术观点,读之不仅令人耳目一新,又颇具可行性与实用性。

　　大学教师的使命不仅是传授知识,更是要发展知识和创造知识,因此要作从知识的传授者向知识创造者的角色转换。而要发展知识、创造知识,首先需要长期的知识积累,才能做到"博观而约取,厚积而薄发";其次要善于发现问题、提出问题,爱因斯坦曾经说过:"提出一个问题往往比解决一个问题更重要,因为解决问题也许仅仅是一个数学上或实验上的技巧问题,而提出新的问题、新的可能性,从新的角度看旧的问题,却需要有创造性的想象力。"我很高兴看到两位老师在长期的工作中发现了方剂学基本理论、方论及中医学医理方面的诸多问题,提出了很多具有创新性的见解,并能够带领同行、学生一起认真求证,找到解决问题的方法,撰稿成书,不仅推动了方剂学科的学术发展,而且书中结合现代人的思维特点、运用现代语言阐释中医,对于推动中医药现代化具有重要意义!故乐为之序,以为抛砖引玉之用也。

教授,黑龙江中医药大学原副校长

中华中医药学会方剂学分会主任委员

全国名中医

2024 年 3 月

陈　序

中华中医药学博大精深,方剂学为其一隅,渊远而流长! 历代方书典籍可谓汗牛充栋、卷帙浩繁,其所载方剂亦历久而弥新,虽古方而能新病! 作为从事《方剂学》研究 40 多年的老方剂人,对该书的付梓希望胜过欣喜!

该书的主编都广礼、陈少丽两位老师长期从事方剂学的教学、科研和临床工作,都是我的学生,也是同事,当然希望他们能够为方剂学的发展有所创见! 故"从新"二字也表达了我的期望。《管子·侈靡》言:"天地不可留,故动,化故从新。"《方剂从新》即含"化故从新"之意。观学术、学科的发展历程,方剂学"从新"也必然遵循现代化之旨归,同时必须是秉持中医学尤其是方剂学发展规律、文化特质和价值观的"从新"之路,而不是盲目的现代化。仔细研读该书后,掩卷细思,令人欣慰,因为两位老师能在继承前人学术思想的同时,更能师而不泥,大胆质疑、敢于创见,并善于结合现代人的思维模式、语言环境来阐释方剂的配伍理论,提出中医现代化的前提必须首先是现代"话",这也是该书有别于其他中医专著的一个重要价值取向!

众所周知,配伍是方剂的核心与灵魂! 书中运用系统论的观点提出方剂配伍环境的新概念,即方剂的配伍环境是相对于方剂配伍并对方剂配伍的功效产生影响的所有事物,它包括内部环境和外部环境两部分。内部环境是指方剂内部药物(群)之间的复杂配伍关系,而外部环境则是指方剂配伍所对应的证(即病理状态),内、外环境之间的相互作用共同影响了由配伍所决定的方剂功效。这一概念的提出既有利于理解"方证相应"或"方证相关"的理论,又有利于方解建立、临证组方、新方创制和科学研究;而且将中医药理论放在了更高、更广阔的现代视角下,其包容性更广、操作性更强! 是现代"话"基础上的现代化具体体现。

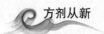

另外,两位老师独具只眼,能够从方剂多种药物纷繁复杂的配伍关系中,抓住本质属性,提出方剂的配伍具有联动性、系统性、对称性和天然合理性四大主要本质属性,尤其是天然合理性的提法,更是中医天人合一理论在方剂配伍中的具体体现!书中创造性地提出方剂配伍的本质是治法配伍,方剂的创新是治法创新的观点,使读者或学习中医者对"方从法出,法随证立,以法统方,方即是法"的含义豁然开朗,也从理论上阐明了方剂是体现和完成治法的具体手段,是完成辨证论治的主要工具之一!

凡此种种,不胜枚举,充分契合了精进至臻的"从新"之意!"至道在微,变化无穷,孰知其原"?唯冀该书能探赜索隐,闳中肆外,开发鸿蒙,以为中医药学之幸事也。

教授

中华中医药学会方剂学分会原副主任委员

世界中医药学会联合会药膳食疗研究专业委员会副主任委员

2024 年 3 月

前　言

方剂是在辨证明理、据理立法、依法遣药、明确剂型和使用方法基础上而成的一种药物组成形式。从这个意义上看,方剂是理法方药辨证论治体系中运用中药治疗疾病的最终表达形式,也是历代医家学术思想的载体。因此,方剂是检验中医学术思想正确与否的重要标准之一,离开了具体方剂的学术思想就是纸上谈兵。

方剂学是研究治法与方剂基本理论及其临床运用的一门学科。方剂学是集中医基础理论、中医诊断学、中药学、中医临床各科(内、外、妇、儿、五官等临床各科)知识于一体的学科,还是联系中医基础学科和临床学科的交叉学科,也是综合性非常强的学科。因此,对于方剂学的重要性无论怎么强调都不为过!

方剂学源于本草学,是中华民族在同疾病作斗争过程中逐渐发展起来的用药物治疗疾病的经验总结和理论升华。但是不同于本草学具有较为系统的理论体系,如本草的性味归经、升降浮沉、有毒无毒、七情配伍、功效描述等,方剂学的理论体系就显得薄弱许多,很多理论问题至今难有定论,如"君臣佐使"是组方原则还是组方结构? 方剂方解是如何建立的? 方剂的功效是如何确定的? 方剂的主治应该如何描述? 基于方剂的医理是如何推导的? 方剂的基本属性是什么? 方剂有哪些特殊属性? 经方和时方的关系如何? 方剂的衍变规律如何? 中医的诸多理论问题如发热的机制如何从方剂的角度进行推论? 如何在现代语言体系内实现中医药的现代"话",而非采用现代科学手段实现所谓的现代"化"? 这些都是我们必须要面对、思考和解决的问题。这些问题或命题,多以论文的形式正式刊行,读者可以从网络上检索! 然今是而昨非,有些观点随着理论和实践的发展,同时又为了适应书籍编写的需要,对文章的题目及内容做了相应的增删,其大致体貌并未变动很多,仍可按图索骥,管窥其见。

基于上述问题和对中医若干问题的思考,本书力求从方剂的角度进行阐述和回答。然"书不尽言,言不尽意",又非"手眼无尘",囿于笔者学术水平,或为一家之言,冀抛砖引玉,祈同道指正,以繁荣中医药学术,共襄中医药发展之盛世!

编 者
2024 年 3 月

目　录

上篇　方　理　篇

第一章　方剂学的历史发展 ………………………………………… 003

　　第一节　方剂学史略 …………………………………………… 003

　　第二节　经方与时方历史发展的源与流 …………………………… 013

　　第三节　方剂学现代研究 ……………………………………… 023

第二章　方剂的基本属性 …………………………………………… 032

　　第一节　方剂的组成 …………………………………………… 032

　　第二节　方剂的功效 …………………………………………… 040

　　第三节　方剂的主治 …………………………………………… 047

　　第四节　方剂的分类 …………………………………………… 055

第三章　方剂的配伍 ………………………………………………… 069

　　第一节　方剂的配伍特点和本质 ………………………………… 069

　　第二节　方剂的配伍环境 ……………………………………… 078

　　第三节　方剂的组分配伍 ……………………………………… 084

第四章　方剂的方解 ………………………………………………… 092

　　第一节　概述 …………………………………………………… 092

第二节　方解的建立方法 ⋯⋯⋯⋯⋯⋯⋯⋯⋯⋯⋯⋯⋯⋯⋯⋯ 096

第三节　基于药群的方解建立方法 ⋯⋯⋯⋯⋯⋯⋯⋯⋯⋯⋯⋯ 100

第五章　方剂的特殊属性 ⋯⋯⋯⋯⋯⋯⋯⋯⋯⋯⋯⋯⋯⋯⋯⋯⋯ 106

第一节　方剂的系统性 ⋯⋯⋯⋯⋯⋯⋯⋯⋯⋯⋯⋯⋯⋯⋯⋯⋯ 106

第二节　方剂的同质性与异质性 ⋯⋯⋯⋯⋯⋯⋯⋯⋯⋯⋯⋯⋯ 111

第三节　方剂的对称性 ⋯⋯⋯⋯⋯⋯⋯⋯⋯⋯⋯⋯⋯⋯⋯⋯⋯ 117

中篇　方　论　篇

第六章　配伍解析 ⋯⋯⋯⋯⋯⋯⋯⋯⋯⋯⋯⋯⋯⋯⋯⋯⋯⋯⋯⋯ 127

第一节　麻黄汤中桂枝的配伍解析 ⋯⋯⋯⋯⋯⋯⋯⋯⋯⋯⋯⋯ 127

第二节　败毒散中风药的配伍解析 ⋯⋯⋯⋯⋯⋯⋯⋯⋯⋯⋯⋯ 136

第七章　证治分析 ⋯⋯⋯⋯⋯⋯⋯⋯⋯⋯⋯⋯⋯⋯⋯⋯⋯⋯⋯⋯ 143

第一节　当归补血汤的证治分析 ⋯⋯⋯⋯⋯⋯⋯⋯⋯⋯⋯⋯⋯ 143

第二节　大柴胡汤的证治分析 ⋯⋯⋯⋯⋯⋯⋯⋯⋯⋯⋯⋯⋯⋯ 151

第三节　黄芪桂枝五物汤的证治分析 ⋯⋯⋯⋯⋯⋯⋯⋯⋯⋯⋯ 158

第四节　肾气丸的证治解析 ⋯⋯⋯⋯⋯⋯⋯⋯⋯⋯⋯⋯⋯⋯⋯ 165

第五节　半夏泻心汤的证治分析 ⋯⋯⋯⋯⋯⋯⋯⋯⋯⋯⋯⋯⋯ 173

第八章　方论附余 ⋯⋯⋯⋯⋯⋯⋯⋯⋯⋯⋯⋯⋯⋯⋯⋯⋯⋯⋯⋯ 181

第一节　方剂与美学 ⋯⋯⋯⋯⋯⋯⋯⋯⋯⋯⋯⋯⋯⋯⋯⋯⋯⋯ 181

第二节　血府逐瘀汤与"血府" ⋯⋯⋯⋯⋯⋯⋯⋯⋯⋯⋯⋯⋯⋯ 185

第三节　小柴胡汤与辨证论治 ⋯⋯⋯⋯⋯⋯⋯⋯⋯⋯⋯⋯⋯⋯ 193

第四节　煮散与茶饮——中药的药物经济学 ⋯⋯⋯⋯⋯⋯⋯⋯ 203

下篇 医 理 篇

第九章 思维模式 ··· 217

第一节 三进制与中医思维模式 ································· 217

第二节 物质能量与中药药性 ··································· 225

第三节 从物质能量看中西医差异 ······························ 233

第十章 治疗思想 ··· 241

第一节 中医治疗学的多元对称调中思想 ······················· 241

第二节 "主病"与"属病"的治疗思想 ························ 247

第三节 新型冠状病毒治疗的古方与今病 ······················· 255

第十一章 医理求真 ··· 267

第一节 医理缘求 ··· 267

第二节 阴平阳秘与格阴格阳 ··································· 277

第三节 新型冠状病毒感染之寒温辨 ···························· 284

第四节 发热的病机与治疗 ····································· 296

第五节 再论心主神志——功能脏腑与器质脏腑 ················· 301

上篇　方理篇

第一章
方剂学的历史发展

第一节 方剂学史略

中医药学渊远流长,方剂学作为中医药学理论体系的重要组成部分,其所涵盖的内容极其丰富。纯粹以方书形式出现的方剂学著作已多达1 950种,而与方剂学有关的医籍就更加浩瀚。纵观中医药学2 000多年的发展史,可以将方剂学的发展历程归结为五大阶段:先秦至两汉时期,《黄帝内经》《伤寒杂病论》《神农本草经》等代表性著作集汉以前医药学成就之大成,初步奠定了以方剂为最终表达形式的理法方药辨证论治体系,为方剂学理论的奠基期。晋唐时期,大型方书《备急千金要方》《千金翼方》《外台秘要》等集唐以前方剂之大成,不仅收载了"古典经方",还广泛搜集了汉以后医家的时方,包括民间流传的单方、验方,以及一些海外传来的方剂,故这一时期是方剂学体系迅速发展的时期。宋金元时期,方论专篇的出现、学术流派的相继崛起,作为医家学术思想载体的新方剂大量涌现及中成药药典的颁行,无疑是方剂学发展史上的一次巨大飞跃,尤其是方论的出现,标志着方剂理论体系的基本形成。明清时期,方剂学发展日臻成熟,方剂理论研究也有了进一步发展,尤其是以温病四大家为代表的温病学派兴起及温病治疗方剂的大量涌现,使得临床各科方剂基本完备,这些成就都标志着方剂学理论体系的成熟。民国至今的百余年,随着学科分化,方剂学成为名实相符的学科,成为中医院校教育体系中重要的二级学科。近年来,方剂学随着中医药事业的振兴而迅速发展,多学科交叉的现代化研究成为目前方剂学研究的主流,标志着方剂学发展已经进入现代化阶段。因此,遍览历代方书及相关著作,"辨章学术,考镜源流",梳理方剂学发

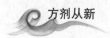

展脉络尤为重要,才能"知其所来,明其所去",践行"传承精华,守正创新"的宗旨。

方剂的起源可以追溯到人类早期的医事活动,其与本草学的发生发展同步谐振并相互促进。神农被尊为中华医药的始祖,《证类本草》引《淮南子》语云:"神农尝百草之滋味,一日而七十毒,由是医方兴焉。"由此可以确定,单味药的方剂(单方)在神农时期已经出现。

1. 先秦两汉时期——方剂学理论体系的奠基(公元 220 年前)

先秦与方剂学相关的文献传世不多,目前被认为现存最古老的一部方书是 1973 年在湖南长沙马王堆 3 号汉墓出土的《五十二病方》,书中记载医方 283 首,病证 52 类,涉及内、外、妇、儿、五官等各科疾病。据考其抄录年代在战国末期至西汉文帝 12 年之间,著作年代大都应早于其抄录年代。书中医方由两味药物以上的组成者计 119 首。虽然其中方剂的药味简单、剂量粗略,亦无方名,但已有丸、散、汤、膏等多种剂型,外治方又有敷、熨、浴、熏等不同用法,并记录了随证加减,汤剂煎煮,服药时间、次数、禁忌等内容。同时出土的医方帛书还有《养生方》《杂疗方》等,前者载方 79 首,后者载方 22 首,表明先秦时期复方已成为主要的药物使用形式。

成书于秦汉之际的中医经典之著《黄帝内经》是最早论述方剂理论的一部著作。《黄帝内经》记载的方剂虽然只有生铁落饮、半夏秫米汤、鸡矢醴等 13 首方剂,但是开创了以主药来命名方剂的方法,创制了汤、丸、散、膏、丹、酒等多样化的方剂剂型,建立了大、小、缓、急、奇、偶、重的方剂分类方法,提出了指导遣药组方的治则治法理论,更重要的是提出了君、臣、佐、使的组方结构,为后世方剂学的发展初步奠定了理论基础。

西汉时期的《汉书·艺文志》将医学类书籍分为医经、经方、神仙和房中四类,其中经方是其重要的一部分,可见当时方剂是中医理论体系的重要组成部分之一。

东汉时期,随着临床医学的发展,积累了丰富的组方用药经验。例如,《神农本草经》提出的"凡此七情,合和视之"配伍规则,"有毒无毒,斟酌其宜"安全用药经验,"并随药性,不得违越"剂型选择原则等,为方剂学的发展奠定了坚实的药学基础。

东汉末年张仲景"勤求古训,博采众方"所撰《伤寒杂病论》的问世,标志着方剂作为用药物治疗疾病表达形式的辨证论治体系的基本成熟。《伤寒杂病论》约成书于公元200年,总结了汉代300多年的临床实践经验。后经王叔和与林亿等整理,分为《伤寒论》和《金匮要略》两部分,两书共载方314首。书中剂型非常丰富,内服有汤、丸、散、酒等,外用有洗剂、熏剂、滴耳剂、滴鼻剂、栓剂等,系统地总结了我国汉以前各种药剂制备上的成就。《伤寒杂病论》的方剂组方严谨、用药精当、疗效确切,创造性地将理、法、方、药融为一体,使方剂成为临床用药专门系统的学问,被后世誉为"方书之祖",对后世方剂学的发展具有深远的影响。

《黄帝内经》《伤寒杂病论》《神农本草经》等代表性著作集汉以前医药学成就之大成,初步奠定了以方剂为最终表达形式的理法方药辨证论治体系,故这一时期可以称为方剂学的奠基期。

2. 晋唐时期——方剂学理论体系的迅速发展(公元220～907年)

这个时期其实包含了三国、两晋、南北朝、隋和唐等朝代,这个阶段的特点是方剂学理论体系的迅速发展,表现为时方与方书的大量涌现。

这个时期方剂数量迅速增加,既有医家所创之时方,又包含了大量的民间验方,并以方书的形式承载下来。例如,晋朝葛洪所著《玉函方》(一名《金匮药方》)多达100卷,选录民间本草和验方而成。其所著的《肘后备急方》,原名《肘后救卒方》,是我国古代的临床急救方书。书中对内、外、妇、儿、眼科疾病,尤其是急性传染病的病因、病机、治疗、预防均有阐述。原书仅3卷,后经陶弘景增补录方剂101首,更名为《(补阙)肘后百一方》。此后又经金代杨用道摘取《证类本草》中的单方作为附方,名《附广肘后方》,即现存的《肘后备急方》,其共计收载药方1 060首,所记载之剂型有硬膏、蜡丸、锭剂、条剂、灸剂、熨剂、饼剂等,所选方药大多具有简、便、廉、验的特点。作为"备急",介绍了将干菖蒲捣碎制成如枣核大的药丸,置于昏迷患者舌下以急救,开舌下急救用药之先河。在制剂上亦有许多宝贵经验,如羊肝丸,采用动物脏器羊肝配伍黄连治疗目疾;又如"用青蒿一握,以水二升渍,绞取汁,尽服之"治疗疟疾,此种用

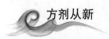

法为屠呦呦等对青蒿素的分离提取提供了重要启示。

晋末刘涓子撰、南齐龚庆宣整理的《刘涓子鬼遗方》为我国现存最早的一部治疗痈疽及金疮方面的外科学方书。此书共10卷,载方140余首,较全面地总结了晋以前的外科验方与外科学成就,代表着我国南北朝时期外科学方剂的发展水平。

隋代方书多佚。唐代是政治、经济和文化等繁荣时期,极大地促进了医学的发展。此时期方剂学发展表现为大型方书的编纂,出现了集唐以前方剂之大成的医学类书,如孙思邈的《备急千金要方》与《千金翼方》、王焘的《外台秘要》等。

孙思邈鉴于当时医方本草书籍"部帙浩博,忽遇仓卒,求检至难""痛夭枉之幽厄,惜堕学之昏愚,乃博采群经,删裁繁重,务在简易"。孙思邈认为"人命至重,有贵千金,一方济之,德逾于此",故以"千金"名其书,撰成《备急千金要方》。此书共30卷,包含经方、验方5 300余首。孙思邈将唐以前医药文献结合个人经验编撰而成,内容涵盖临床各科病证、药物、针灸、食疗、预防和卫生保健等。林亿赞此书"辨论精博,囊括众家,高出于前辈"。孙思邈在《备急千金要方》中灵活变通了张仲景的"经方",有时数个经方合成一个"复方",以增强疗效;有时将一个经方拆方,以分别治疗某种疾病;亦有经方和时方的相合,以适应新的疾病,这是孙思邈对经方应用的重大变革。《千金翼方》是对《备急千金要方》的重要补充,此书共30卷,载方2 000余首。这两部书收集了大量的医药资料,是唐代以前医药成就的系统总结,有着重要的参考价值;并对后世医学特别是方剂学的发展奠定了坚实的基础,其"用意之奇,用药之功,亦自成一家,有不可磨灭之处"(清代徐灵胎《医学源流论》)。

王焘《外台秘要》共40卷,1 104门,均先论后方,所收方剂有6 900多首,汇集了初唐及唐以前的医学著作。王焘博采众家之长,不仅对《千金方》《肘后备急方》之类的著作收录研究,还对《小品方》《张文仲方》,以及民间单方、验方等加以采撷收集,每首方剂都注明了出处和来源,许多散佚的医书在本部著作中得到保存。《外台秘要》为后人研究中医方剂学提供了极为宝贵的资料和文献依据。

此外,蔺道人所著《仙授理伤续断秘方》为外伤科方书,书中首载四物汤,此方不仅为现代外伤科所常用,还运用于妇科、内科,为补血和血要方。孟诜《食疗本草》、昝殷《食医心鉴》,两书载有丰富的食疗方,使食疗方得到了进一步发展,并逐渐专门化。

综观晋唐时期,大型方书《备急千金要方》《千金翼方》《外台秘要》的编撰,是中医方剂发展史上又一次系统总结。不仅收载了"古典经方",还广泛搜集了汉以后医家的时方,包括民间流传的单方、验方及一些海外传来的方剂,并保存了僧深师、崔知悌、许仁则、张文仲等众医家方书的重要内容,使汉唐许多名家医方得以传世,是研究唐以前方剂的重要文献。这次系统总结不仅集唐以前方剂之大成,实现了方剂学知识在民间和专业人士间的互通,而且为保存唐以前古医籍原貌、总结唐以前的医学成就做出了重要贡献。

3. 宋金元时期——方剂学理论体系的完备(公元 960~1368 年)

宋代医药方书繁多,这与医方类书的编撰被朝廷所重视密切相关。政府先后主持编撰了《太平圣惠方》《神医普济方》《太平惠民和剂局方》《圣济总录》《庆历善救方》《简要济众方》等方书。

《太平圣惠方》系北宋翰林医官院的王怀隐等依据太医局所藏北宋以前各种方书、名家验方并由宋太宗亲验医方,又广泛收集民间效方,集体编写而成。全书共 1 670 门,方 16 834 首。《太平圣惠方》内容广博,超过前朝诸书,是中国医学史上由政府组织编写的第一部官修方书。

《圣济总录》全书有 200 卷,66 门,包括内、外、妇、儿、五官、针灸、养生、杂治等,每门之中又分若干病证,凡病因病机、方药、炮制、服法、禁忌等均有说明。全书共收载药方 2 万余首,乃征集当时民间及医家所献"奇方善术"和"内府"所藏秘方、验方汇编而成,内容丰富。此书较全面地反映了北宋时期医学发展的水平、成就和学术思想,在中医方剂发展史上,是继《太平圣惠方》之后的又一部集方剂之大成者。

《太平惠民和剂局方》一名《和剂局方》,是我国历史上第一部由政府药事机构编制及颁发的中成药药典,初刊于 1078 年以后。本书是宋代太医局所属药局的一种成药处方配本,宋代曾多次增补修订刊行,而书名、卷次也有多次调整。最早曾名《太医局方》。徽宗崇宁年间(1102~1106 年),太医局熟药所拟定制剂规范,称《和剂局方》。大观年间(1107~1110 年),医官陈承、裴宗元、陈师文曾加校正,成 5 卷 21 门,收 279 方。南宋绍兴十八年(1148 年)医药惠民局(原太医局熟药所)改"太平惠民局",《和剂局方》也更名《太平惠民和

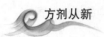

剂局方》。其后经陆续增补而为10卷,成为现存通行本。将中成药方剂分为14门,788方,均系收录民间常用的有效中药方剂,记述了其主治、配伍及具体修制法。书中方剂一般来说都是行之有效、用之能验的名方,如牛黄清心丸、四君子汤、逍遥散、参苓白术散、藿香正气散等,沿用至今不衰。此书所载的方剂包括丸剂、散剂、粉剂、膏剂、丹剂、饼剂、锭剂、砂熨剂,但多为丸、散剂型,便于保存以备随时取用,影响极大,"自宋迄今,官府守之以为法,医门传之以为业,病者恃之以立命,世人习之以成俗"(朱丹溪《局方发挥》)。官府通过此书颁行全国,统一了中成药制药规范,也使药品管理有章可循,有法可依。它不仅在宋代有权威性,而且一直到金元时期,仍然是官方进行药事管理必须遵守的药典。

宋代的方书,除了官府主持编著的《太平圣惠方》《圣济总录》《太平惠民和剂局方》等著作外,又有众多各具特色的名医个人著述,如严用和的《济生方》、陈无择的《三因极一病证方论》、杨士瀛的《仁斋直指方论》、许叔微的《普济本事方》、杨倓的《杨氏家藏方》、朱佐的《朱氏集验医方》、王璆的《是斋百一选方》等。这一时期专科方书亦发展迅速,如妇科方书有李师圣的《产育宝庆集方》、陈自明的《妇人大全良方》,儿科方书有董汲的《小儿斑疹备急方论》、钱乙的《小儿药证直诀》、阎孝忠的《阎氏小儿方论》、刘昉的《幼幼新书》等,外科方书有东轩居士的《卫济宝书》、陈自明的《外科精要》等。

金元时期,医学界流派相继崛起,各家名医辈出,创制了不少各具特色的方剂,促进了方剂的发展及应用,代表人物为金元四大家的刘完素、张从正、李东垣及朱丹溪。同时,宋代处于萌芽状态的医方方论探讨,至金元时期以专篇论述的形式予以完善。

金代成无己《伤寒明理论·药方论》用方论的形式阐明方中的"君臣佐使"和各个药物的功效主治及其相互关系,阐释了《伤寒论》中20首方剂,开方论之先河。故清代汪昂言:"方之有解,始于成无己。"方解理论的出现,是方剂学理论体系完善的重要标志,在方剂学发展史中具有里程碑的意义,标志着方剂学理论体系的基本完备。

金元四大家亦各有代表著作及方剂,如刘完素善用寒凉,著有《伤寒直格》《素问病机气宜保命集》《黄帝素问宣明论方》等,代表方剂如益元散、防风通圣散、芍药汤等;张从正主用攻下,著有《儒门事亲》,对汗、吐、下三法及其方剂的临床应用独辟蹊径,代表方有木香槟榔丸、三圣散、导水丸、禹功散等,形成了攻邪治病的独特风格;李东垣擅于补脾,形成了独具一格的脾胃学说,著有《脾胃论》《内外伤辨惑论》《兰室秘藏》《东垣试效方》等,代表方剂有补中益气汤、清暑益气汤等;朱丹溪力倡滋阴,以"阳常有余,阴常不足"为论,著《格致余论》《局方发挥》《丹溪心法》等书,代表方剂有大补阴丸、虎潜丸等。

值得一提的是许国祯编纂,刻于至元四年(公元1267年)的《御药院方》,全书共20卷,收载宫廷秘验良方1 071首,是我国第一部皇家的御用药方集,为现存最早的宫廷处方集。此外,葛可久的《十药神书》、危亦林的《世医得效方》、李仲南的《永类钤方》及萨谦斋《瑞竹堂经验方》等,均是元代较著名的方书,对于保存元代的方剂,有较高的价值。忽思慧著《饮膳正要》3卷,此书既为营养学专著,又是保健食疗方书,反映了元代蒙医学与中医学的交流和结合,价值较高。专科方书方面,元代出现了眼科方书《秘传眼科龙木论》《银海精微》《原机启微》等,为眼科疾病的治疗提供了有效方剂。

宋金元时期方论专篇的出现、学术流派的相继崛起,作为医家学术思想载体的新方剂大量涌现及中成药药典的颁行,无疑是方剂学发展史上的一次巨大飞跃!尤其是方论的出现,标志着方剂理论体系的完备。

4. 明清时期——方剂学理论体系的成熟(1368~1911年)

这一时期的方剂学发展日臻成熟,方剂理论研究也有了进一步的发展。方论研究方面出现了许多重要的著作,如方剂发展史上第一部详析方剂理论专著《医方考》及一批考证和注解方剂专著的付梓,使得方剂学逐渐成为一门具有完整理论体系的学科。大型方剂工具书如我国古代现存最大的一部方书《普济方》问世;便于记忆方歌之《汤头歌诀》的出现,为方剂学的学习提供了重要的形式;方书也引入了按功效或按治法的分类法,尤其是以温病四大家为代表的温病学派兴起及温病治疗方剂的大量涌现,使得临床各科方剂基本完备,这些成就均标志着方剂学理论体系的成熟!

方论研究方面,吴昆的《医方考》重在释方训义,书中每方"考其方药,考其见证,考其名义,考其事迹,考其变通,考其得失,考其所以然之故,非徒苟然志方而已"。《医方考》是我国历史上第一部详细剖析方剂理论的专著。

《普济方》刊于明初永乐四年(1406年),由周定王朱橚主持,以及滕硕、刘醇等编著,全书共载方61 739首,是我国古代规模宏广、采撷繁复、编次详析的

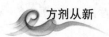

方书巨著。内容广搜明初以前各种医籍中的方剂,兼收其他传记、杂说、道藏、佛书中的相关记载,是中医方剂发展史上划时代的收集整理,是一部大型的方剂工具书。明代《普济方》的刊行完成了中医方剂发展史上第四次大总结,使得方剂学研究在广度、深度及方剂数量上均超过了前代。

张介宾所著的《景岳全书》中有《古方八阵》9卷、《新方八阵》2卷,前者选辑前人古方1 516首,后者载自拟创制的新方186首。《新方八阵》2卷,由"八略"与"八阵"两部分组成。其中"八略"专论治则治法,根据"八略"分列"八阵",各载方药主治,每方后都附辨证加减法及精辟议论,皆依补、和、攻、散、寒、热、固、因排列,寓治病用方如临阵用兵,对后世影响颇大。

《祖剂》为类方体例的代表作,施沛将明以前方剂以类相附,推其衍化,溯其源流,开方剂类方分类的先河。

此外,王肯堂《证治准绳》、王纶《明医杂著》、张时彻《摄生众妙方》、许宏《金镜内台方议》、陶华《伤寒六书》、徐春圃《古今医统大全》、孙一奎《赤水玄珠》、楼英《医学纲目》等,都是明代卷帙浩繁的医籍,可供后人查检。同时期的本草书《本草纲目》收载方剂11 096首,蔚然可观,是明代方剂学的重要组成部分,丰富了明代方剂学的临床应用,也加强了方、药的结合与沟通。明代临床医学著作中的专科书籍,也有丰富的方剂学内容,如外科名著有陈实功《外科正宗》,妇科名著有武之望《济阴纲目》,儿科名著有鲁伯嗣《婴童百问》、万全《幼科发挥》,口腔科名著有薛己《口齿类要》,眼科名著有傅仁宇《审视瑶函》等。这些专科书籍将理、法、方、药融为一体,阐述各专科证治方药,留下了许多传世的方剂,是临床各科分科方剂学的重要参考著作。这些方书的出现标志着明代中后期方剂数目剧增、方剂理论提高,方剂学研究已日臻成熟,逐步成为一个独立的学科。

继《医方考》之后,清代出现了一批考证和注解仲景方剂的经方学派专著,促进了制方理论、方剂释义研究的深入,如柯琴的《伤寒来苏集》《伤寒论翼》、徐灵胎的《伤寒论类方》《医学源流论》、张璐的《张氏医通》等,其关于方剂理论的阐释,见解独特,至今仍有重大的指导意义。清代医家潜心阐释前人方剂的方解,也蔚然成风,至今颇得同道称赞,流传颇广的是汪昂的《医方集解》。有鉴于成无己、吴鹤皋始作诠证释方以来,"著方者日益多",而"注方者不再见",时医但知有方而不知方解。汪昂为补当时方书之不足,选录"诸书所共取,人世所常用"的中正平和之剂,列正方320首,附方488首,共计808首。

对每个主方均按方名、方源、主治、组成(包括剂量、制法、服用法、加减法)、方解及附方等项条分缕析,无不备录。《医方集解》以方义解释为中心,萃聚了历代医家辨证释方的名言卓识,结合汪昂潜心参悟,围绕方剂主治病证的证候、脉象、脏腑气血阴阳、病理病机、治法及制方用药原理等进行释方。书中分类承前贤之学,集众家之长,首创了方剂在中医辨证论治理论指导下按功效划分的综合分类法。诸方分为补养、发表、涌吐、攻里、表里、和解、理气、理血、祛风、祛寒、清暑、利湿、润燥、泻火等 22 类,为方剂学分类开创了完整合理的体系,对后世的方书乃至现代方剂学著作与教材的方剂分类也产生了极大的影响。此外,罗美《古今名医方论》、王子接《绛雪园古方选注》、吴谦等《医宗金鉴·删补名医方论》、吴仪洛《成方切用》、费伯雄《医方论》、张秉成《成方便读》等,亦是对后世方论研究影响较大的方论著作。

《汤头歌诀》亦为汪昂所著,用简短精练的词句概括了方剂的药物组成、功效主治与随证加减,便于初学者背诵,是清代初学中医者必须背诵的医籍之一。此种形式至今盛行不衰,对中医药方剂知识的进一步普及与启蒙影响深远。《王旭高医书六种》《退思集类方歌注》《医方证治汇编歌括》《医方歌括》《医方歌诀》《时方歌括》《时方妙用》《长沙方歌括》《金匮方歌括》《成方便读》等,亦多已成为现代学习方剂学的参考用书。

明末吴又可著《湿疫论》,经清代叶天士、吴鞠通、王孟英等研究开创了温病学派,创制了许多治疗时感温病的效验方药,如吴鞠通《温病条辨》化裁仲景炙甘草汤为复脉汤系列方,变化陶节庵黄龙汤为新加黄龙汤、万全牛黄清心丸为安宫牛黄丸等,并总结叶天士医案,创制桑菊饮、银翘散、清营汤等方。王士雄在《温热经纬》《霍乱论》中,创制了清暑益气汤、甘露消毒丹、连朴饮、神犀丹、行军散等名方,并重视温病食疗方剂的应用,有雪羹汤、青龙白虎汤等食疗方传世。亦有俞根初在《通俗伤寒论》中创制的加减葳蕤汤、蒿芩清胆汤,余师愚在《疫疹一得》中创制的清瘟败毒饮等。

此外,王清任的《医林改错》、唐宗海的《血证论》、赵学敏的《串雅》等,均为清代重要的方书著作。清政府组织修撰的《古今图书集成·医部全录》与《医宗金鉴》,保存了大量的方剂文献资料,对后世方剂学产生了很大的影响。临床各科的专科方书也大量涌现,如疡科方面有顾世澄的《疡医大全》、王洪绪的《外科全生集》,妇科方面有傅山的《傅青主女科》、沈金鳌的《妇科玉尺》、竹林寺僧的《竹林寺女科秘书》等,儿科方面有陈复正的《幼幼集成》,喉科方面

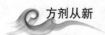
有尤乘的《尤氏喉科秘书》、郑梅涧的《重楼玉钥》等,亦是方剂发展史上的璀璨明珠。

明清时期方剂学出现了一批考证和注解方剂的专著,尤其是温病学理论体系的成熟、温病治疗方剂的大量涌现,使得方剂学逐渐成熟为一门具有完整理论体系的学科。

5. 民国至今——方剂学科的创建与方剂现代化(1911 年以后)

民国至今已有百余年,随着学科分化,方剂学成为名实相符的学科,成为中医院校教育体系中重要的二级学科。近年来,方剂学随着中医药事业的振兴而迅速发展,多学科交叉的现代化研究成为目前方剂学研究的主流,标志着方剂学发展已经进入现代化阶段。

随着西学东渐,中医学教育仿照现代教育制度,建立了民间自筹办学的中医专门学校,方剂学成为一门独立学科,并出现了相应的方剂学教材,如卢朋的《方剂学讲义》、蔡陆仙的《内经方剂学》、盛心如的《实用方剂学》、时逸人的《中国处方学讲义》等,这些方剂学教材为后来方剂学规划教材的编写奠定了基础,起到了非常重要的借鉴意义。

清朝末民国初年时期,受西医学的冲击,中医界变革图新的努力不断高涨,并在组方理论与方剂应用方面展开了中西汇通的尝试与探索。张锡纯的《医学衷中参西录》开创了以西医理论研究方剂学的先河,意在将西医诊断及药物应用于中医临床实践。陆渊雷《伤寒论今释》明确提出要"取古书之事实,释之以科学之理解",尝试以药理学方法诠释方剂的作用原理。叶橘泉《近世内科国药处方集》、恽铁樵《验方新按》、丁福保《中西医方汇通》等著作,均体现了对方剂配伍研究思路与方法的探索与变革,成为现代中西医结合复方研究的先驱。

新中国成立后,方剂学随着中医的振兴而得到迅速发展,20 世纪 50 年代方剂学才逐渐地从中医药学中分化出来而成为一门独立的学科。近 30 年来,方剂学的现代研究进展主要体现在:用现代数据挖掘技术对大量的方剂学文献资料进行发掘和整理,大大提高了方剂学文献研究的水平;编写和更新了中医药院校不同层次使用的方剂学教材、参考书及专著;点校、重印了许多方书,其中《中医方剂大辞典》的编撰,具有划时代的意义,该辞典(第一版)收录了历代方剂 96 592 首,汇集了古今方剂学研究的成果,是方剂发展史的一次全面、系统的集大成者。临床研究方面,创制了一批新方、研制了一批新药,在新药的生产工艺、药效、药理、毒理、质量标准和临床应用等方面,都取得了举世瞩目的成就!剂型也不断推进,新的剂型陆续出现,如片剂、颗粒剂、注射剂、气雾剂、滴丸、膜剂、胶囊剂等。方剂理论研究更加深入,传统方剂的应用范围不断扩大;在现代研究方面,采用现代实验研究手段揭示方剂的组方原理、配伍规律、作用机制等,取得了重要的研究进展。

综上所述,方剂学是历代中医药学家在长期的临床实践和生产实践中,广采博征,理论和实践相互促进,不断发展成熟的一门学科。方剂学的发展经历了 2 000 多年的历史,随着中医学的全面发展,在众多科学工作者的努力下,多学科密切配合、交叉融合,在确定方剂功效、阐释作用机制、阐明配伍规律、揭示量效关系及明确物质基础等方面取得了诸多成果。展望未来,方剂学作为理法方药中医辨证论治体系中重要的组成部分,方剂学的发展也必然是多学科融合式发展模式,以中医理论指导的方剂现代化研究必将为人类的健康事业做出新的贡献!

(都广礼　张军歧)

第二节　经方与时方历史发展的源与流

《黄帝内经》详于针灸而略于方药,至伊尹始有汤液治病之法,扁鹊、仓公等因之。迫至仲景博采神农、黄帝相传之众方,论广《汤液经法》为十数卷以方药为治而集其大成,多源汇为一流,为"方书之祖",故后世皆遵仲景之方而为"经方"。汉末战乱频繁,经方流散,王叔和以一己之力编次《伤寒杂病论》而有功千古。然"江南诸师秘仲景要方不传",伤寒"一流"淹没于民间,故自晋唐开始,虽阙经方之法度,而时方兴焉,方剂也从经方之简约变为时方之浩繁。至宋代《伤寒杂病论》重现,四家争鸣而开补土、泻下、寒凉、滋阴之学派,方剂也从"由简入繁"到"由博返约",由"经方之独"至"经时相合"。温补脾肾,承肾气而为左右归;疬气温病,变白虎汤而为甘露丹,医方始甄全。"方从法出,法随证立",方之变即法之变,故方剂是历代医家学术思想的载体,也是中医学

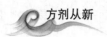

术发展史的见证者。方剂学的发展史亦体现了经方与时方是源与流的关系，经方是源、是基础，时方是流、是传承与发展，有源故其流不竭，有流才能"方"兴未艾。因此，从经方到时方，再到经方与时方相合与共荣的发展历程是中医学波澜壮阔历史画卷的惊鸿一瞥，也使我们能够考究方剂之源流始终，宏观其象，理其脉络，见叶知林，以为方剂探赜索隐之指针也。

方剂的起源可以追溯到人类早期的医事活动，其中有文字记载者，当以"神农尝百草"的传说为最早，神农氏亦被尊称为中华医药的始祖。《淮南子·修务训》谓："神农乃始教民，尝百草之滋味……一日而遇七十毒，由是医方兴焉。"由此可知，以单味药为组成形式的方剂（单方）在神农时期已经出现，亦说明方剂与本草学的起源、发展应是同步同向且相互促进的，即"方药共荣"。经历了早期使用单方治病的阶段后，随着医疗经验的积累，我们的先人逐渐发现两味及以上的药物配伍应用可以增强疗效、减少毒副作用、扩大主治范围，由此产生了复方。复方由于其含有的药味更多，其多样药物的组合形式为新方的创制提供了无限的可能，由此方剂进入了快速发展的新阶段。据现有文献推断，至迟约在夏商时代就有了复方的出现。

现行方剂学教材中关于方剂的起源与发展简史，一般认为《五十二病方》为我国现存最早的方书，尊张仲景《伤寒杂病论》为"方书之祖"，故后世皆以仲景之方为"经方"。后世遵仲景学说，以其方为源而衍变方剂，创制了很多新方，扩大了方剂的主治范围，此为"时方"。然《伤寒杂病论》自序曰："感往昔之沦丧，伤横夭之莫救，乃勤求古训，博采众方，撰用《素问》《九卷》《八十一难》《阴阳大论》《胎胪药录》，并平脉辨证，为《伤寒杂病论》合十六卷。"可见仲景之方也多源于先贤所著，医方之源，当另有其人、其著。而探寻、梳理方剂的起源与发展史，厘清方剂的历史演变脉络，则是阐明经方与时方源流关系的方法与手段。

1. 多源汇流，辨证论治，医方始兴（先秦两汉时期）

张仲景《伤寒杂病论》"勤求古训，博采众方"之说随着文献考证和研究逐渐被医家、学者认可，目前统一的认识是《伤寒杂病论》为集汉之前医学之大成，是中医方剂发展史上的第一次总结。故可见仲景之方当是源于汉之前的医方,经过仲景的系统整理、归纳、总结和升华之后成为后世医家遵从的典范。

1.1　博采众方,多元汇流

晋代皇甫谧《针灸甲乙经·序》云:"仲景论广伊尹《汤液》为十数卷,用之多验。"宋代林亿在《伤寒论·序》中亦云:"夫《伤寒》盖祖述大圣人之意,诸家莫其伦拟,故晋代皇甫谧序《甲乙针经》云:伊尹以元圣之才,撰用《神农本草》,以为《汤液》,汉张仲景论广《汤液》为十数卷……是仲景本伊尹之法,伊尹本神农之经,得不谓祖述大圣人之意乎?"经考证,伊尹《汤液》即《汤液经法》,惜《汤液经法》今已佚失,幸南北朝陶弘景《辅行诀脏腑用药法要》(简称《辅行诀》)中载有《汤液经法》,《汤液经法》因此而存。且《辅行诀》记载:"商有圣相伊尹,撰《汤液经法》三卷,为方亦三百六十首。"又言:"汉晋以还,诸名医辈:张机、卫汛、华元化、吴普、皇甫玄晏、支法师、葛稚川、范将军等,皆当代名贤,咸师式此《汤液经法》,愍救疾苦,造福含灵。其间增减,虽各擅其异,或致新效,似乱旧经,而其旨趣,仍方圆之于规矩也。""外感天行,经方之治,有二旦、六神、大小等汤。昔南阳张机,依此诸方,撰为《伤寒论》一部,疗治明悉,后学咸尊奉之。"这些文字记载是仲景承袭《汤液经法》的基础上撰写《伤寒杂病论》的直接客观证据,亦可推测"方书之祖"应为《汤液经法》。

《汤液经法》是《汉书·艺文志》中所载的"经方十一家"中的代表作,代表了先秦时期中医医方派临床体系的发展状况。《汉书·艺文志》中同时还记载了以《黄帝内经》为代表作的"医经七家",即中医理论体系。结合《伤寒杂病论》自序的内容可知,生活在东汉末年的张仲景应是在研习这些中医临床与理论经典的基础上,著成《伤寒杂病论》。他将医经家强调的"病-理-法"理论体系与经方家重视的"证-方-药"临床体系传承发展,完备了中医"理法方药"体系,且进一步推衍发展了中医辨病与辨证相结合论治疾病的完整体系。

1.2　辨证论治,医方始兴

《伤寒杂病论》,即今之《伤寒论》《金匮要略》,著作中均以"辨××病脉证并治"或"××病脉证治第×"的形式论述病证,可知张仲景临证以脉证为先,擅以脉辨阴阳表里、虚实寒热是其诊疗的最主要特色,即仲景诊治疾病的过程为辨病为先,以脉辨证,从证推法,依法处方。例如,《伤寒论》第100条云:"伤寒阳脉涩,阴脉弦,法当腹中急痛,先与小建中汤;不差者,小柴胡汤主之。"患者

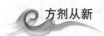

染病伤寒,其脉当浮,而却浮取涩,沉取弦,乃平素虚寒之体兼少阳证者,由于脾阳不振,温煦失职,寒自中生,凝滞气血,导致肝气不疏,故患者应当出现腹中拘急挛痛的症状,宜先治里急,予小建中汤温里补虚、缓急止痛,补气血、复里阳、散寒凝、缓拘急。治疗之后仍然脉弦者,考虑邪在少阳,故再予小柴胡汤和解少阳则愈,这显然是平脉辨证的具体体现。

张仲景在承袭前贤智慧的基础上,结合自己的临床实践经验,首创六经辨证体系,开创了辨病、辨脉和辨证相结合的辨证论治体系。《伤寒论》第 317 条的注中云:"病皆与方相应者,乃服之。"可见方证相应也是仲景将"理、法、方、药"融会贯通的必要环节,也正是因为仲景创造性地将病、脉、证、方融为一体,纲举目张,条理清晰,主次分明,法度严谨,配伍精当,化裁精准,从而使《伤寒杂病论》成为"启万世之法程,诚医门之圣书"。例如,宋代高保衡在校正《备急千金要方·后序》中云:"臣尝读唐令,见其制,为医者皆习张仲景《伤寒》、陈延之《小品》,张仲景书今尚存于世,得以迹其为法,莫有不起死之功焉。"

2. 经方流散,一流湮没,时方兴起(晋唐时期)

经方一词,起源很早,《汉书·艺文志》载:"经方者,本草石之寒温,量疾病之浅深;假药味之滋;因气感之宜,辨五苦六辛,致水火之齐;以通闭解结,反之于平。"可见此处经方指的是用方药治病的医学。然到后世,经方一般指的是张仲景《伤寒杂病论》所载的方剂;而时方,又称今方,多指宋金元之后的方剂,也指近代医生师承之方。

2.1 经方流散,一流湮没

先秦至两汉,医方派的著作以张仲景之《伤寒杂病论》为代表。众所周知,仲景方多为 10 味以下的经典小方,药少而精、配伍严谨、法度森严、疗效卓著,是当之无愧的经方。然《伤寒杂病论》问世不久,即因兵燹而散失,幸得晋太医令王叔和采摭编次,但书中内容已有调整、增减,且流传不广。根据宋代高保衡在《备急千金要方》后序中所言,唐令规定《伤寒论》《小品方》均为医学教科书。然观孙思邈之《备急千金要方》《千金翼方》中虽载有仲景之经方,但未注明出处,内容也不完整。孙思邈在书中亦曾感慨:"江南诸师,秘仲景要方不传。"即孙思邈可能并未见《伤寒杂病论》之原貌,亦不知所收录的方剂中哪些是经方。可见因为战乱而致《伤寒杂病论》散佚,府库所藏残缺不全,民间医家秘而不传,自成书至隋唐时期的 800 年间,仲景方书时隐时现,漫漶不清。

2.2　离经辟径,时方杂生

由于《伤寒杂病论》的湮没,没有了经方的法度指导和羁绊,晋唐时期的方剂呈现出野蛮生长、数量剧增、欣欣向荣的局面。例如,晋代葛洪所著《玉函方》(一名《金匮药方》)多达 100 卷,选录民间本草和验方而成。在其所著的《肘后备急方》中有介绍将干菖蒲捣碎制成如枣核大的药丸之单方,置于昏迷患者舌下以急救,开舌下急救用药之先河;又有治疗目疾的羊肝丸,采用动物脏器羊肝配伍黄连而成。孙思邈的医方著作中记载了诸多食、药并用的方剂,如治疗产后虚乏的羊肉黄芪汤、治疗产后乳汁不下的鲫鱼汤方等。

这一时期的方剂虽然没有经方的法度,但是也有很多疗效确切的方剂大量涌现。例如,孙思邈《备急千金要方》中记载的苇茎汤、开心散、小续命汤、独活寄生汤、温脾汤、犀角地黄汤和温胆汤等流传千古与海内外;又如《仙授理伤续断秘方》中收载的四物汤,现代不仅为外伤科所常用,还常用于妇科、内科,为补血和血要方。

同时,"经方"其实就淹没和隐藏在晋唐时期的诸多方书中,如《千金方》。有学者指出孙思邈是在继承《黄帝内经》和《伤寒杂病论》的基础上,对治法、方剂均有发展与贡献,对于方剂的发展与贡献主要体现于两方面:一是虽未言明,但其收载《伤寒论》中的方剂数量较多,且对经方多有衍化,如以桂枝汤化裁的桂枝加附子汤,《备急千金要方》中虽仍命以桂枝加附子汤,但方中附子量由一枚变为两枚,甘草由三两减为一两半,增强了本方温阳散寒、通经止痛之功,可用于治疗产后风虚、汗出气短、四肢微急等病症。二是灵活变通了张仲景的"经方",有时数个经方合成一个"复方",以增强疗效;有时将一个经方拆方,以分别治疗某种疾病;亦有经方和时方的相合,以适应新的疾病。例如,《备急千金要方》"诸风"篇中"治卒中风欲死,身体缓急,口目不正,舌强不能语,奄奄忽忽,神情闷乱,诸风服之皆验"的小续命汤,由麻黄、防己、人参、黄芩、桂枝、甘草、芍药、川芎、杏仁、附子、防风、生姜组成,既是孙思邈灵活将麻黄汤、桂枝汤两首经方合用的表现,又是将经方发展的证据。可见,孙思邈虽未见《伤寒杂病论》之原书,但是已经领略经方之妙并化裁经方为新方,冥冥之中,似有天数,诚可谓"斯文犹在,吾道不孤"。

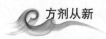

3. 经方重现，经时相合，一流分支（宋金元时期）

3.1 经方重现，流派兴起

宋刻本《伤寒论》序中云："自仲景于今八百余年，惟王叔和能学之。其间如葛洪、陶景、胡洽、徐之才、孙思邈辈，非不才也，但各自名家，而不能修明之。开宝中，节度使高继冲曾编录进上，其文理舛错，未尝考正。历代虽藏之书府，亦阙于仇校，是使治病之流，举天下无或知者。国家诏儒臣校正医书，臣奇续被其选。以为百病之急，无急于伤寒，今先校定张仲景《伤寒论》十卷，总二十二篇，证外合三百九十七法，除复重，定有一百一十二方。"从这段描述中可探知仲景方书由于佚失，在汉唐时期流行不广，直至宋代国家开始校正医书，方使仲景医方（经方）重现于世。

也正是因为宋刻本《伤寒论》等一批经典古籍的刊行，宋金元时期掀起了一股学用经典的热潮，而且在继承经典的基础上进行发展创新，逐渐形成了不同的医学流派，各家名医辈出，开创了中医学史上百家争鸣、百花齐放的新时期。其中最为著名的当属金元四大家，如"寒凉派"创始人刘完素虽以火热立论，认为"六气皆从火化"，但其用药也是以辨证为前提。刘完素在《素问病机气宜保命集》中有大量运用温法的论述，不仅主张病在外者运用桂枝、麻黄发汗，而且在仲景辛温发表法基础上开创的双解、通圣等辛凉之剂中也有"岂晓辛凉之剂，以葱白、盐豉大能开发郁结"之说。又如"攻下派"的张从正善用经方治病，对于"伤寒、温疫、时气、冒风、中暑……或不大便"等情况善用三承气汤下之，并认为三承气汤中调胃承气汤是"泄热之上药"；同时张从正在经方的基础上勇于创新，将峻下热结的大承气汤加入生姜、大枣变为调中汤，在攻邪的同时顾护胃气等。这个时期的医学理论争鸣，使得方剂学的发展也呈现出法度严谨、有理有法更有方地"从自由王国到必然王国"的局面！

3.2 经时相合，异曲同工

自金元时期易水学派创始人张元素提出"古方今病不相能也"，以金元四大家为首的著名医家在学习经方的基础上，创制了很多新方，推动了时方的兴起。例如，补土派的代表人物李东垣的学术思想深受《黄帝内经》《金匮要略》

《中藏经》等影响,又因其师从张元素,继承并发扬老师养正除积的治疗思想及脏腑辨证学说,从而提出"脾胃元气论""肺之脾胃虚论""脾胃内伤,百病始生论""火与元气不两立,一胜则一负"等学术观点,治病首重脾胃,创立补气升阳、升阳散火、甘温除热等大法,创制出补中益气汤、升阳散火汤、升阳益胃汤等时方。此后的医家又经不断地传承、发展、创新,补充了经方的不足与不完备之处,因此时方是经方发展的产物和必然结果,是经方生命的延续。也就是说经方是时方之源,时方是经方之流,两者之间是源与流、一脉相承的关系,不能截然分开,更不能绝对对立看待! 任何抬高一者而压制另一者的做法都是失之偏颇、形而上学的!

例如,在解表方剂方面的创新,宋金元时期医家从经方的"麻桂剂"发展创新为"羌防剂",其方剂特点主要是轻微发汗、祛风除湿,代表方如败毒散、九味羌活汤、羌活胜湿汤等,这种创新既是在经方的基础上适应该时期气候变迁发展的,又受时代文化、社会氛围的影响。又如,寒凉派的刘完素创立表里双解的防风通圣散,其实是由治太阳病的经方麻黄汤、麻杏甘石汤,治疗阳明病的白虎汤、调胃承气汤,以及治疗内伤杂病的当归芍药散等数个经方发展而成的宣、清、通之方。再如,清代吴鞠通《温病条辨》中治疗外感凉燥证的杏苏散、外感温燥证的桑杏汤,也是由经方麻黄汤衍化而来,吴鞠通根据外燥的特点将麻黄、杏仁的配伍换为苏叶、杏仁及桑叶、杏仁的配伍,而其治疗大法则一致,即宣降肺气之法,展现出经方与时方一脉相承、异曲而同工之妙。

因此,经方与时方并非对立或不相兼容的关系,将两者融合发展,不仅可能产生碰撞与融合,而且能够互为补充与完善,扩大经方的使用范围,适应随着时代的发展疾病种类增多、病情变化复杂的需求。例如,朱丹溪将经方五苓散与时方平胃散相合之后而为胃苓汤,主治湿伤脾胃所致的水谷不化、泄泻不止,以时方平胃散祛湿和胃,配以经方五苓散温阳化气、利湿止泻。又如,明代张景岳将经方小柴胡汤与时方平胃散合并之后变为柴平汤,治疗少阳阳明湿郁证,即胆胃为湿邪困阻的一身尽重、手足沉重、寒多热少、脉缓的病症,以时方平胃散祛湿和胃,配以经方小柴胡汤和解少阳。再如,清代王清任将经方四逆散与时方桃红四物汤相合加减而成治疗胸中瘀血证的名方血府逐瘀汤,以经方四逆散疏肝解郁,条达肝气,配以桃红四物汤活血化瘀,故而可推知本方善治气滞血瘀证,又由两方用药归经特色而推出本方所治"血府"实际为肝。

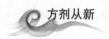

4. 温补脾肾，疠气温病，医方甄全（明清时期）

4.1 温补脾肾，承肾气而为左右归

从金元四大家及众多医家提出火热论、伏火、阴火、相火论等"火理论"开始，至明末"火理论"不断发展、扩大与完善。明代时医也出现了用药多苦寒，损伤脾胃阳气及肾阳的弊端。因此，以薛己为先导的一些医家补偏救弊，用药从过用寒凉转为温补救阳，温补学派也应运而生。例如，孙一奎、赵献可、张景岳等医家继承发扬朱丹溪"参以太极之理"的研究思维与方法，援引太极之说而解释人体奥秘，形成命门学说，使医易之理真正结合。张景岳在《类经附翼·大宝论》之"形气之辨""寒热之辨""水火之辨"中论证了"阴以阳为主"，强调了阴阳的对立统一、互根互用关系，提出了"阳非有余，真阴不足"的观点，辩驳了朱丹溪"阴常不足，阳常有余"观点。治疗上也由朱丹溪善泻转变为善补，以人参、熟地黄、大黄、附子为药中四维，推参、地（指人参、熟地黄）为良相，黄、附（指大黄、附子）为良将。将温精化气、活血利水的经方肾气丸（八味丸）去泽泻、茯苓、牡丹皮之渗泄，纯用温补而变成"阴中求阳"温补命门的右归丸与"阳中求阴"填补真阴的左归丸，极大地发挥与创新了温补学说。

温补学派在辨证论治方面，善于立足先后天，或侧重中焦脾胃，或侧重下焦肾命，以甘温之味组方。而关于以补脾为重还是以补肾为重亦是争论不休，如张景岳强调补脾，认为"凡先天之有不足者，但得后天培养之力，则补天之功亦可居其强半，此脾胃之气所关于人生者不小"（《景岳全书·论脾胃》）；赵献可则认为"欲补太阴脾土，先补肾中少阴相火""世谓补肾不如补脾，余谓补脾不如补肾"；李中梓又主张脾肾同重。无论是哪种观点，各位医家均认可脾与肾之间的关系是相互资助、相互促进的，即"先天能促后天，后天可滋先天"。故而后世医家从这些不同的学术观点中逐渐学会根据临床具体情况而重补脾或重补肾，为温补学派之流支。

4.2 疠气温病，融白虎而为甘露丹

明清温病学家更是承《黄帝内经》《伤寒论》之理论，并受金元时期"火热论"的启发，完善了热病理论，开创了温病学派，创立了卫气营血辨治体系、三

焦辨治体系以治疗外感温热病。例如,叶天士对于温热病,按照卫气营血的传变阶段进行辨治,对于治法与方剂均有发展。邪在卫分者,提倡"在表,初用辛凉轻剂"使之汗出而愈,此处的"辛凉轻剂"指以辛凉轻解法为主组方者;后吴鞠通在遵《黄帝内经》"风淫于内,治以辛凉"之训,在宗叶天士"温邪上受,首先犯肺""用辛凉轻剂为稳"及喻嘉言"芳香逐秽"之说基础上形成的银翘散即为其中的代表方。邪热入气分后,"方可清气",即温热病邪在气分之里热证方用甘寒清气的白虎汤等;邪热入营分后,以咸寒苦甘法清营解毒、养阴生津为主,可配合辛凉疏泄药透热外出,代表方如清营汤;邪热入血分者,以咸寒凉血法配伍辛寒散瘀法,代表方如犀角地黄汤。

又如,对于湿温病的治疗,叶天士创立了甘露消毒丹,收载于《续名医类案》中,主治湿温俱重、三焦失司之"湿温时疫",以清开上焦、宣畅中焦、渗利下焦之法祛湿清热。方中用到了连翘、薄荷、藿香、石菖蒲、白蔻仁、茵陈蒿6味芳香药,超过全方药味数之半;连翘、薄荷之辛香可助上焦热毒透散,藿香、石菖蒲、白蔻仁之辛香则擅长芳香化浊,醒脾运中焦之湿,茵陈蒿之芳香善入肝胆,清利下焦湿热。甘露消毒丹等方剂的创立,使芳香化湿法成为湿温病治疗大法之一。有学者研究发现明清温病学著作中芳香药在温病预防、卫气营血非典型传变证治中应用广泛,除化湿以外,尚有散表热、清里热、畅气机、透邪出等功效。

由此可见,明清温病学派在继承《黄帝内经》《伤寒论》及"火热证"论治方面,已经突破了以白虎汤(石膏为主药)为代表的辛甘寒清热泻火法及方剂,补充与创新了很多的治法与方剂,进一步完善了中医方剂的理论体系。

总而言之,方剂在古代历经的四个发展时期,其实是历代中医药学家在长期的临床实践和生产实践中,广采博收,理论和实践相互促进,使方剂不断发展成熟的过程。从这个发展历程中亦可以看出方剂的源流发展是以经方为源,以时方为流,有源故其流不竭,有流才能使"方"兴未艾。经方与时方需要兼收并蓄,经时相合,互为补充,互相借鉴,古今接轨才能促进中医学术的不断发展、创新!从经方到时方,再到经方与时方相合及共荣的发展历程是中医学波澜壮阔历史画卷的惊鸿一瞥,也使我们能够考究方剂之源流始终,宏观其象,理其脉络,见叶知林,以为方剂探赜索隐之指针也。

(陈少丽)

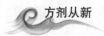

参考文献

白长川，郜贺，李翌萌，等，2020.《伤寒论》中的方证辨证体系[J].中医杂志，61(13)：1130-1134.

陈秋霞，罗宝珍，2018.《千金方》伤寒方剂命名特征研究[J].山东中医药大学学报，42(1)：66-69.

陈少丽，都广礼，2023.再论小柴胡汤"但见一证便是"之一证[J].时珍国医国药，34(4)：935-937.

李春晖，陈少丽，都广礼，2022.论"血府"的脏腑归属[J].上海中医药杂志，56(6)：38-41.

李德顺，2018.羌防剂：宋金元时代解表方剂的创新[J].湖北中医药大学学报，20(6)：61-63.

李冀，左铮云，2021.方剂学[M].5版.北京：中国中医药出版社：4.

李经纬，胡乃长，1989.《经方小品》研究[J].自然科学史研究，8(2)：171-178.

李兰，2015.张仲景儿科著作简考[J].河南中医，35(8)：.1729-1731.

刘渡舟，刘燕华，1995.古今接轨论[J].北京中医药大学学报，18(3)：8-10.

刘鹏，2008.理学对中医学影响之再评价[D].济南：山东中医药大学.

刘完素，2005.素问病机气宜保命集[M].孙洽熙，孙峰整理.北京：人民卫生出版社：14.

马作峰，2022.《素问病机气宜保命集》运用温法探析[J].中国中医基础医学杂志，28(9)：1399-1401.

钱超尘，2007.《伤寒论》源于《汤液经法》考[J].世界中西医结合杂志，2(12)：683-685.

钱超尘，2003.仲景论广《伊尹汤液》考[J].江西中医学院学报，15(2)：26-29.

全惠兰，2003.孙思邈对方剂学的贡献及学术成就[J].现代中医药，23(5)：4-5.

师小茜，牛阳，2022.基于数据挖掘的明清温病预防及非典型传变证治中芳香药应用规律研究[J].中国中医基础医学杂志，28(3)：451-457.

孙德禹，吴建林，2022.李东垣学术思想与《伤寒论》[J].光明中医，37(18)：3289-3292.

孙思邈，1997.备急千金要方[M].鲁兆麟主校.沈阳：辽宁科学技术出版社：31-32,34,129,150,157.

孙思邈，1997.千金翼方[M].彭建中，魏嵩点校.沈阳：辽宁科学技术出版社：81-84.

王慈，马天亮，董禹彤，等，2021.从理学视角探讨朱丹溪相火论到张景岳命门学说之嬗变[J].中国中医基础医学杂志，27(11)：1703-1705,1753.

王小荣，张弢，刘光炜，等，2015.张士卿教授谈"经方头、时方尾"[J].甘肃中医学院学报，32(5)：10-12.

韦鹏飞，胡双元，张怡，等，2022.以防风通圣散探析刘完素开玄三法[J].北京中医药大学学报，45(7)：689-693.

徐晓聪，郑洪，2020.张景岳温补学术思想争议述评[J].浙江中医杂志，55(12)：859-860.

张瑞祥，崔家祥，王洪海，2023.论《儒门事亲》与《伤寒论》下法之异同[J].江苏中医药，55(2)：63-65.

张永文，沈思钰，蔡辉，2009.以敦煌遗书《辅行诀脏腑用药法要》考已佚古书《汤液经法》[J].河北中医，31(6)：926-928.

第三节　方剂学现代研究

　　方剂的现代研究涵盖了实验研究、理论研究、文献研究和临床研究等多个方面,随着分子生物学、药理学、药学、数据挖掘技术和方法不断被引入中医药研究的体系中,方剂学的现代化研究也呈现出多学科参与、技术手段日新月异、硕果累累的局面。总体上看来,方剂研究的现代"化"趋势越来越明显,即采用现代科技手段的实验研究越来越受到重视,而传统的文献研究、理论研究等现代"话"研究则呈现出越来越弱化的局面! 现代"话"就是将中医学的核心理论纳入现代的语言体系中,要引入现代的概念和术语,而非囿于自己的语言体系和语境中自圆其说! 因此,现代"话"比现代化更为重要,没有理论上的现代"话"就是无本之木、无源之水,是为了现代化而现代"化"。现代"话"为现代化研究提供理论支撑,现代化为现代"话"提供现代科学的诠释。

　　方剂是中医辨证论治体系中运用药物治疗疾病的最终表达形式,是中医学理法方药辨证论治体系中的重要组成部分。由于方剂多数是由两个或两个药物以上组成的复方,从现代科学的角度看,方剂成分的多样性、作用靶点和机制的多层次性、药物之间相互作用的不明确性等一直是困扰中医药学工作者的诸多难题;从方剂理论研究看,如何阐释方剂的配伍规律? 如何从理法方药一体化的角度解析方剂? 一直都是方剂学理论研究的难点和重点;从方剂的临床研究看,如何评价方剂的疗效? 个案报道与大样本临床研究的关系如何平衡? 这些问题也是方剂研究的疑点和难点。借助于现代计算机技术,统计方法或大数据分析随着现代药理学、药学、网络药理学,以及数据挖掘技术和方法不断被引入中医药研究的体系中,方剂学的现代化研究也呈现出多学科参与、技术手段不断进步的局面。

1. 方剂实验研究

1.1　药学研究

　　方剂是由 2 味或 2 味以上的药物组成,其中每味中药的成分又非常复杂,

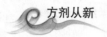

因此对方剂物质基础尤其是药效物质基础的研究依然是复方研究难以突破的瓶颈。目前的研究大都是集中在单味药的物质基础研究，或者对中药处方中某一成分或某几种特定的指标性成分进行含量及药效分析，还没有形成统一的规范和缺乏具体方法学指导。因此，方剂药效物质基础研究仍然处于比较薄弱或萌芽状态，尤其是方法学的指导更是阙如。自从网络药理学的概念和相应的分析方法诞生之后，基于"药物-靶点-通路"方剂物质基础和作用机制的网络药理学研究犹如雨后春笋般蓬勃兴起。例如，对四逆散相关成分进行靶点分析，通过"成分-靶点"分析发现四逆散中存在 111 个化学成分与抗焦虑有关，其中槲皮素、山奈酚和芍药苷等成分已在现代药理中证实与抗焦虑有关。但是也应该看到，这种机械地把"药物-靶点-通路"的方法套用到方剂物质基础研究，无疑忽视了方剂药效物质基础的多样性、多靶点性和多层次性这样一个基本事实。而且这种研究是在已有研究基础上的"研究"，是否能够代表方剂的配伍机制还是值得商榷的。例如，黄连的主要成分是小檗碱，那么是否可以认定朱砂安神丸中黄连的清心火作用等于小檗碱的作用呢？这显然是不恰当甚至是荒谬的。因此，对于方剂药效物质基础的研究还是要回到中医理论指导下的物质基础研究，否则就是守株待兔、刻舟求剑。据此，方剂的物质基础研究要跳出所谓的单纯物质决定论，需要有中医理论指导，那就是辨病基础上的辨证论治，即同一个方剂在不同病证中所起作用的物质基础是不同的。

1.2 药理学研究

药效药理实验研究仍旧是方剂研究的主流方向，发表文章的数量占据方剂研究的半壁江山，研究多以"某方通过某通路治疗某病"为模式展开。其中"某方"多为经典古方或自拟方的整方研究、拆方研究，甚至是单味药研究等。例如，"当归芪枣精及其拆方对气血两虚模型小鼠的药效作用研究"和"PI3K/Akt/mTOR 信号通路在六君子汤含药血清诱导人肺癌细胞 A549 氧化损伤中作用研究"等此类研究。此类方剂研究涉及的疾病囊括内、外、妇、儿等多方面，但是研究方法类似、研究模式固化，多数研究通过药效观察、作用机制探讨两个部分，尤其注重从通路水平进行研究成为近年来研究的主流模式。但是应该看到，这种研究多停留在"me too"层次，缺乏中医理论尤其是客观中医证候模型的支持，更无法转化临床应用。

配伍是方剂的核心和灵魂,配伍规律和机制研究也是方剂实验研究的重要领域。实验研究背景下的方剂配伍研究是对方剂内部环境因素拆分或组合的探索,包括药物配伍的药效学观察和药理学研究。例如,"甘遂半夏汤中甘遂-甘草反药组合加减对腹水大鼠利水药效及肾素-血管紧张素-醛固酮系统的影响"和"桂枝汤桂枝白芍不同比例配伍对盐敏感高血压大鼠氧化应激和心肌细胞凋亡的影响",从不同侧面对方剂配伍规律和机制进行了研究。但也应该看到,上述的研究多集中在两个药物的配伍规律研究,而大多数方剂是由多个药物组成的,因此如何在多因素、多水平和针对不同病证背景下,研究方剂的配伍规律是需要有更新的方法学指导!

值得提出的是,近些年来血清药理学研究已经逐渐退出方剂现代研究中,究其原因与给药后血清成分不稳定、动物个体差异大、杂质多等问题有关。

随着组学新技术的不断涌现,加快了组学研究向定量化、高通量化的方向发展,利用多组学数据整合分析已成为科学家探索生命机制的新方向。蛋白质组学研究如"基于方证相关探寻气、血虚证物质基础的蛋白质组学研究"、代谢组学研究如"基于肾脏代谢组学探讨黄芩汤对糖尿病肾病模型小鼠的调节作用"、基因组学研究如"基于转录组学与网络药理学研究补阳还五汤治疗心力衰竭的机制"和脂质组学研究如"基于脂质组学探讨二陈汤对高脂饮食小鼠肝线粒体功能的调节作用"等。目前看来组学研究不多,不少研究结果尚停留在"有影响"层面,缺乏对数据的深入挖掘、机制探讨和中医理论的指导。

药代动力学是影响药物发挥功效的一个重要方面,是药物发挥功效的前提和基础。由于中药成分的复杂性,对于方剂药代动力学的研究仍然处于比较薄弱的状态。例如,"生脉饮中五味子醇乙在正常和心肌缺血模型大鼠中的药物代谢动力学研究"和"四逆汤全方与拆方主要药效成分肠吸收动力学对比研究"。从这些研究可以看到,方剂的药代动力学还主要集中在方剂某个或几个成分的药代动力学研究的阶段,缺乏整首方剂的药代动力学研究,当然也不能代表整首方剂的药代动力学。

网络药理学基于系统生物学的理论对生物系统展开网络分析,是结合数据挖掘、生物信息学、药理学实验研究和分子对接等研究成果,多学科结合研究的具体整合和呈现。例如,"基于网络药理学与数据挖掘分析中药调节脱氧核糖核酸(DNA)甲基化的用药规律""基于网络药理学和生物信息学的小青龙汤治疗哮喘和慢性阻塞性肺疾病的'异病同治'机制分析""基于网络药理

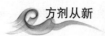

学及分子对接探讨八珍汤抗疲劳的作用机制"等均属此例。网络药理学的优点在于其多组分、多靶点的协同作用体系与方剂发挥作用的模式有相似之处，但是也存在不少局限性，网络药理学是基于目前已有数据库的研究，如果数据库数据不可靠、内容陈旧和筛选规则存在的主观性都会影响模拟结果。由于早期网络药理学的网络分析存在不规范、不合理情况，造成多数药物筛选结果总能包含相同的且广泛存在 200~500 种中药物质并作为复方关键成分的现象，逐渐出现"同质化"趋势。目前，不少研究者已经认识到了这个问题，对网络药理模型进行了改良，但仍需要不断修正和创新。

2. 方剂文献研究

2.1 方剂配伍规律研究

文献研究是基于已成文或出版的成果，通过整理、归纳、总结，得到某种规律从而得到新启发的研究形式。在中医研究中，数据挖掘是基于大量的文献数据，运用计算机技术和数理算法等技术提取大数据背景中的目标数据，用于分析潜在的用药规律，在处理大量方剂配伍规律的研究文献时大大提高了效率。近年来，运用数据挖掘技术研究方剂配伍规律的文章较多，可分为对单药的分析研究，如"基于古方数据挖掘珍稀中药人参的用药特点与配伍规律""基于数据挖掘分析含水蛭中成药的配伍规律""基于数据挖掘的现代名老中医运用大黄的临床配伍规律研究"等均属于此列。另外是对药对的配伍研究，如"基于古今方剂数据挖掘的酸枣仁-远志药对配伍特点及外延分析"，以及对复方的配伍研究和临床探讨，如"基于数据挖掘的四妙丸类方临床应用配伍规律分析"等。

此外，还有对疾病治疗和理论探讨等的数据挖掘研究，如"基于数据挖掘探讨'柴胡劫肝阴'的相杀配伍内涵"和"方剂配伍信息挖掘系统的构建及惊悸古方配伍规律分析"的研究。数据挖掘虽然结合现代计算机技术和编程算法，数据样本量虽大，但不同的数据集合之间不可避免地存在异质性，理论结果需要在临床实际中加以证明和确认才更有说服力。

2.2 医案研究

随着大数据平台的搭建，借助软件平台完成大量的文献分析研究越来多,如"基于古今医案云平台探析中医药治疗过敏性鼻炎的组方用药规律"和"基于中医传承辅助平台的《吴佩衡医案》含附子处方用药规律研究"就属于此列。由于不同医家的用药风格和习惯不尽相同,若合并分析所有的相关文献就会出现较大异质性,对单个医家的用药研究,单纯数据分析又显然说服力不足,需要结合学术思想研究进行佐证,不能单纯依靠所谓的数据分析,更要发挥人的主观能动性,才是解决之道!

3. 方剂理论研究

3.1 配伍理论

理论研究虽然是方剂研究中的重要组成部分,但却是最薄弱环节。方剂配伍理论研究内容丰富,其中有对"君臣佐使"理论的阐发和创新思考,如"'君臣佐使'与临床的创新应用""从七情和君臣佐使配伍理论探讨'异类相制'""中药方剂配伍理论研究方法和模式"提出组分配伍等理论等,这些理论研究有一定的创新性,但与临床的结合则略显不足,缺乏具体临床的可操作性。

3.2 组方规律

理论研究中的组方规律研究大多围绕某个方的溯源、组成、运用等方面展开讨论,如"栝蒌瞿麦丸组方意义探析""含桑白皮古今方剂组方规律对比研究""安寐丹源流组方探溯与研究评析"等属于此列。对组方规律的深入研究也是对方剂理论的完善,但是大多研究没有上升到对理论的发展和创新,创新明显不足。

由此可见,方剂的理论和文献研究目前还比较薄弱,而且还在处于不断的弱化状态。与基于现代科学技术的中医现代化研究日新月异、飞速发展的局面呈现鲜明对比的是,中医文献和理论的现代"话"研究却日益冷淡,后继乏人。科学是一个开放的体系,一方面中医只有不断融合时代的语言体系,引入现代语言、概念才能使中医被现代人理解和学习;另一方面,中医的很多术语的内涵外延不清、理论包容性太大或者没有定论,都需要现代"话",即在现代语言体系内进行解析和重构,而不是仍然停留在古代语言体系中理解中医方剂理论。

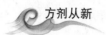
缺乏理论指导的方剂研究其实是变相的"废医存药"。方剂现代化固然重要,而现代"话"则更为重要。现代"话"为现代化研究提供理论支撑,现代化为现代"话"提供现代科学的诠释。因此,缺乏了现代"话"的现代化必然是无本之木,无源之水。

4. 方剂临床研究

4.1 临床药理与疗效评价研究

临床研究是研究方剂功效和药理中另一个重要的研究方面,虽然能直观地反映方剂药效,但样本量大、双盲法、多中心和成本巨大等是方剂临床评价的主要难点。例如,"改良仙方活命饮治疗肝射频消融术后不良反应的临床研究"、薛丹等的"扶正消瘤颗粒治疗综合介入术后Ⅲa期原发性肝癌患者临床疗效及对血清成纤维细胞生长因子受体4(FGFR4)、转化生长因子β1(TGF-β1)的影响"等都是此类研究。从目前来看,多中心、大规模的临床研究较少,数据的质量也有待进一步提高。

4.2 医案报道与用方体会

医案报道的特点是临床中治疗规模小,但疗效显著,医案少则有一例,多则有十几例,虽然达不到统计方法学数量的要求,但在临床中疗效佳,甚至可以治疗疑难杂症,对方剂研究有一定的参考意义。古方名方的运用经验心得如施立军等的"归脾汤异病同治医案4则"、秦琴的"龙胆泻肝汤治疗皮肤科疾病医案6则"、张培璟等的"五积散治疗皮肤病医案一则及临床使用思考"等。这些临床研究,从不同侧面丰富了方剂研究的内容,但是如何评价小样本的医案报道甚至是单个医案的用方体会,都是需要仔细斟酌的问题。

5. 其他

方剂的现代研究包括荟萃分析(Meta分析)、药事管理、文献综述、方剂考证、膏方、中成药和循证医学研究等多个方面,如"中药汤剂治疗蒽环类药物所致心脏毒性的网状 Meta 分析""质控管理在基层药房中成药管理中的应用"等,这些都丰富了方剂研究的内容,具有一定的参考意义,但也存在着综述研究观点不突出、循证研究证据不足和 Meta 分析模式化等问题。

总之,方剂研究的现代"化"趋势越来越明显,即采用现代科技手段的实验研究越来越受到重视,而传统的文献研究、理论研究等现代"话"研究则呈现出越来越弱化的局面!这需要我们从中医事业发展未来的高度来认识文献和理论研究的重要性,这关系到方剂研究是有中医理论指导的方剂研究抑或是天然药物的配方研究,如同在中药研究领域中开展天然药物而非中医理论指导的中药研究,二者本质异曲同工,是废医存药的研究,必须予以纠正!因此,必须从宏观层面即政策和评价体系上,给予方剂文献研究和理论研究更多的重视,因为这才是方剂研究的源头活水!

(都广礼 孙继佳 蒋文仪)

参考文献

安丹丹,庞秀花,2022.柴胡疏肝散加减治疗妇科病医案 4 则[J].新中医,54(10):66-69.

丁环宇,洪勇良,齐凤军,等,2022."君臣佐使"于临床的创新应用[J].时珍国医国药,33(5):1178-1179.

丁珊珊,廖颖,李灿东,等,2022.基于脂质组学探讨二陈汤对高脂饮食小鼠肝线粒体功能的调节作用[J].中华中医药杂志,37(5):2531-2535.

董俊刚,刘喜平,李沛清,等,2022.半夏泻心汤含药血清对胃癌细胞来源外泌体诱导 BMSCs 增殖、迁移、侵袭的影响[J].中成药,44(1):42-48.

董文然,刘奕,陆华,2022.温肾填精方及其拆方对肾阳虚不孕小鼠生殖功能的影响[J].中成药,44(8):2654-2659.

高飞,周菲,甘帅,等,2022.四逆汤全方与拆方主要药效成分肠吸收动力学对比研究[J].中国中药杂志,47(18):5064-5070.

郭帅,方敬,郭立芳,等,2022.补阳还五汤合参芪地黄汤化裁含药血清对高糖诱导人肾小管上皮细胞株间充质转化的影响及机制研究[J].中国中医基础医学杂志,28(8):1290-1295.

胡科科,黄挺,叶知锋,等,2022.改良仙方活命饮治疗肝射频消融术后不良反应的临床研究[J].浙江中医药大学学报,46(2):193-197.

孔令臻,邢捷,2022.八珍汤对人皮肤成纤维细胞表皮细胞生长因子、转化生长因子 β1 及血管内皮生长因子 A 表达的影响[J].中国中西医结合外科杂志,28(1):17-21.

李双凤,李春,于瑞丽,等,2022.中药汤剂治疗蒽环类药物所致心脏毒性的网状 Meta 分析[J].世界科学技术-中医药现代化,24(1):183-194.

连妍洁,刘思娜,刘红旭,等,2022.基于数据挖掘分析含水蛭中成药的配伍规律[J].世界中医药,17(4):505-511.

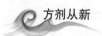

梁华,梁尔新,李奇玮,等,2022.基于方证相关探寻气、血虚证物质基础的蛋白质组学研究[J].中医药学报,50(6):16-21.

梁欣仪,梅志刚,闻晓东,2022.基于数据挖掘的四妙丸类方临床应用配伍规律分析[J].中草药,53(2):507-518.

刘青松,李微,张怡,等,2022.基于数据挖掘探讨"柴胡劫肝阴"的相杀配伍内涵[J].中草药,53(14):4428-4436.

刘思娜,连妍洁,仇盛蕾,等,2022.基于数据挖掘具有脑心同治功效的中成药配伍规律研究[J].世界中医药,17(13):1928-1933,1938.

刘雨昕,翟双庆,刘金涛,等,2022.基于数据挖掘的现代名老中医运用大黄的临床配伍规律研究[J].中医临床研究,14(15):1-5.

陆生勤,2022.陆生勤效方治验——木金温胆汤[J].江苏中医药,54(1):16-17.

彭武斌,蔡宇浩,2022.当归六黄汤加减治疗皮肤科疾病医案3则[J].新中医,54(12):70-72.

秦琴,张毅,黄琼远,等,2022.龙胆泻肝汤治疗皮肤科疾病医案6则[J].新中医,54(4):32-36.

邱治锦,李禄怡,刘毅,2022.五积散治疗皮肤病医案一则及临床使用思考[J].中医临床研究,14(9):60-61.

任海琴,孔祥鹏,王颖莉,2022.基于古今方剂数据挖掘的酸枣仁-远志药对配伍特点及外延分析[J].中草药,53(13):4065-4074.

佘楷杰,巩子汉,杨婧雯,等,2022.基于网络药理学和实验验证探讨二仙汤及其温肾拆方治疗抑郁症的可行性[J].中国实验方剂学杂志,28(16):211-220.

施立军,2022.归脾汤异病同治医案4则[J].新中医,54(15):45-47.

石志坚,鲁文涛,张军鹏,等,2022.基于转录组学与网络药理学研究补阳还五汤治疗心力衰竭的机制[J].中成药,44(10):3354-3360.

舒福,袁一林,邱凯玲,等,2022.基于古今医案云平台探析中医药治疗过敏性鼻炎的组方用药规律[J].世界科学技术-中医药现代化,24(2):822-829.

王超杰,刘甜甜,曹明明,等,2022.基于古方数据挖掘珍稀中药人参的用药特点与配伍规律[J].世界中医药,17(14):2066-2070,2074.

王若兰,韩祖成,王佩,2022.基于网络药理学及分子对接探讨八珍汤抗疲劳的作用机制[J].湖南中医杂志,38(8):151-159.

吴林纳,葛泉希,李芳芳,等,2022.基于中医传承辅助平台的《吴佩衡医案》含附子处方用药规律研究[J].湖南中医杂志,38(2):34-39,63.

吴爽,常鹏程,岳晓峰,等,2022.方剂配伍信息挖掘系统的构建及惊悸古方配伍规律分析[J].现代中药,42(3):37-42.

吴心语,李和根,廉杰,等,2022.PI3K/Akt/mTOR信号通路在六君子汤含药血清诱导人肺癌细胞A549氧化损伤中作用研究[J].中药材,45(9):2223-2227.

武亦阁,贺乙,范丽娜,等,2022.消风散及其拆方对急性湿疹模型豚鼠表皮通透屏障功能障碍的影响[J].中医杂志,63(14):1374-1380.

辛丹,金祥龙,田怡,2022.质控管理在基层药房中成药管理中的应用[J].光明中医,37(14):2643-2645.

徐波,王平,2022.安寐丹源流组方探溯与研究评析[J].中华中医药杂志,37(8):4330 -
　　4333.

徐晓敏,李姗姗,卢芳,2022.基于肾脏代谢组学探讨黄芩汤对 DN 模型小鼠的调节作用[J].
　　时珍国医国药,33(5):1075 - 1080.

薛丹,张笑天,邝玉慧,等,2022.扶正消瘤颗粒治疗综合介入术后Ⅲa 期原发性肝癌患者临
　　床疗效及对血清 FGFR4、TGF - β1 的影响[J].中西医结合肝病杂志,32(5):406 - 409.

杨苛,周玮玲,刘心煜,等,2022.生脉饮中五味子醇乙在正常和心肌缺血模型大鼠中的药物
　　代谢动力学研究[J].中药与临床,13(1):15 - 18.

杨萍,瞿继兰,2022.含桑白皮古今方剂组方规律对比研究[J].湖南中医杂志,38(6):
　　22 - 29.

伊美瑾,粟倩,郑志玉,等,2022.妇科千金方及其拆方、单味饮片主要成分分析及 10 种成分
　　测定[J].中成药,44(2):367 - 371.

翟芬芬,刘毓菲,张传涛,等,2022.基于网络药理学和生物信息学的小青龙汤治疗哮喘和慢
　　性阻塞性肺疾病的"异病同治"机制分析[J].湖南中医药大学学报,42(6):958 - 965.

张雷,朱卫,黄豫,等,2022.当归芪枣精及其拆方对气血两虚模型小鼠的药效作用研究[J].
　　中医药导报,28(8):17 - 21.

张林落,周学平,2022.从七情和君臣佐使配伍理论探讨"异类相制"[J].中华中医药杂志,
　　37(2):655 - 658.

张艳,周庆兵,徐凤芹,2022.基于网络药理学与数据挖掘分析中药调节 DNA 甲基化的用药
　　规律[J].世界中医药,17(9):1254 - 1258,1264.

朱虹,朱泽伦,黄家宜,等,2022.栝蒌瞿麦丸组方意义探析[J].实用中医内科杂志,36(5):
　　113 - 115.

第二章
方剂的基本属性

第一节　方剂的组成

　　方剂是针对具体病证的有机整体，不是简单的药物堆积或者药效的叠加。因此，方剂的组成必须遵循一定的法度，这个法度就是一直被认为是指导遣药组方原则的"君臣佐使"理论。但是自第七版《方剂学》教材以来，"君臣佐使"被确定为组方结构而非组方原则，这种提法的转变从一个侧面反映了"君臣佐使"在阐释方理、指导临床遣药组方和科学研究等方面还是有很大的局限性，具体表现在"君臣佐使"组方结构在分析药味数目较少的方剂还具有较好的操作性，但是也割裂了方剂作为一个有机整体，其由不同功效"药群"构成的这一基本特点。"药有个性之专长，方有合群之妙用"，方剂作为一个有机整体，可以看作由不同功能"药群"(子系统)组成的有机整体(母系统)。例如，柴胡桂枝汤可以看作小柴胡汤和桂枝汤两个功能药群组成的治疗太阳少阳合病的方剂，这里就不涉及所谓的"君臣佐使"的问题，倘若硬要区分柴胡桂枝汤的"君臣佐使"就显得不伦不类了，失去了方剂作为一个母系统由若干子系统构成的基本事实。另外，方剂中某些药物，虽然在整首方剂中不能划分为"君臣佐使"等主要药物，但是对整首方剂起着至关重要的增效作用，这就是徐灵胎所谓的"要药"，诚如其在《医学源流论》中所言："如用柴胡，则即曰小柴胡汤，不知小柴胡之力，全在人参也；用猪苓、泽泻，即曰五苓散，不知五苓之妙，专在桂枝也。去其要药，杂以他药，而仍以某方目之。用而不效，不知自咎，或则归咎于病，或则归咎于药，以为古方不可治今病。"因此，有必要将"药群"和"要药"概念引入方剂组成理论体系中，可以从系统观的视角看待方剂的组成，这对于解析方剂无疑是大有裨益的。

　　方剂是辨证审因确定治法之后,按一定的规矩(组方原则),选择合适的药物,并明确其用量,使之层次分明,切中病情的药物配伍组合。因此,方剂不是简单的药物堆积或者药效的叠加,其组成必须遵循一定的法度,这个法度就是一直被认为是指导遣药组方原则的"君臣佐使"理论。但是自第七版《方剂学》教材以来,"君臣佐使"被确定为组方结构而非组方原则,这种提法的转变从一个侧面反映了"君臣佐使"在阐释方理、指导临床遣药组方和科学研究等方面还有很大的局限性,具体表现在"君臣佐使"组方结构在分析药味数目较少的方剂还具有较好的操作性,但是也割裂了方剂作为一个有机整体由不同功能"药群"构成的这一基本特点。"药有个性之专长,方有合群之妙用",方剂作为一个有机整体,可以看作由不同功能"药群"(子系统)组成的有机整体(母系统)。因此,非常有必要将"药群"和"要药"概念引入方剂组成理论体系中,可以从系统观的视角看待方剂的组成,这对于解析方剂无疑是大有裨益的。

1. 君臣佐使

　　提到方剂的组成,人们就会自然而然首先想到"君臣佐使"。《素问·至真要大论》中提出:"方制君臣,何谓也? 岐伯曰:主病之谓君,佐君之谓臣,应臣之谓使。""君臣佐使"理论是通过借喻古代国家政体中"君臣佐使"的等级设置,以说明药物在方中的主次地位与从属关系,是方剂中药物职能差别的体现。故李东垣在《脾胃论》中云:"有毒无毒,所治为主。主病者为君,佐君者为臣,应臣者为使……君药,分两最多,臣药次之,使药又次之,不可令臣过于君,君臣有序,相与宣摄,则可以御邪除病矣。"明代何柏斋在《医学管见》做了进一步地阐明:"大抵药之治病,各有所主。主治者,君也;辅治者,臣也;与君相反而相助者,佐也;引经及引治病之药至于病所者,使也。"故一首典型的方剂应包括君、臣、佐、使四个组成部分。"君臣佐使"既是指导制方的理论,也是剖析方剂的主要理论基石。

　　自《黄帝内经》提出"君臣佐使"的组方原则以来,"君臣佐使"已经被公认为指导组方的基本原则,但近年来"君臣佐使"作为组方原则的提法越来越被淡化,如第七版《方剂学》把"君臣佐使"作为组方结构而非原则,代之以"依法选药,主从有序,辅反成制,方证相合"。但是也有人对此观点提出质疑,这种

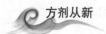

争论从一个侧面反映了"君臣佐使"在阐释方理、指导临床遣药组方和科学研究等方面还是有很大的局限性。

首先，一首具体方剂中"君臣佐使"的划分具有很强的主观性，不同医家有不同的见解。就方理而言，方剂学界对某些方剂"君臣佐使"的划分还存在很多的争论，莫衷一是。例如，芍药汤中芍药与黄芩、黄连孰为君药之争的问题；又如，麻黄杏仁甘草石膏汤的君药之争，有的教材认为麻黄和石膏共为君药；有的教材认为麻黄为君药、石膏为臣药。这种争论目前仍没有定论，却也没有影响这些方剂的临床使用。

其次，"君臣佐使"的机械划分忽略了方剂是由不同功效药物集合组成的这样一个基本事实。一般说来，相对于臣、佐、使药而言，组方基本结构要求君药在方中药味少、剂量大，或效力强，故"君臣佐使"理论在解析药味数较少方剂的操作性较好；而对于药味数目繁多的大方或多个基础方剂组合而成的"复方"，采用"君臣佐使"剖析方义时则可按照其所含基础方剂在治疗中起作用的主次轻重进行功能划分，不宜人为地割裂基础方剂作为一个功能有机体的完整性，即遵循仲景"合证合方"的基本组方原则。例如，柴胡桂枝汤可以看作小柴胡汤和桂枝汤两个功能有机体组成的治疗太阳少阳合病的方剂，这里就不涉及所谓的"君臣佐使"问题，倘若硬要区分柴胡桂枝汤的"君臣佐使"就显得不伦不类，失去了方剂作为一个母系统由若干子系统构成的基本事实。

最后，从临床实践来看，"君臣佐使"的理念也难以具体实施、操作性差。临床医生在处方时，更多的是侧重药对或基本方的使用，如温热邪毒而致的发热、咽喉肿痛、头痛、舌红脉数的热毒证，选用清热解毒的药物集合如金银花、连翘、板蓝根等，再加上清利咽喉头目的药物集合如桔梗、甘草、牛蒡子等，很少、也难以对每个患者的处方都进行君、臣、佐、使划分。诚然，把"君臣佐使"作为组方原则和组方结构都有其合理性的依据。运用药物集合的功能有机体恰恰是忽略了"君臣佐使"的机械划分，其在临床上也更具有可操作性。

2. 药群

如上所述，我们可以将方剂中不同功能的药物集合命名为"药群"，那么，药群就是指一首方剂中体现一定治法、针对某病或某证的药物集合。引进药群概念后，方剂就可以看作由不同药群组合而成的有机整体，这种药群从组成上可以看作一些药物的组合、药对或者基础方剂,功效上看可能是功效相近或相反的药物集合,主治上看可以划分为"证药群"或"病药群"。例如,八珍汤按照组成可以分为四君子汤药群和四物汤药群;按照功效可以分为补气药群和补血药群;按照主治可以分为气虚证药群和血虚证药群。

2.1 药群与"君臣佐使"的关系

药群概念的提出并不意味着"君臣佐使"作为组方原则(结构)完全没有意义,二者不可以互相代替,君臣佐使仍然具有理论和实践上的指导意义。

首先,方剂可以看作在辨证论治原则指导下的、针对具体病证的、由不同药群构成的有机整体。诚然,我们也可以把方剂看作一个系统,是在组方原则指导下组成的有机整体,是由若干个小的系统(药群)构成。因此,一首方剂的功效不等于各个单味药物功效的简单叠加,而是各具特色药物组成的功能有机体。也可以这样理解,在方剂这个有机整体中,存在着不同的系统(药群),而药群中也存在着"君臣佐使"。例如,清瘟败毒饮中就存在着清气分热药群(白虎汤)、清血分热药群(犀角地黄汤)和清热解毒药群(黄连解毒汤)三个基本药群(基础方剂),而每个方剂中都有其各自的"君臣佐使"药物。

其次,一首具体的方剂中也必然存在着君药群、臣药群、佐药群。就具体的临床病证而言,很少有单一病证的疾病,多数情况下存在兼病或兼证(即复杂病和兼杂证),与之相对应的方剂就应该由针对主要病证的药群(君药群)和针对兼复杂病证的药群(臣药群、佐药群)。例如,逍遥散主治肝郁血虚脾弱证,也就是说这首方剂的主治病证存在着肝郁主证、血虚和脾弱兼杂证,治疗重在疏肝,兼以养血健脾。故逍遥散可划分为疏肝解郁之君药群(柴胡、白芍、当归、薄荷、甘草,实际上为四逆散加减)、养血药群(当归、白芍,实际上为四物汤加减)和健脾药群(白术、茯苓、甘草、煨生姜,实际上为四君子汤加减)的臣药群和佐药群。也就是说,方剂中的药群存在着君、臣、佐等地位之不同。

2.2 药群概念引入的意义

首先,药群概念的引入更有利于剖析方理方义。自从成无己在《伤寒明理论》中把20首方剂按照"君臣佐使"进行剖析后,"君臣佐使"便成为阐明方解的主要理论框架。但是,由于个人学术观点的差异,对某些方剂"君臣佐使"的

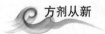

划分还有很多的争论,莫衷一是。如果引进药群概念后,其争论自然迎刃而解。例如,主治湿热痢疾的芍药汤,在许济群、王绵之第五版《方剂学》中芍药是君药,而在邓中甲主编的第六版《方剂学》中则以黄连、黄芩作为君药。如若采用药群进行方理剖析,芍药汤就可以被划分为清热除湿药群(黄连、黄芩、大黄)、调气药群(木香、槟榔)、行血药群(当归、芍药、肉桂),忽略了君药之争,不会使整首方子失效,相反会使方剂的结构更加清晰;同时明确了以芍药为君药是重在言其病机(气血不和),以黄芩、黄连为君药是重在言其病因(湿热内蕴肠腑),关于本方君药的争论自然可以迎刃而解。

其次,有利于指导临证遣药组方。临证遣药组方、灵活运用古方是一个中医医生临床水平的重要体现,但是如果一个医生每天面对 50 个甚至 100 个患者,开出的每一首处方都要考虑"君臣佐使"的话,恐怕心有余而力不足,也是难以实行的。但是,如果医生能够抓住主要病证和兼杂病证,在药群理论的指导下,就比较容易而且迅速地开列处方,不必考虑所谓的"君臣佐使"。例如,夏秋之交,脾胃伤冷,水湿内盛,水谷不分而出现泄泻如水、小便不利的病证,即抓住湿困中焦脾胃和湿阻膀胱病证,就会确立化湿和胃、利水渗湿的治法,然后就可以把平胃散药群和五苓散药群合在一起组成胃苓汤处方来治疗,而不必去费时费力考虑所谓的"君臣佐使",也极大提高了诊疗效率,符合临床实际且操作性强。

再次,有利于拆方研究。拆方研究是目前中医方剂研究中比较常用的方法,按照"君臣佐使"进行拆方研究意在阐明不同药物在方剂中的作用和地位之不同。很多方剂尤其是药味较多方剂的君药难以确定,而在引进药群的概念后,就比较容易按照功能药群进行拆方研究。例如,对治疗少阳阳明合病的大柴胡汤进行拆方研究,如果按照"君臣佐使"进行研究,就显得杂乱无序;若按照功能药群进行拆方,就可以将其划分为治少阳病药群(柴胡、黄芩、半夏、生姜、大枣,实际上为小柴胡汤加减)、治肝气郁滞药群(柴胡、芍药、枳实,实际上为四逆汤药群)和治阳明病药群(大黄、枳实,实际上为大承气汤加减),这样的划分简单明了,更有利于进行拆方研究。

最后,可以更好地体现依法统方。治法是组方的依据,方剂是治法的体现,从这个意义上讲,方就是法,故"一法之中,八法备焉,八法之中,百法备焉"(程钟龄《医学心悟·医门八法》)。从治法角度看,方剂也可以看作不同治法的载体;反之,创制新方,就要善于把不同的治法进行组合。例如,清代著名医家王清任把疏肝法和活血法进行有机结合创立了血府逐瘀汤（方中有四逆散药群和桃红四物汤药群）、把补气法和活血法进行结合创立了补阳还五汤（方中有当归补血汤药群和桃红四物汤药群），这两个方子都成为后世临床疗效突出的名方。

因此，将药群概念引入方剂学理论体系中，无疑大大地简化了方理，明确了方剂的结构，对于弥补"君臣佐使"理论之不足，阐释方义、指导临证遣药组方、创制新方和拆方研究都具有重要的理论和实践意义。

3. 要药

现行《方剂学》教材及相关参考书在阐释方理时一般采用"君臣佐使"理论，但是我们在剖析方剂时发现，有些药物虽然在一首方剂中并非作为君药或者臣药，但相对于其他佐使药物，仍然是这首方剂有机整体中重要的药物之一，其对于一首方剂疗效的影响至关重要，这类药物就是一首方剂的要药。

3.1 要药的概念

要药是中药学中常常出现的名词，如白芷为治疗阳明头痛的要药，辛夷为治疗鼻渊的要药等。有时"要药"也称为"圣药"，如连翘为"疮家圣药"，生姜为"呕家圣药"等。因此，中药学中所谓的"要药"或"圣药"，主要是指对某些病证具有非凡而确切疗效的药物。

有关方剂中的要药概念，首见于徐灵胎的《医学源流论》，他在《医学源流论·古方加减论》中指出："古人制方之义，微妙精详，不可思议……但生民之疾病不可胜穷，若必每病制一方，是曷有尽期乎？故古人即有加减之法。其病大端相同，而所现之症或不同，则不必更立一方。即于是方之内，因其现症之异而为之加减。如伤寒论中治太阳病用桂枝汤，若见项背强者，则用桂枝加葛根汤……若桂枝汤倍用芍药而加饴糖，则又不名桂枝加饴糖汤，而为建中汤。其药虽同，而义已别，则立名亦异。古法之严如此，后之医者不识此义，而又欲托名用古，取古方中一二味，则即以某方目之。如用柴胡，则即曰小柴胡汤，不知小柴胡之力，全在人参也；用猪苓、泽泻，即曰五苓散，不知五苓之妙，专在桂枝也。去其要药，杂以他药，而仍以某方目之。用而不效，不知自咎，或则归咎

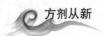

于病,或则归咎于药,以为古方不可治今病。"

徐灵胎明确指出了方剂中有要药,如五苓散中的桂枝、小柴胡汤中的人参。五苓散中的桂枝、小柴胡汤中的人参均非方中的君臣药,但是在整首方剂中具有不可或缺的重要作用。五苓之妙,在于用桂枝温通下焦膀胱以分利水邪;小柴胡汤之妙,在于用人参协调少阳枢机以祛邪于表。由此观之,方剂中的要药是指方剂中除君臣药以外,在整首方剂中起到不可或缺增效作用的药物。

3.2 方剂要药的特点

首先是具有唯一性。君臣药是方剂中最重要的主体性成分,决定了方剂的功效、主治;要药的主要作用是辅助君臣药更好地发挥治疗作用,因此要药在方解中可以被认为是佐药或者使药,但绝非一般的佐使药物。也就是说,要药具有唯一性或特殊性。要药的唯一性包括两层意义:其一是在多数情况下,一首方剂只有一个要药;其二是药物选择具有无可替代性。例如,桂枝是五苓散中唯一的要药,而其他药物(如同具解表利水作用的麻黄、同具温暖下元作用的附子)均难胜其功。

其次是起关键性增效作用。要药的主要作用是增效,并非改变整首方剂的功效取向。与臣药和佐药起辅助作用不同,要药的增效作用应该是卓越的、关键性的。例如,小柴胡汤中的人参,虽然其不能改变柴胡、黄芩和解少阳,解表清热之作用,但由于所主病变在少阳半表半里之枢机,故方中配伍人参的意义深远。柴胡、黄芩得人参可扶正祛邪,防邪内传,如此可斡旋少阳机转,重在透邪外出,则和解少阳之功倍矣。

最后是多见于用于治疗复杂病证的方剂。要药不同于君药,并非每首方剂都一定具备要药。适应于某些单纯病证的方剂多数情况下不一定存在要药,如白虎汤、三拗汤等,而多数适用于复杂病证的古方中都存在要药。我们认为,除了上述徐灵胎提到的两个方剂中的要药外,其他如苏子降气汤中的肉桂,血府逐瘀汤中的牛膝,真武汤中的芍药和补中益气汤中的升麻、柴胡等,都是各自方剂中的要药。

3.3 要药概念提出的意义

一是便于剖析方解。我们在运用药群理论时也发现,有些方剂中存在着不能单纯归结为某一药群的药物,而且其在整个方剂中起到不可或缺的增效作用,这就是方剂的要药,或者关键药物。此类关键药物的作用阐明对于剖析方解具有重要的作用。例如,血府逐瘀汤是疏肝理气活血之方,由活血化瘀的桃红四物汤药群(桃仁、红花、赤芍药、川芎、生地黄、当归、牛膝)和疏肝理气宽胸的四逆散药群(柴胡、枳壳、赤芍药、炙甘草、桔梗)组成。但气行、血活、瘀化后瘀从何去?仔细分析,方中用牛膝引血下行、活血利尿,使胸中所化之瘀血通过小便而解。可见血府逐瘀汤用牛膝并非完全是活血化瘀之意,而是重在给邪气以出路,因此,牛膝当为方中的要药。如此解释,则血府逐瘀汤的方解更加明晰。

二是利于遣药制方。学习方剂的目的是"师其法而不泥其方",明确经典古方中的要药,对于我们运用成方和创制新方都具有现实的指导意义。因此,我们在运用成方加减时不但要考虑君药的不变,同时也要考虑要药的去留,否则就会影响方剂的疗效。诚如徐灵胎所云:"若去其要药,杂以他药,而仍以某方目之。用而不效……"例如,苏子降气汤中的要药肉桂,其用肉桂固在温肾纳气,但同时温肾助气化,不仅可防痰饮之生,又可温化膀胱利水使痰饮化为水而通过小便而解。此为不利水而利水,不治痰而治痰也,若更换为附子和沉香等温阳纳气药,则均难胜其功。因此,在临证运用苏子降气汤加减治疗上实下虚的喘证时,肉桂作为要药不可随意去之。

综上,方剂的组成如果从药物在方剂的地位和作用的角度看,可以把方剂进行"君臣佐使"的划分;如果从系统论的观点看,可以把方剂看作一个系统,是由若干个小的系统(药群)构成的有机整体;如果从特殊的用药技巧看,方剂中存在着特殊作用的要药。因此,方剂的组成体系中除了"君臣佐使"外,我们认为非常有必要将"药群"和"要药"概念引入方剂组成的理论体系中,这对于解析方剂、运用方剂和研究方剂无疑是大有裨益的!

(都广礼)

参考文献

都广礼,2010.方剂学"药群"概念的提出及意义[J].中国中医药信息杂志,17(8):3-4.
都广礼,2011.方剂"要药"概念的引入与意义[J].上海中医药杂志,45(8):29-30.

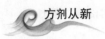

第二节　方剂的功效

　　方剂的功效是指方剂防治疾病的效应,是药物在人体内作用的综合反映,包括治疗效应与预防效应两个方面。自《汤液经法》以降,大多数方书只提方剂的主治,却罕有方剂功效的描述,故主治虽明而方理未清,功效描述更是鲜有涉及。现行方剂功效的确定方法主要是运用《黄帝内经》中提出的"君臣佐使"基本原则确定方剂中药物的配伍关系,在不同辨证方法指导下根据主要配伍关系确定方剂的功效。这种方剂功效的确定方法有很多局限性,如主观性强(不同医家的认识不同)、功效与方解的不一致性、功效的语言描述大而无当的抽象性导致其失去了临床上的可操作性。如果把方剂看成一个内系统(即内环境——不同的子系统即药群构成),那么其主治的病证就是一个外系统(外环境——由不同的单元即证构成),内环境与外环境的耦合度即方证相关性决定了方剂效应的强弱。只有方剂(内环境)与证(外环境)相契合,即方证相关(对应)时,方剂对机体所患疾病才具有治疗作用,反之则无效甚至有害。疾病的发展演变过程中一种疾病可以经历多个不同证候阶段,也必然有一个治法(功效)的方剂与这个证候阶段相对应,即"方从法出,法随证立"。因此,从证的角度看,方剂的功效又是单维的、确定的;反之,同一首方剂在不同的外环境(异病同治)中有着不一样的功效、主治,方剂表现出的功效也呈现出多元化趋势,即一方治多病和一方多效。因此,从病的角度看,方剂的功效其实是多维的、不确定的。

　　配伍是方剂的灵魂,它具体表现为方剂的功效。方剂配伍的目的是减毒增效,以期更好地治疗疾病。方剂的功效是指方剂防治疾病的效应,是医者据以防治疾病的指南。但是目前关于方剂功效论述较少,虽然有不少《方剂学》教材和著作等都有关于方剂功效的描述,但是多夹杂了编者个人观点和所谓的约定俗成,缺乏方法论的指导。随之而来的弊端就是很多方剂的功效描述晦涩难懂、生硬僵板和脱离临床实际。历代许多有效的方剂,就是因为功效描述的上述弊端而不能被今人所识,被束之高阁,甚至误用。

1. 方剂功效的概念与作用

方剂的功效是指方剂防治疾病的效应,是药物在人体内作用的综合反映,包括治疗效应与预防效应。其实,方剂功效又称方剂功用,是方剂治疗作用的高度概括,应该包括两个层次:一个是病的层次;一个是证的层次。由此观之,方剂的功效是方剂对疾病状态下某一证候(病证)的综合性调节效应。例如,麻黄汤属于八法中的"汗法",具有发汗解表、宣肺平喘的功效,可以治疗太阳病风寒袭表,肺气失宣证。从这个角度看,方剂的功效其实就是具体的、针对某一病证的具体治法,即功效等同于治法。

既然方剂的功效等同于治法,那么根据方剂和治法的关系,方剂的功效就成为"以法组方""以法遣方""以法类方""以法释方"的主要依据。例如,汪昂《汤头歌诀》将功效相似的方剂进行归类编排,即"以法类方",更加有利学习者查阅和比较方剂;对于临床工作者而言,四诊合参确立病证诊断以后,也就决定了治法,"法随证立",然后就根据"以法组方"和"以法遣方"来治疗疾病;而对于专门从事方剂研究者而言,依据治法对经典处方进行阐释,建立方解,即"以法释方"。因此,治法是方剂的眼睛,没有了治法的指导,方剂就失去了指向,此即"以法统方"。

2. 目前通行的方剂功效确定方法

目前,通行的观点主要是依据成无己所开创的"君臣佐使"剖析方剂法确定方剂的功效。在"君臣佐使"方剂配伍体系中,君药是针对主病或者主证发挥其主要治疗作用的药物,即君药决定了方剂的主要功效;臣药是辅助君药发挥作用并且可以治疗兼证的药物,决定了方剂的兼有功效;佐药是配合君、臣药发挥治疗作用的药物,包括佐助药、佐制药、反佐药;使药一般在方中发挥着引经报使和调和诸药的作用。一般来说,方剂的功效主要是由君臣药物配伍关系所决定的,而佐使药物一般情况下虽然不能决定方剂的功效,但是对方剂功效的产生也具有不可或缺的重要作用。例如,小柴胡汤为和解少阳的方剂,方中柴胡为少阳经专药,散邪出表而为君药。又以善清少阳相火的黄芩作为臣药,二者散清结合,决定本方的主要功效为和解少阳。胆气犯胃,胃气不和,

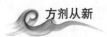

故以半夏、生姜和胃降逆,散结消痞;人参、大枣益气健脾,一者取其益气以防邪气内传,一者取其斡旋枢机,扶正托邪外出。四者共为佐药。使以甘草调和诸药。"君臣佐使"配伍共奏和解少阳之功。

从另外一个方面看,由于中医有不同的辨证方法如八纲辨证、卫气营血辨证、脏腑辨证、六经辨证、气血津液辨证、三焦辨证等多种辨证方法,且不同的辨证方法都有自己完整的理论体系,因而对病证也有不同的解读。"方从法出,法随证立",故同一病证在不同的辨证体系中会采用不同的治法,使得临证时出现辨证方法与方剂治法难以把控的局面,进而影响使用者对方剂的把握和运用。例如,大柴胡汤在六经辨证体系中属于治疗少阳表证未解又兼有阳明腑实证,其功效为和解少阳、通腑泄热;在三焦辨证体系中,柯琴《伤寒附翼》认为"此方是治三焦无形热邪,非治胃腑有形之实邪也",其功效应为清泄三焦;而在脏腑辨证体系中又属于治疗肝胆湿热证之方,其功效应为清肝利胆。又如,银翘散在卫气营血辨证体系中主治风热之邪,侵袭上焦肺卫,其功效为清热解毒,透邪出表;而在脏腑辨证体系中,主治风热犯肺,其功效为疏风解表,清肺解毒;在三焦辨证体系中,主治风热侵袭上焦,其功效当为疏散上焦风热。显然,不同的辨证方法对同一方剂的功效描述是不同的。

3. 现行方剂功效确定方法的局限性

首先是对方剂功效的描述主观性过强。不同医家对方剂功效的描述,除了受不同辨证方法影响外,由于其生活时代、个人经验、学术观点等的不同,对疾病认识和君臣药划分的不同等也会对方剂功效有不同描述。以小柴胡汤为例,在六经辨证体系中小柴胡汤功效为和解少阳,治疗伤寒少阳证,又可治疗"热入血室"证。而不同的辨证方法对"热入血室"中的"血室"作出的解释亦不同。成无己《伤寒明理论》认为"室者,屋室也,谓可以停止之处。人身之血室者,荣血停止之所,经脉留会之处,即冲脉是也";柯琴《伤寒来苏集》认为"血室者,肝也";陈自明《妇人大全良方》认为"血室是子宫";沈金鳌《伤寒论纲目》认为"血室为冲脉和肝脏"。近代医家认为血室并非一个特定的部位,而是一种生理病理概念,是指与女性月经生理病理相关的冲任、子宫、肝脏等多经络脏器的综合作用。由此可见,医家对"热入血室"疾病病位认识的不同造成了对小柴胡汤功效解读的差异,而用小柴胡汤和解少阳的功效描述也不能对应其所主治的热入血室证。

其次是同一方剂由于君药的不同划分也会造成对其功效的描述截然不同。例如,芍药汤是治疗湿热痢疾的重要方剂,汪昂《医方集解》认为芍药为君药,而张元素《医学启源》则提出芍药、甘草为君药,成都中医学院编写的《中医治法与方剂》认为黄芩、黄连为君药。这种君药不确定性争议,也对该方主治疾病的病因病机及功效产生截然不同的描述。又如,理中丸中孰为君药的问题,历代医家观点迥异,以李东垣为代表的医家主张干姜为君药,可治疗脾胃虚寒为主要病机的病证;而以清代医家汪琥为代表的医家则认为人参和干姜孰为君药当视病证而定(脾胃气虚为主或脾胃虚寒为主)。

再次是功效与方解的不一致性。"方从法出,法随证立",方、法、证三者之间相互为用,密切关联。现行方剂的君、臣、佐、使方解阐释法是"以法释方"的具体表现形式,但由于对方剂功效的描述不同,在阐释方剂配伍时出现了方解与功效不一致的现象。例如,《方剂学》教材中达原饮的功效描述为宣湿化痰,透达膜原;但是在方解中提到的主要是该方的行气燥湿功效描述与配伍解析,均未提及透达膜原的功效与配伍关系。后世也认为达原饮的病机核心是湿热秽浊之邪阻滞气机而未提及其病位膜原,在临床主要用于治疗胆结石、胆囊炎等辨证为肝胆湿热证的相关疾病及类风湿关节炎、疲劳综合征属胃肠失调、湿热阻滞气机者。根据方证相关理论,结合临床实际,将达原饮功效定为行气燥湿、清热透邪则更易于理解,且扩大了该方的适用病证。

最后是方剂功效的描述内涵过大的抽象性导致其失去了可操作性。《方剂学》教材中对方剂功效的语言描述过于抽象,如"调和营卫""平调寒热"等,导致在理解方剂功效时出现了理解困难、理解错误的现象,致使很多有效的经方被误用、弃用,或用之乏效。例如,黄连汤记载于《伤寒论》第173条:"伤寒胸中有热,胃中有邪气,腹中痛,欲呕吐者,黄连汤主之。"根据条文可以分析本方是治疗上(胸中)热下(胃与腹)寒的方剂,以方测证可以得知,本方具有清上焦之热、温中焦之寒的作用。而《方剂学》教材中对黄连汤的功效解释为平调寒热、和胃降逆,其中对"平调寒热"的描述就显得过于抽象,难以理解。清代医家尤怡在《伤寒贯珠集》中提出黄连汤为治痞证之属,清末医家彭子益则认为本方为清热除湿、温中散寒之剂。可见由于功效的笼统性和不可操作性,导致少有医者能够理解该方所治之热实为湿热而非单纯的热。

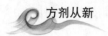

4. 基于配伍环境的方剂功效确定方法

从哲学的角度来看,事物的存在与发展总是存在于一定的环境之中。环境是指相对并相关于某项中心事物的周围事物,事物的存在和发展与它的环境密不可分。方剂的配伍环境是相对于方剂配伍并对方剂配伍的功效产生影响的所有事物,它包括内部环境和外部环境两个部分。内部环境是指方剂内部药物(群)之间的复杂配伍关系,而外部环境则是方剂配伍所对应的病证(即病理状态),内外环境之间的相互作用共同影响了由配伍所决定的方剂功效。

4.1 内环境与方剂的功效

系统论方法就是运用系统论的基本观点,把研究对象放在系统中加以考察的一种方法,其在自然科学和社会科学领域中得到了广泛的运用。根据系统论观点,我们可将方剂看作一个在合理的组方原则指导下组成的药物有机整体,由若干个药物(药群)系统构成。所以在对方剂整体功效进行确定时应纳入"药群"的概念。因为每一首具体的方剂是由一个母系统和若干子系统构成,子系统功效的有机组合就是整首方剂的功效,同时也要考虑药味、药量、剂型,以及中药功效多样性等方剂内部环境所决定的整首方剂功效的多向性。因此,采用功能"药群"划分法确定方剂的功效更具有客观性、实用性及可操作性。

第一,根据"药群"确定方剂的功效。方剂的"药群"是指体现一定治法、针对某病或某证的药物集合。在系统论方法的指导下,对方剂内具有特定功效的药物进行群体组合划分,包括以所治疾病为分类的"病药群"、以主治病证为分类的"证药群",以及包含有成方的、包含有部分成方的、完全不包含成方的"方药群"。

例如,在含有"方药群"的处方中,柴胡桂枝汤是由和解少阳的小柴胡汤及调和营卫的桂枝汤合方而成,故柴胡桂枝汤的功效可以描述为和解少阳、调和营卫;含有部分成方的逍遥散实际上是由具有疏肝解郁的四逆散药群加减(柴胡、白芍、甘草、当归、薄荷)及健脾益气的四君子汤药群加减(茯苓、白术、甘草)组成,按照系统论的观点,我们将逍遥散的功效定义为疏肝解郁、健脾养血。八珍汤按"病药群"分类可分为治疗脾气虚病的四君子汤"药群"和治疗肝血虚病的四物汤"药群",按"证药群"可分为治疗气虚证的"药群"(党参、白术、甘草)和治疗血虚证的"药群"(当归、白芍、熟地、川芎)。而对于某些难以理解的复杂方剂如完全不包含任何成方的升麻鳖甲汤,其药物配伍则看似混乱不清,但在系统论思想指导下可将本方分为升麻、生甘草"药群"(清热解毒),当归、鳖甲、雄黄"药群"(活血消肿、滋阴软坚、豁痰解毒),蜀椒"药群"(火郁发之)。综合各药群功能,该方功效应该描述为清热解毒、活血软坚、豁痰解毒,如此功效明而用之有据。

在一些特殊情况下,整首方剂的功效是由单个或者少数药物来决定其作用方向的。例如,一贯煎(生地黄、北沙参、当归、枸杞子、麦冬、川楝子),基于药群可以将本方划分为滋阴养血药群(生地黄、北沙参、当归、枸杞子、麦冬)和疏肝理气药群(川楝子)。川楝子作为引经药将其余滋阴养血药引入肝经以达滋阴疏肝的功效,全方若无川楝子则难以发挥滋阴疏肝之功效。

第二,根据药量配比确定方剂的功效。药物剂量配比对方剂功效起着至关重要的影响。例如,《伤寒论》中的四逆汤(甘草 2 两、附子 1 枚、干姜 1.5 两)和通脉四逆汤(甘草 2 两、附子大者 1 枚、干姜 3 两),后者是由四逆汤倍干姜,重用附子而成。四逆汤的功效是温阳散寒、回阳救逆,主要治疗手足厥逆之里寒证,通脉四逆汤是在四逆汤的基础上多了脉微欲绝、面色赤的主症,其温阳通脉之力更强,故其功效为温阳散寒、回阳通脉较为合适。另外,方剂内部药物之间的剂量配比对方剂的整体功效取向也有影响,如现代医家胡希恕用小柴胡汤治疗肺炎高热,黄芩与柴胡在不同比例时出现了不同的治疗效果,提示在确定方剂功效的时候也应当参考药物之间的剂量比例关系。

第三,根据剂型确定功效。方剂功效作用的发挥都是建立在一定的物质基础上的,所以剂型的选择对方剂的功效存在一定的影响。方剂功效的发挥依赖于一定的药效物质基础即有效成分,有效成分可能在制剂过程中丢失或者发生化学反应而导致药效物质的变化。因此,剂型不同也会影响方剂功效。因为剂型的改变可直接影响给药剂量,药物用量比例改变又会影响方剂的配伍关系,进而影响方剂功效及其主治。如果方剂组成的药物中存在含有挥发性成分的药物,那么汤剂与丸剂的化学成分也必然会存在差异,自然会影响其功效。例如,在药理学层面对桂枝茯苓丸的汤剂及丸剂的化学成分进行分析,表明汤剂(催生汤)与丸剂(桂枝茯苓丸)中发挥主要作用的化学成分发生了含量上的变化。

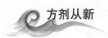
4.2　外环境与方剂的功效

方剂配伍的外环境是相对于方剂配伍并对其作用产生影响的所有外界事物复杂关系的总和。只有内环境(即方剂配伍的药味、剂量、剂型等)与证(外环境)相契合,即方证相关(对应)时,方剂对机体所患疾病才具有治疗作用,反之则无效甚至有害。从这个意义上说,方是为病证而设的,离开了病证这一方剂起作用的外环境则功效无从谈起。也就是说,特定的方剂只有在特定的外环境系统(方证系统)中才能叫作方剂,体现出其特殊的功效和主治。即同一首方剂在不同的外环境(病证)中有着不一样的功效、主治,而在特定证候中一首方剂只能有一种功效、主治。

第一,根据主治病确定方剂的功效。同一首方剂可能含有多个功能"药群",由于"药群"间相互作用的主次差异性和"药群"功效的不同解读,方剂表现出的功效也就呈现出多元化趋势,即一方治多病、一方多效。例如,小柴胡汤如果在治疗伤寒少阳证的外感病时以和解少阳为主要功效;在治疗胆胃不和的胃痛时则表现为以利胆和胃止痛为主要功效。再如,补中益气汤治疗气虚感冒时则功效为补气解表;若治疗胃下垂等则功效为补气升阳举陷;若治疗气虚肝郁则功效为补气疏肝。因此,从病的角度看,方剂的功效其实是多维的、不确定的。

第二,根据主治证候确定方剂的功效。在疾病的发展演变过程中一种疾病可以经历多个不同证候阶段,也必然有一个治法(功效)的方剂与之相对应,即"方从法出,法随证立"(证决定论)。例如,太阳伤寒表实证的原文描述中"太阳病,头疼发热,身疼腰痛,骨节疼痛,恶风无汗而喘者,麻黄汤主之"。以麻黄汤为主方,而不是宜麻黄汤,体现出伤寒表实证中麻黄汤发汗解表功效的专属性和不可替代性。因此,对于一个具体的证而言,方剂的功效又是一维的、确定的。

总之,方剂的功效是一个重要的命题,如何确定方剂功效不是一个纯粹的理论问题,而是一个实践问题,关乎如何正确解读方剂和运用方剂。

(赵则阔)

参考文献

陈少丽,文小平,陈德兴,等,2017.试论"药群法"建立方剂方解的可行性[J].上海中医药大学学报,31(4)：4-7.

邓中甲,2003.方剂学[M].北京：中国中医药出版社.

都广礼,2010.方剂学"药群"概念的提出及意义[J].中国中医药信息杂志,17(8)：3-4.

都广礼,刘平,2004.方剂组方中的系统方法[J].上海中医药杂志,38(11)：40-41.

杜旭,2001.改变剂型使桂枝茯苓丸的成分发生变化[J].国外医学(中医中药分册),23(3)：175-176.

哈荔田,1981.漫谈热入血室[J].山东中医学院学报,5(4)：34-37.

胡希恕讲述,2008.胡希恕伤寒论讲座[M].北京：学苑出版社.

琚婉君,都广礼,2018.基于中医多元对称性思想的大柴胡汤证治解析[J].江苏中医药,50(11)：68-70.

刘鸿玉,1984.我对理中汤君药之管见[J].辽宁中医杂志,11(3)：17.

彭子益2009.圆运动的古中医学(续)[M].李可主校,北京：中国中医药出版社.

魏宏森,1985.系统科学方法导论[M].北京：人民出版社.

席卿孜,王丽,贾慧琳,等,2018.方剂剂型与剂量、配伍、功效及主治的关系[J].河南中医,38(9)：1435-1438.

尤在泾,2006.伤寒贯珠集[M].太原：山西科学技术出版社.

余功,徐彬智,陈江涛,等,2018.一贯煎抗肝癌的方剂配伍分析[J].中医临床研究,10(19)：30-31.

张明选,2012.温病学典籍中几种特色治法[J].中医杂志,53(3)：259-261.

张倩霞,文小平,都广礼,2018.论方剂的配伍环境[J].中成药,40(6)：1364-1366.

张文选,2007.温病方证与杂病辨治[M].北京：人民卫生出版社.

赵则阔,李春晖,杨具洁,等,2019.论方剂的分类[J].广州中医药大学学报,36(5)：746-751.

第三节　方剂的主治

方剂是中医理法方药辨证论治体系中使用药物治疗疾病的最终表达形式,也就是说,方剂是针对具体病证的药物配伍或组合,其所针对的病证就是方剂的主治。主治是方剂的基本属性之一,是临床应用方剂的"指针"和依据。先秦时期的《五十二病方》就有了"主治"的雏形,后世对"主治"内涵不断发展和完善。迨至明代,《本草纲目·序》中首次明确出现了"主治"一词,至1959年出版的《中药方剂学讲义》正式将"主治"作为方剂的属性概念引入方剂学理论体系中。主治是患者的具体病证,故方剂主治的概念应该从其具体的临床应用的维度进行定义,即方剂主治是对方剂所治疗疾病信息的多层次概括,

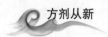

应尽可能全面地体现该方所适病证的核心要素。从这个意义上看,方剂主治应包括三个层次:一个是疾病层次,一个是证候层次,其中证候层次又包括证型和临床表现(症状和体征)。因此,应该从"病、证、征"三个层次描述方剂的主治,即病名、证型及证型下的症状和体征等三个方面描述方剂的主治。

方剂是辨证审因、确定治法之后,按照一定规则(组方原则)选择合适的药物,并明确其用量,使之层次分明,形成切中病情的药物组合,故方剂所针对的具体病证就是方剂主治。然而目前还没有对主治一词进行定义和规范,尤其目前《方剂学》教材及历代方书中均存在着方剂主治表述不清、病证不分及主治与证混淆等问题,这对临床、教学和科研工作造成很大的困扰。因此,有必要对主治的源流及《方剂学》教材和方书中主治存在的问题进行分析,以期规范方剂主治。

1. 方剂主治的源流

方剂主治萌芽于先秦时期。先秦时期是方剂的起源阶段,这个阶段对方剂主治的描述是某病或症用某方治疗,以《五十二病方》为代表。其行文的"某病,以某药"模式,可理解为指明了"某药"的主治为"某病",如"金伤者,以肪膏"。方剂主治只简单描述为某方对应所治何病,其后历代方书大多依此模式描述方剂的主治。

至两汉时期,作为方书之祖的《伤寒论》以"主之"代"主治",如"太阳中风,阳浮而阴弱,阳浮者,热自发,阴弱者,汗自出;啬啬恶寒,淅淅恶风,翕翕发热,鼻鸣干呕者,桂枝汤主之"。此处"之"是代指前文中"太阳中风",因此"主之"应该约等同于"主治",即桂枝汤主治太阳中风证。同时期的药学著作亦用"主"来代"主治",如《神农本草经》中"牡桂,主上气咳逆、结气、喉痹及吐吸……",其中"主"可理解为主治、主治范围,即桂枝主要治疗咳嗽气喘、瘕聚、喉痹等,所以《神农本草经》中"主"亦代指"主治"。

至明代王世贞在《本草纲目·序》中云:"次以气味、主治、附方,著其体用。"首先明确提出了主治一词。

直至现代,1959年出版的《中药方剂学讲义》正式将"主治"作为方剂的重要属性概念引入方剂学理论体系中。

目前,"主治"一词已经成为中医方剂学的专有术语,《中华人民共和国药典》的"临床用药须知"中规定中成药(方剂)主治为主治某证之病证。可见,方剂"主治"的内涵也不断丰富,涵盖了病名、证候、病因、病机、主症、兼症、舌脉等内容。例如,《中华人民共和国药典》的"临床用药须知"中清肝降压胶囊的主治为肝火上炎、肝肾阴虚所致的眩晕、头痛、面红目赤……便秘溲黄,即规定中成药(方剂)主治是主治某证之病证。然而在《中药学》教材中却未直接使用"主治"一词,代之以"临床应用"。例如,生姜的临床应用:① 风寒感冒;② 脾胃寒证;③ 胃寒呕吐;④ 肺寒咳嗽。其临床应用所包含的病、证及症状与体征等要素和主治内容相一致。可见,"主治"已经成为方剂学(中成药学)的专有术语之一。

2.《方剂学》教材及历代方书中方剂主治描述存在的问题

2.1 有病无证,有纲无目

以病名为主治最早可追溯到成书于战国时期的《五十二病方》。迨至现代,《方剂学》教材对主治的描述仍然比较粗糙,如将银翘散的主治描述为温病初起。然温病所涵盖的病种繁多,温病初起,证型亦有多种。例如,根据病邪是否兼湿的不同,可分为温热型和湿热型之不同,治疗方剂当然也不同,倘若简单地将主治描述为温病初起显然是不恰当的。即使在《温病条辨》中对其主治也有比较具体的划分,如"太阴风温、温热、瘟疫、冬瘟,初起恶风寒者,桂枝汤主之。但热不寒而渴者,辛凉平剂银翘散主之"。可见,将银翘散主治简单描述为"温病初起"并不符合临床实际。

2.2 有证无病,有目无纲

有学者认为方证相应是方剂主治的依据,并将方证相应的先驱指向《伤寒论》。方证相应说强调方与证的对应性,证以方名,方为证立,方随证转;临床上重视抓主证,有是证则用是药,无是证则去是药,而不受病名的约束。据此观点,医家将热入血室证对应到小柴胡汤。然《伤寒论》共有四处热入血室证(太阳病篇3条,阳明病篇1条)。其治法亦因症状的不同而分为针刺期门、服用小柴胡汤及不药自愈3种,其中只有"妇人中风七八日,续得寒热发作有时,

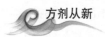

经水适断者",即妇人正值经期而感受风邪,经水适断,寒热发作有时的证型,才是小柴胡汤的主治证,且后世对于治疗此证辨证日详,治法渐臻,更加不拘于小柴胡汤一方。因此,认为"有证无病"的主治是过于强调所谓的"证型"而忽视了病名的指向性,同时也影响了对所治疗疾病病机的具体细化,如热入血室其实只是疾病过程中的病机概略性的提法,并不能指导和解释本病的用方和用药,应是伤寒之邪,热入血室,热与血结,血热成瘀才是本病的完整病机阐释和总结。

证型作为方剂主治描述是《方剂学》教材中最常见的形式。证即证型,是对疾病过程中某一阶段或某一类型的病理概括,故证具有很强的时相性。那么,以证型作为方剂主治,无疑给"主治"也赋以"时相性",这与主治的含义是相悖的。

功效同质性的方剂,因药物组成、配伍的不同而使其主治具有异质性。例如,痛经和胁痛两种疾病中都有"湿热蕴结"这一证型,即其治法均为清热除湿(都可以使用清热祛湿的方剂),然而临床实际是因主治疾病不同而用方迥然。又如,痛经的湿热蕴结证治以清热调血汤加减(《古今医鉴》),而胁痛之湿热蕴结证治以龙胆泻肝汤加减,因此用证型代主治是不恰当的。再如,右归丸之主治为肾阳不足、命门火衰证,功效为温补肾阳、填精益髓,是临床上治疗肾阳不足的常用方。然分析其药物组成纯补无泄之特点,且方中熟地黄、枸杞子、鹿角胶等阴柔滋腻,易滞脾碍胃,阻滞气机,对于肾阳不足、命门火衰之泄泻及水肿,显然是不相宜的。

2.3　以征代病,主次不明

征,即综合征,是症状和体征的总称,是疾病过程中表现出的一系列症状和体征的描述。一个疾病的外在表现由多个症状和体征组成,因此一个或几个症状无法全面概括某一疾病,同理方剂的主治也无法由一个或几个症状全面囊括。若对方剂的主治进行简单的症状罗列,或有主治内容冗长之烦,或有主治范围不清之困。例如,《中医方剂大辞典》中紫苏汤(《太平惠民和剂局方·续添诸局经验秘方》)的主治:胸中烦闷,口干多渴。观其方中药物组成:紫苏、乌梅、甘草、杏仁,功效宣肺降气(与杏苏散的组方结构相近)。其主治应概括为"胸痹"方为妥当,否则治无所主,令学者无所适从。虽然中医内科学或中医诊断学也将症状作为主治,但是必须明确、简洁、规范,不是任意的症状均可作为主治。这个主治应该最能反映患者之所苦,也最能依此诠释患者的病因病机,并依此确定治法。例如,病者主诉头晕、乏力、腰酸、腿软、梦多眠浅、便秘等,如此繁多的主诉,令医者无所适从而难以确定主治。因此,应该抽丝剥茧地寻病之所由,确定主诉(即主治),才能治有其方。其实,这个患者的主诉应该确定为失眠,失眠是导致其他各种所苦,故当选用主治为失眠的方剂进行治疗。

方从法出,法随证立,若主治的描述只是症状和体征的罗列,而不是将其升华为病证层次,则无法确定治法,也无法选择合适的方剂进行治疗;同理,只有症状和体征的方剂主治描述亦无法对临床诊疗过程中的选方用药进行精确指导。

2.4　病机代病,颠倒因果

病机是指导致疾病发生、发展、变化及其结局的机制。《方剂学》教材中八珍汤之主治为气血两虚证。气血两虚阐明了疾病发生的机制而未指明主治最基本的元素,即"所患何病?""病位如何?"《难经·二十二难》言:"气主煦之,血主濡之。"气血两虚则脏腑经络、形体官窍失于濡养,进而发生不荣或不用的相关病证,出现多种临床症状,如面色无华或萎黄、头晕目眩、四肢倦怠、气短懒言等。因此人们认为作为八珍汤的主治,应指明其主治当为"虚劳",而不能以病机代病,使医者不得要领。

上述的病证,是否可以使用同样是气血双补的归脾汤治疗?二者有何差异?这也是方剂主治描述中经常出现的问题,那就是病位的问题。根据药物分析,八珍汤主治是脾气亏虚、肝血不足之气血不足证;而归脾汤主治则为脾气亏虚、心血不足证。两方虽然都可以治疗气血不足证,然有天壤之别。

2.5　以因代病,病证不明

病因是导致人体发生疾病的原因,又称为"致病因素",清代医家徐灵胎在《医学源流论·病同因别论》中言:"凡人之所苦,谓之病。"在《方剂学》教材和方书中有将病因作为主治的例证,是"审因论治"过程中的以病因辨证替代病机辨识。例如,杏苏散之主治:外感凉燥证。燥者,六淫之一,宋代陈无择在《三因极一病证方论》中曰:"夫六淫者,寒暑燥湿风热是也。"《素问·至真要

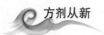

大论》言:"夫百病之生也,皆生于风寒暑湿燥火,以之化之变也。"可见,将燥邪作为致病因素已有清晰的认识和明确的记载。且陈氏在本方方解中表述:"凉燥乃秋令'小寒',与外感风寒是同一属性的病邪。"可见陈氏亦认同外感凉燥是病因而非疾病。作为杏苏散的主治应指明主治,如感冒、咳嗽等凉燥伤肺证,若咳嗽为主诉,主治就定为咳嗽;若恶寒发热为主诉,则主治定为感冒。

另言,辨证求因是循因求机,是为病机辨证服务的,并非可以将病因与病机辨证等量齐观,以因代病作为方剂主治显然是本末倒置,从而使主治失去作为方剂"指针"的临床意义。

3. 病、证、征结合确立方剂的主治

中医辨病是指在中医学理论指导下,综合分析四诊资料,是确定病名(主诉)、辨证求因、审因求机、确立治法、选择方药的思维过程。辨证则是对疾病发展过程中某一个阶段的原因、位置、性质等本质的概括,是疾病过程中的某一阶段的横断面或者时相。可见,"病"是"证"的载体,"有是病,才有是证",无病则无证,证不能脱离具体的病而存在,故中医临床应当坚持辨病为先,辨证为后,辨病辨证相结合的诊疗模式,才能有效治疗疾病,从而提高诊疗水平。

3.1 病名为先,以病为纲

中医学对疾病的认知,最早可追溯到商周时期于甲骨文中发现的疾病病名的记载,辨病的理论原则是在《黄帝内经》中最早确立的,而且该著作中初步产生了辨证论治的思想。因此,中医学中辨病是在辨证之前出现的。但后世根据张仲景提出的"观其脉证,知犯何逆,随证治之",对辨证论治的理解有所偏颇,出现过于强调辨证而忽视辨病的现象。其实《伤寒杂病论》中均以"辨某病脉证并治"概括,因此张仲景更强调的是辨病为先、辨证为后,强调平脉辨证的诊疗模式。而且中医主治多以症状或体征命名,如头痛、咳嗽、水肿等,并进一步以综合征的形式来描述主治,如"太阳病,发热,汗出,恶风,脉缓者,名为中风"。

有人提出中医病名不科学,只需辨证,不必辨病的说法,中医学界形成了中医辨证与西医辨病相结合的模式,走入了"西医诊病,中医辨证,中药治疗"的怪圈。现代医疗实践中存在误区认为西医辨病,中医辨证,将辨病与辨证割

裂开来,误导或偏离了中医学理论体系中固有的辨证与辨病一体化的治疗模式。其实,中医学的病有别于西医学的病,譬如脂肪肝为西医的病,可能在中医诊断学中没有任何症状和体征而不能确诊,而且即使有脂肪肝、高脂血症,由于其临床表现的不同,疾病诊断根据主诉而定,证型诊断区别为湿热证、痰湿证、血瘀证等,其治疗方药也是迥然不同的。因此,中西医结合不能走入"西医的病名诊断和中医证型诊断结合"这样一个不伦不类的怪圈。

3.2 证型次之,以证统征

辨病是辨证的前提,离开了具体疾病的辨证是没有意义的,如肝胆湿热的黄疸可以用茵陈蒿汤治疗,而肝胆湿热的湿疹却用龙胆泻肝汤治疗。由此可见,离开了具体疾病,虽然病机相同,但是遣药选方却有极大的差别,学者不可不识。

证型是疾病某一病理阶段病机的抽象概况,必须依据具体的临床表现,即"征"(症状和体征复合而成的综合征)来确定。例如,补阳还五汤主治中风之气虚血瘀证,同时具备"半身不遂,口眼㖞斜,语言謇涩,口角流涎,小便频数或遗尿失禁,舌暗淡,苔白,脉缓无力"这些综合征,即"病""证""征"整合才能构成描述方剂主治的三个基本要素。

3.3 病证征合,全面概括

关于中医"证"的内涵,现代很多学者认为"证"即证候,是对疾病过程中某一(当前)阶段或某一(当前)类型的病理概括,包含了病变的部位、原因、性质和邪正盛衰的变化,是症状和体征的内在病理基础,是对疾病当前本质所作出的判断或结论。

先病后证,以证统征,即先明确主治之病为方剂基本属性的规定,才能从方向上确定主治病名之下的具体症状和体征。例如,肾阳虚腰痛和肾阳虚泄泻两个疾病的症状和体征可能有相同之处,但是关键性的症状迥然有异。因此,从病的角度看,一个方剂的主治是多维的、丰富多彩的,此为异病同治的方剂学基础;从病证的角度看,方剂的主治又是单维的、独特的,即方证相对、有是证用是方。因此,"病、证、征结合"模式是确定方剂主治的基本规范。

由此可知,方剂主治的概念应该从其具体的临床应用角度进行定义,即方剂主治是对方剂所治疗疾病信息的高度概括,应尽可能全面地体现该方所适

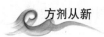

病证的核心要素,且与方剂功效的确定保持因果性和一致性,同时方剂主治应包括二个层次:一个是疾病层次,另一个是证候层次,其中证候又包括证型和临床表现(症状和体征)。

4. 规范方剂主治的意义

首先,有利于临证依法用方。病证结合,先病后证,符合中医临床诊疗模式,即先辨病,再辨证,法随证立,方从法出,以法统方。选方用药,随证加减,有利于实现真正的"方证相对",正如清代医家徐灵胎在《兰台轨范》中所言"治必有定法,法必有主方,方必有主药",规范的方剂主治可以帮助临床医生在面对复杂的疾病时,快速准确选择适宜方剂,提高诊疗效率和临床疗效。

其次,有利于教材的规范化。教材作为学科的核心教学材料,是学术体系的完整表达,必须具有规范性和稳定性。《方剂学》作为最重要的中医基础主干课程之一和连接基础与临床的桥梁课,必须从各个组成部分进行规范,即组成、功效、主治、方解等各个部分都要进行规范,这是一个系统工程。"病、证、征结合"标准化的方剂主治规范,不仅便于教学者系统讲授方剂;又有利于学生对方剂基本属性的理解和掌握,培养学生的中医思维,强化学生从基础理论到临床实践的过渡,为未来成为合格的临床医生打下坚实基础。

最后,有利于规范方剂的科学研究。从病、证和征三个维度对方剂主治进行规范是方剂在真实世界运用的重现,以此为标准开展的方剂科学研究就有了标准可依,甚至在此基础上扩大方剂的主治,实现方剂主治的多样化解析,为新药开发提供理论指导,实现老药新用。例如,补中益气汤主治可以规范为:发热、脱肛、崩漏等,属于中气下陷证者,并以综合征的形式进行具体症状和体征的描述。这样的方剂主治规范使不同学科的研究者对方剂进行现代药理学研究,显然是大有裨益的!

(杨　婷)

参考文献

陈润东,2019.神农本草经[M].北京:中国中医药出版社.
邓中甲,2003.方剂学[M].北京:中国中医药出版社.
都广礼,陈德兴,文小平,等,2012.论方剂的同质性与异质性[J].山西中医学院学报,

13(3)：140－141.

范崇峰,卞雅莉,2019.中医"病"概念起源与发生[J].医学与哲学,40(5)：61－63.

高学敏,2002.中药学[M].北京：中国中医药出版社：56.

郭玉娜,刘超,连文静,等,2022.《伤寒论》方证对应原则探讨[J].中国实验方剂学杂志,28（22）：189－195.

国家药典委员会,2005.中华人民共和国药典[M].北京：人民卫生出版社：83.

侯鉴宸,杨凤,张瑶,等,2023.《伤寒论》病名和辨病论治特点研究[J].中国中医基础医学杂志,29(1)：20－22.

黄煌,1998.论方证相应说及其意义[J].江苏中医,30(8)：3－5.

贾春华,王永炎,2022."方证相对"续论[J].北京中医药大学学报,45(11)：1119－1123.

李菲,付玉娟,杨杰,2023.《黄帝内经》中的中医辨证理论基础[J].中国中医基础医学杂志,29(3)：349－351.

李冀,2006.方剂学[M].北京：高等教育出版社：102.

李冀,2006.方剂学[M].北京：中国中医药出版社：1.

李永春,1986.简明中医辞典[M].北京：中国中医药出版社：273.

林培政,2017.温病学[M].北京：中国中医药出版社：9.

马宝璋,2004.中医妇科学[M].北京：中国中医药出版社：113.

马冠军,2019.《黄帝内经》原创四大辨治思维[J].中华中医药杂志,34(11)：5265－5268.

马维堆汉墓帛书整理小组,1979.五十二病方[M].北京：文物出版社：1.

彭怀仁,王旭东,吴承艳,等,2015.中医方剂大辞典[M].2版.北京：人民卫生出版社：45.

孙广仁,2002.中医基础理论[M].北京：中国中医药出版社：19.

王阶,熊兴江,何庆勇,等,2009.方证对应内涵及原则探讨[J].中医杂志,50(3)：197－199.

王婷,叶小汉,2017.也谈中医辨病思想[J].内蒙古中医药,36(17)：119－120.

王新华,2001.中医基础理论[M].北京：人民卫生出版社：450.

徐灵胎,2008.医学源流论[M].刘洋校注.北京：中国中医药出版社：18.

赵凯维,张华敏,刘寨华,等,2020."热入血室证"源流探讨[J].中国中医基础医学杂志,26（3）：301－303,306.

赵则阔,都广礼,陈萌,等,2020.论方剂功效的确定[J].中医杂志,61(1)：6－9.

朱世增,2009.刘渡舟论伤寒[M].上海：上海中医药大学出版社：40.

第四节　方剂的分类

　　自然界中存在的事物纷繁复杂,如何使其在人类的认知体系中进行有序地排列和组合,这就需要把它们进行分类。分类的意义就是使纷繁复杂的事物有序化,以便于人们对其进行系统地认知和把握。同样,人类也创造了汗牛

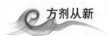

充栋的知识体系,为了有利于知识的学习、应用和研究,对知识进行分类也就成为必然的选项。作为自然科学一部分的中医学知识体系浩如烟海,必须依照一定的标准进行分类。方剂作为中医学理法方药知识体系中最重要的组成部分,数量众多,也应当有其合理的分类方法以适应教学、科研和临床的需要。诚然,每种分类方法都有其合理性和存在的价值,但其检验的标准必然是其是否满足科学性、可操作性和实用性。自从《五十二病方》提出以病证分类方剂以来,历代医家对方剂的分类提出了自己的见解和分类方法,各有其特点和合理性。目前的《方剂学》教材体系多遵循汪昂《医方集解》所开创的综合分类法,但也应该看到这种分类方法偏于笼统、不同章节的同类方剂相互交叉错杂、分类语言描述不准确等缺点。有鉴于此,本节对方剂分类概念、目的、历史沿革、方法等进行初步论述,并提出了八法(汗、吐、下、和、温、清、消、补)为纲、祛邪方单列、气血痰方单列、固涩方单列、神志方单列、痈疡方单列和外用方单列的分类方法。此种方剂分类方法将更有利于人们对方剂类别进行系统地认识和把握,可使方剂分类更好地服务于教学、科研和临床。

1. 方剂分类的概念

分类一词早在《尚书·舜典》中就已提出:"帝厘下土,方设居方,别生分类。"可见中国古代就已经有了关于分类的思想,即分类是根据事物的某一特点分别归类。自然界中存在的事物纷繁复杂,如何使其在人类知识认知体系中更加有序地排列、组合,这就需要把它们进行分类。分类的意义就是使纷繁复杂的事物有序化,以便于人们对其进行系统地认知和把握。同样,人类也创造了纷繁复杂的知识,为了有利于知识的学习、应用和研究,对知识进行分类也就成为必然的选项。

方剂分类古已有之,最早可溯源至《黄帝内经》中关于方剂的"大、小、缓、急、奇、偶、重"的"七方"分类法。后世历代医家从不同角度对方剂进行分类,以期适应不断增长的临床需要,如发展到汉代的《五十二病方》病证分类法、金元时期成无己《伤寒明理药方论》的十剂分类法、唐代孙思邈《千金要方》的脏腑分类法、清代汪昂《医方集解》的综合分类法等。

自从中医有学院式教育以来,作为中医学理法方药最重要组成部分的

《方剂学》教材历经多次版本变化,但方剂的分类始终遵循汪昂《医方集解》的综合分类法。可见,综合分类法作为一种公认的分类方法已经深入人心,且可操作性强。但是,历版《方剂学》教材都未明确对方剂分类进行具体定义。

2. 方剂分类的意义

分类的意义就是使纷繁复杂的事物有序化,以便于人们对其进行系统地认知和把握。方剂是中医学理法方药知识体系中最重要的组成部分,对方剂进行合理分类具有重要的意义。

2.1 有利于学生学习方剂

合理的方剂分类可以使学生在学习方剂时能够依类而学、纲举目张,对方剂学理论体系有一个纲领性、整体性的把握,培养其归纳总结能力,形成知识谱系,对治法和方剂之间的关系理解更加深刻,为学习者将来从事实际工作打下坚实的基础。

2.2 有利于医生运用方剂

方剂作为基础与临床的桥梁学科,起着承前启后的作用,是综合性最强的基础学科,没有之一。合理的方剂分类可以使医生面对复杂的疾病时,能够快速准确地判断并选出相应方剂以达到最佳疗效。只有对方剂进行科学、合理地分类,临证选方时才能快速准确。例如,按"类方"对方剂进行分类,通过对比方剂组成的微小差异探求其功效、主治的异同以选择合适的方剂,大大提高了临床诊疗疾病的效率。例如,桂枝汤类方在诊断和治疗心血管类疾病中的应用,以及半夏泻心汤类方在治疗脾胃病方面的应用就属于"类方"分类法的具体运用。

2.3 有利于研究者开展科学研究

学科的进步需要基础研究作为支撑,方剂学作为基础学科必然离不开科学研究。把纷繁复杂的方剂进行合乎逻辑的科学分类,为科研工作者提供一种可以选择的分类法,以及灵感激发和思路启迪。例如,杨学智等通过半夏泻

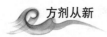

心汤及其类方研究从现代科学实验的角度对方剂配伍理论和对最佳药量及君药进行了科学验证,推动了中医药国际化和精准化的研究。

3. 方剂分类的历史沿革

方剂分类方法最早见于《五十二病方》,历代方剂分类方法不一。分类方法多种多样,主要有五大类,即病证分类法、脏腑分类法、组成分类法、功效分类法和综合分类法。

3.1 病证分类法

方剂的病证分类是指按照方剂所治疗疾病与症状、证候的异同等为主要标准来对方剂进行归类的一种分类方法。先秦时期的《五十二病方》就已经有了病证分类的雏形,《伤寒杂病论》的出现使病证分类法更加成熟。晋代的《肘后备急方》、唐宋时期的《外台秘要》和《太平圣惠方》等也以病证分类作为主要分类方法。此种分类方法在一定的历史时期确为行之有效,可方便临床医生按图索骥而根据疾病种类快速查寻相应的方剂。但随之而来的缺点也是显而易见的,因为同病异治、异病同治现象的存在,临证时这种分类方法对于临证选方的局限性也较为突出。例如,同病异治的选方是有益的,风寒表实头痛用麻黄汤可解,肝阳上亢头痛用天麻钩藤饮可愈;对于异病同治则是不利的,气虚发热者可以用补中益气汤治疗,而中气下陷者也可以用补中益气汤治疗,显然子宫脱垂、崩漏、久泻久痢等并没有位列其中而遗漏了。

3.2 脏腑分类法

方剂的脏腑分类是指将病证与病位结合起来,即首先将疾病所属脏腑进行分类,而后再进行类方归类。脏腑分类的方法在孙思邈的《备急千金要方》中就已经提出,至钱乙《小儿药证直诀》才得以成熟。现代的陈潮祖先生在《治法与方剂》一书中详细而系统地将方剂按照脏腑分类的方法进行列出,并提出脏腑分类是以五脏为纲、治法为目、五脏生理病理为经、八纲辨证为纬的分类方法。脏腑分类可以弥补其他分类方法的不足,使方剂分类更加系统精确,尤其适用于分科诊疗。脏腑分类法也有一些弊端,如有些方剂既可以治疗多脏同病,大柴胡汤治疗肝胆系统疾病,又可以治疗脾胃系统疾病,这样就会导致主治混淆不清的局面。

3.3　组成分类法

组成分类法首见于明末医家施沛所撰《祖剂》,明代医家王良璨的《小青囊》也是按照组成分类法将方剂进行分类的著作,二者同中有异。《祖剂》是按照方剂的发展源流进行树形图式的展开分类,而《小青囊》是以方剂在临床的使用频率对方剂进行分类。此种分类方法有助于探明方剂组成演化的规律,有利于类方之间的比较,对于科研和教学都有较大的指导意义,但对临床选方意义不大。

3.4　功效分类法

方剂功效又称方剂功用,是对方剂治疗作用的高度概括。它是方剂临床使用效用的总结,却又上升为治法理论反过来指导临床。功效分类法(又称治法分类法)是出现较早的一种分类方法,其肇始于唐代陈藏器《本草拾遗》之对药物分类的“十剂”之说,后来金元时期的成无己在《伤寒明理论》中首次正式提出方剂的“十剂”分类法,此后“十剂”便演变为方剂的一种分类方法。宋代寇宗奭提出的“十二剂”分类法、明代张景岳提出的“八阵”分类法、清代程钟龄的“八法”等都是方剂功效分类法的体现。辨证论治最终落脚点还是在治法上,所以对方剂进行治法(功效)的分类在辨证论治过程中选择合适的方剂就显得尤为重要。

3.5　综合分类法

综合分类法是在以上分类方法的基础上建立起来的一种新的分类方法。比较成熟的是清代汪昂在《医方集解》中提出的以功效分类为主的综合分类方法。《医方集解》以一种相对成熟的形式将方剂分类较全面系统地呈现出来,完善了方剂学分类体系,并指导着近现代方剂分类,对近现代方剂学的发展起着巨大推动的作用。目前历版《方剂学》教材都是沿袭汪昂《医方集解》的综合分类方法。马红治对汪昂创立的综合分类法给予了极高的评价,认为《医方集解》的问世标志着中医方剂学的形成。

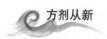

4. 目前《方剂学》教材中方剂分类存在的问题

现行《方剂学》教材中采用的分类方法在整体框架上是比较合理的,能够基本满足教学、科研和临床的需要,但是在一些分类的细节上有与教学、科研和临床相脱节的问题,使学习者不能将方剂有效地与临床结合,难以厘清方剂的功效和用途,致使临证不知如何选择方剂。针对目前《方剂学》教材中部分章节分类不合理的状况,需要继承性地对方剂分类方法进行了梳理,并提出新的分类方法,以期在教学、科研和临床中取最大成果,满足中医工作者、学生和其他相关人员等的需要。

4.1 具体治法和治疗大法(汗、吐、下、和、温、清、消、补八法)的混淆,层次不清

邓中甲对治疗大法的定义为具有一定概括性的、针对某一类病机共性所确立的治法。具体治法是治法体系中最基本的层次,是针对具体证候而确立的治疗法则。治疗大法是对治法的一种广义概念上的定义,而具体治法是对治法的一种狭义上的定义,二者不可混淆。例如,《方剂学》教材中消食剂和驱虫剂,它们都属于八法中的消法,却被分为两个章节。消食和驱虫为消法中具体治法的体现,这样就产生了治疗大法与具体治法混淆不清的问题。应当将两章合为以治疗大法命名的消剂一章之下,下设若干小类:消食积、消结石、消瘿瘤、消癥积、消虫积,共五节,每节下列具体方剂。体现在具体方剂中,应当把散乱在各章的体现消法的方剂都归到同一类之下,如鳖甲煎丸、桂枝茯苓丸、小金丹等一并归入消剂中。

4.2 章节内部分类过于笼统

譬如现行教材中将解表剂分为辛温解表类、辛凉解表类和扶正解表剂三大类,其实这三种解表剂的分类远远不能满足临床需要。例如,川芎茶调散组成中薄荷、荆芥、防风、白芷、细辛等多数药物都有祛风解表的功效,以药测证,其功效为解表祛风,故而可归为祛风解表方剂,将其列入解表剂更符合临床实际。依此,解表剂可以分为以川芎茶调散和消风散等为代表的祛风解表剂,以麻黄汤为代表的散寒解表剂,以香薷散和清络饮为主的祛暑解表剂,以杏苏散

和桑杏汤等为主的治燥解表剂,以藿香正气散等为主的祛湿解表剂等。

4.3 不同章节的方剂分类相互交叉、错杂,在具体方剂分类中没有体现

方剂分类的主要目的是更好地服务于临床,种种原因导致今天的方剂分类与临床实践相脱节的现象,具有类似功效的方剂被分割到了不同的章节,造成了对方剂临床应用范围的限制和错配,甚至出现误用的情况。例如,地黄饮子在历版教科书中都被归类到补益剂中,方中诸药都是补药,将其列在补益剂门下看似合理而其实不然。张秉成在《成方便读》中云:"夫中风一证,有真中,有类中。类中者不离阴虚、阳虚。"认为此方为治疗阴阳两虚的类中风之证,所以此方剂归为祛风剂更为合理,也更符合临床实际。为了更好地厘清方剂的临证使用情况,应将散列在各章节交叉、错杂的方剂分离出来,使其更好地服务于临床。

4.4 语言描述上的不合理性和不准确性

分类作为一种科学规范,语言描述应当具有合理性和准确性,不可失于简单、粗糙。但目前方剂分类的语言描述中却存在着较多不合理性和不准确性,出现了治法与功效的混淆。例如,通用的《方剂学》教材将解表剂分为辛温解表、辛凉解表、扶正解表,辛温、辛凉为性味而非功效,扶正为治则,这种简单粗略的描述显然是失当的。又如,开窍剂分为凉开和温开,凉、温属于药性而非治法,应当将方剂的具体治法在分类中体现出来,将开窍剂应分为清热豁痰开窍与散寒化浊开窍两类更为合理。

5. 对方剂分类几点设想

针对目前《方剂学》教材中部分章节分类不合理的状况,有必要对优化方剂分类提出新的设想,以期在教学、科研和临床中满足不同中医工作者、学生及其他相关人员的需要。基本指导原则是方剂分类应遵循科学性、实用性和可操作性的基本原则,既有利于教师教、学生学,也有利于临床医生临证选方和科研工作者进行科学研究。优化后的方剂共有 19 类方剂,分述如下。

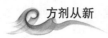

5.1 "八法"为先分类方剂,"八法"下要细化

分类既要体现治疗大法和具体治法,又不能使两者混淆,首先以程钟龄的《医学心悟》提出的八法为纲,下设相应方剂。

以汗(解表)法为例,解表剂目前主要分为扶正解表、辛温解表、辛凉解表,这样的分类显然比较笼统。外感六淫都可以出现表证,所以方剂的分类也应当针对临床表证的实际情况而增设祛暑解表剂、祛风解表剂、祛湿解表剂、治燥解表剂。例如,伤于寒而有表证者当用麻黄汤为代表的散寒解表剂;伤于温病火热而有表证者当用银翘散为代表的清热解表剂;伤于风而有表证者当用川芎茶调散为代表的祛风解表剂;伤于暑邪者当用清络饮为代表的祛暑解表剂;伤于湿而有表证者当用藿香正气散为代表的祛湿解表剂;伤于燥邪而有表证者当用杏苏散为代表的治燥解表剂;气血阴阳不足而致的虚性表证当用扶正解表之剂。

八法中的吐、下、和、温、清、消、补其余各法皆可参照治疗汗法方剂的分类原则对相应方剂进行分门别类。

5.2 将治疗内生五邪的方剂单列

"内生五邪"是指在疾病发展过程中,由于气血津液和脏腑等生理功能的异常所引起的综合性病机变化,因病起于内,又与外感六淫的临床征象相似,故称为"内生五邪"。治疗内生五邪的方剂不包括治疗内寒和内热的方剂,因为治疗内生五邪中的祛内寒和清内热方剂已经列于"八法"中的温法和清法的方剂中。

第一,内生风邪而无表证者的祛风剂单列。风有内风和外风之不同,风为百病之长,外风袭人,法当辛散,已列于解表剂中的祛风解表剂。《素问·至真要大论》曰:"诸风掉眩,皆属于肝。"固然肝与内风的产生密切相关,但也与肾等脏腑密切相关,因此可将祛风方剂分为祛风通络剂(大秦艽汤)、清热息风剂(羚角钩藤汤)、滋阴息风剂(镇肝熄风汤)和温阳息风剂(地黄饮子)四类。

第二,内生五邪而无表证者的润燥剂单列。燥有内燥和外燥之分,治疗外燥的方剂已列于解表剂中的治燥解表方剂中。临床常遇到感受燥邪而无表证,机体呈现不同脏腑的津液亏损而失于濡润者。因此可将治燥方剂按照上燥、中燥、下燥的病位而分为清肺润燥剂(清燥救肺汤)、滋阴养胃剂(麦门冬汤)、润肠通便剂(增液汤)和滋肾润燥剂(玉液汤和滋水清肝饮)四类。

第三,内生五邪和外感六淫而无表证者的祛湿剂单列。湿有内湿和外湿之分,治疗外湿的方剂已列于解表剂中的祛湿解表剂中。治疗内湿的方剂当分为化湿和中剂(如平胃散,以往《方剂学》教材称为燥湿和胃剂,这种提法并不符合中药的药性理论,因为治疗该病证的多为芳香化湿药物,因此采用化湿和中剂的提法更为合理)、清热利湿剂(茵陈蒿汤)、利水渗湿剂(五苓散)、温化水湿剂(真武汤)和祛风除湿剂(独活寄生汤)五类。

5.3　将治疗神志疾病的方剂单列

治疗神志疾病的治法方剂多种多样,狭义上主要治疗方法为安神剂和开窍剂,而两种治法在八法中没有明确提到,故应当将其单列出来,章节之下也应当作详细分类。例如,安神的治法之下通常分为重镇安神、滋养安神,但是在临床实际操作中,还有一种由于心肾不交导致神志不安的疾病,治法上为交通心肾安神,故而应当增设以交泰丸为代表的交通心肾安神剂。

此外,开窍剂也是治疗神志疾病的一类常用方剂,在这类方剂的分类中应该体现出具体治法,故应该分为以苏合香丸为代表治疗寒闭证的散寒化浊开窍剂和以安宫牛黄丸为代表治疗热闭的清热豁痰开窍剂两类。

5.4　将治疗气血痰的方剂单列

气滞、血瘀、痰阻导致的各种错综复杂的疾病通常通过运用具有理气、理血、祛痰治法的相关方剂进行治疗,所以理气剂、理血剂和祛痰剂虽然属于八法中消法,故而应当单独列出。例如,以越鞠丸为代表的理气剂、以桃核承气汤为代表的理血剂和以二陈汤为代表的祛痰剂都属于消法中理气、理血、祛痰具体治法的体现。

5.5　将治疗痈疡的方剂单列

凡用于治疗痈疽疮疡的一类方剂称痈疡剂。临床上常分为以仙方活命饮、四妙勇安汤、五味消毒饮等为代表的治外疡剂,以及以苇茎汤、大黄牡丹汤、薏苡附子败酱散等为代表的治内痈剂。目前较多《方剂学》教材出现了外疡、内痈不分的分类局面,对学习者造成了选方上的困扰,故应当分为治疡剂和治痈剂两类。

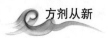

5.6　固涩剂单列

固涩剂是一类以固涩类药物为主而具有固涩作用的方剂,其治疗病证也常常被限制在气血津液滑脱散失之证范围内,显然不适合归纳入八法中的某一具体治法里面。

由于目前《方剂学》教材对方剂的分类出现了不同章节的方剂相互交叉错杂,历版《方剂学》教材把完带汤归入补益剂门下,而完带汤是用于治疗脾虚湿浊下注而白带增多的常用方剂,造成了治疗大法与具体治法混淆不清,所以应该将其列入固涩剂更为合理。

5.7　外用方剂单列

外用方在方剂中占有很大的比例,治疗范围虽然没有内服汤药广泛,但在治疗某些疾病时仍然发挥着不可或缺的作用。所以我们认为应该将常见的外用方单独列为一章,分为治疗外科疾病的外用方和治疗内科疾病的外用方,如治疗外科疾病的七厘散、生肌散,以及治疗内科疾病的吴茱萸膏、安胎主膏,以供学习者参考使用。

总之,分类是对知识获取、发展、创新进程中的必然选择,对方剂进行分类也是学科发展的必然。本着有利于科研、临床、教学的分类原则,以中医传统思维与现代分类技术相结合的方法,有必要对方剂进行进一步的优化分类,以期更好地指导教学、科研和临床。

附表：方剂的分类

大　类	小　类	具 体 分 类	代 表 方 剂
八法为纲	汗法(解表剂)	散寒解表	麻黄汤
		清热解表	银翘散
		祛风解表	川芎茶调散
		祛暑解表	香薷饮
		祛湿解表	九味羌活汤
		治燥解表	杏苏散
		扶正解表(益气解表、助阳解表、养血解表、滋阴解表)	败毒散

续　表

大　类	小　类	具体分类	代表方剂
八法为纲	吐法（涌吐剂）	开关涌吐	瓜蒂散
		益气涌吐	参芦饮
	下法（泻下剂）	清热泻下	大承气汤
		温里泻下	大黄附子汤
		滋阴润下	麻子仁丸
		泻下逐水	十枣汤
		攻补兼施	黄龙汤
	和法（和解剂）	和解少阳	小柴胡汤
		调和肝脾	四逆散
		调和肠胃	半夏泻心汤
		表里双解	葛根芩连汤
	温法（温里剂）	温中祛寒	理中丸
		回阳救逆	四逆汤
		温经散寒	当归四逆汤
	清法（清热剂）	清气分热	白虎汤
		清营凉血	清营汤
		清热解毒	黄连解毒汤
		气血两清	清瘟败毒饮
		清脏腑热	龙胆泻肝汤
		滋阴清热	青蒿鳖甲汤
	消法（消剂）	消食积	保和丸
		消结石	硝石矾石散
		消瘿瘤	海藻玉壶汤
		消癥积	鳖甲煎丸
		消虫积	乌梅丸

大　类	小　类	具 体 分 类	代 表 方 剂
八法为纲	补法（补益剂）	补气	四君子汤
		补血	四物汤
		气血双补	八珍汤
		补阴	六味地黄丸
		补阳	肾气丸
		阴阳并补	七宝美髯丹
		气血阴阳并补	龟鹿二仙膏
祛邪类方剂	祛风剂	疏风通络	大秦艽汤
		清热息风	羚角钩藤汤
		滋阴息风	镇肝息风汤
		温阳息风	地黄饮子
	润燥剂	清肺润燥	清燥救肺汤
		滋阴养胃	麦门冬汤
		润肠通便	增液汤
		滋肾润燥	滋水清肝饮
	祛湿剂	化湿和中	平胃散
		清热利湿	茵陈蒿汤
		利水渗湿	五苓散
		温化水湿	真武汤
		祛风除湿	独活寄生汤
神志类方剂	安神剂	镇静安神	朱砂安神丸
		滋养安神	天王补心丹
		交通心肾安神	交泰丸
	开窍剂	清热豁痰开窍	安宫牛黄丸
		散寒化浊开窍	苏合香丸

续 表

大 类	小 类	具体分类	代表方剂
调理气血痰类方剂	理气剂	行气	越鞠丸
		降气	苏子降气汤
	理血剂	活血化瘀	桃核承气汤
		止血	十灰散
	祛痰剂	燥湿化痰	二陈汤
		清热化痰	清气化痰丸
		润燥化痰	贝母瓜蒌散
		温化寒痰	苓甘五味姜辛汤
		祛风化痰	半夏白术天麻汤
治痈疡类方剂	治疡剂	外疡	仙方活命饮
		内痈	苇茎汤
固涩类方剂	固涩剂	固表止汗	牡蛎散
		敛肺止咳	九仙散
		涩肠固脱	真人养脏汤
		涩精止遗	金锁固精丸
		固崩止带	固冲汤、完带汤
外用方剂	外用方剂	治外科疾病外用方剂	冰硼散、金黄散、海桐皮汤、七厘散、生肌散
		治内科疾病外用方剂	吴茱萸膏、安胎主膏

（赵则阔）

参考文献

陈潮祖,2003.治法与方剂[M].4 版.北京：人民卫生出版社：9.

邓中甲,2003.方剂学[M].2 版.北京：中国中医药出版社.

李德顺,邓中甲,2008.治法的层次性理解[J].湖北中医杂志,30(1)：23 - 24.

马红治,2005.清代前中期方剂学成就与特点研究(1644 - 1840)[D].北京：中国中医科学院.

孙永生,邱照娟,王得文,2017.半夏泻心汤类方在脾胃病中应用价值研究［C］//甘肃省中医药学会.甘肃省中医药学会 2017 年学术年会论文集.香港:甘肃省中医药学会 2017 年学术年会:4.

孙媛,2012.桂枝汤类方治疗心脏病临证举隅［J］.陕西中医,33(8):1080－1081.

许济群,2007.方剂学［M］.上海:上海科学技术出版社:6.

杨学智,郭宙,司银楚,等,2009.基于 BP 神经网络的半夏泻心汤及其类方性味药组对小鼠小肠运动的影响［J］.中华中医药杂志,24(7):870－874.

岳晓丽,秦林,滕佳林,等,2007.内生五邪研究概况与展望［J］.河南中医学院学报(5):86－88.

赵阳,2009.方剂分类的历史研究［D］.北京:中国中医科学院.

第三章
方剂的配伍

第一节　方剂的配伍特点和本质

配伍是方剂学的核心和灵魂,也是中医学的关键问题之一。方剂的配伍,是指根据病情的需要和药物性能,有选择地将两味或两味以上的药物配合在一起使用的用药形式。方剂的配伍理论肇始于《黄帝内经》和《神农本草经》,具体化于《汤液经法》和《伤寒杂病论》,成熟于《伤寒明理论》和明清时期的方论争鸣。方剂是中医用药物配伍来治疗疾病的一种形式,是中药"七情"配伍的进一步发展,因此方剂配伍与中药配伍既有区别又有联系。首先,方剂配伍形式复杂多变,而中药配伍形式则相对单一;其次,方剂配伍适应病证复杂,而中药配伍适应病证相对简单。方剂配伍的根本目的就是增强药效、减缓峻烈之性或消除毒性和调控药物作用方向。方剂的配伍具有联动性、系统性、对称性和天然合理性四个主要特点。"方从法出,法随证立,以法统方,方即是法",从这个角度来看,方剂配伍的本质是治法的配伍,方剂可以被看作体现不同治法、切中病机、符合病情的功能单位(药群)的有机组合或配伍。

方剂是辨证立法之后,按照一定的规则(组方原则),选择合适的药物,并明确其用量、用法、剂型等,使之形成切中病情的药物组合。方剂中的各个药物之间存在着复杂的交互配伍关系,诚如清代名医徐灵胎所云"药有个性之专长,方有合群之妙用""故方之既成,能使药各全其性,亦能使药各失其性"。因此,配伍决定了方剂的功效,是方剂学的核心和灵魂,也是中医学的关键问题之一,也是制约中医药现代化进程的关键。但目前中医学界对方剂配伍概

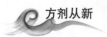

念的界定还不是很明确,对其本质及特点等还缺乏阐释。

1. 方剂配伍的概念

方剂配伍是指根据病情的需要和药物性能有选择地将两味或两味以上药物配合在一起使用的一种用药形式。这种组合不是随机的、无序的或随意的组合,亦非药物堆积和药效的简单叠加,而是根据病证的需要,按照中医辨证论治的治疗学思想,有目的地按照一定规则且在治法指导下的药物组合。《神农本草经·序录》云:"药有阴阳配合……有单行者,有相须者,有相使者,有相畏者,有相恶者,有相反者,有相杀者,凡此七情,合和视之。"因此,《神农本草经》将中药配伍关系概括为相须、相使、相畏、相杀、相恶、相反六种类型,既反映了药物配伍的相辅相成、相反相成等复杂配伍关系,也可以看作方剂的配伍形式。药物只有通过合理的配伍,才能够增强疗效,消除或缓解某些药物对人体的不利影响,扩大药物的治疗范围,以适应复杂多变的病情需要。

2. 方剂配伍的源流

中医临床用药治疗疾病多采用复方形式,而要组织好一首有效方剂,必须按照方剂组方原则的要求,选择合适的药物,妥善配伍而成。因此,配伍是中医临床用药的主要形式,也是方剂组成的基础。

2.1 方剂的配伍理论肇始于《黄帝内经》和《神农本草经》

《黄帝内经》是中医学基本理论的奠基之作,初步奠定了方剂配伍的基本理论架构。《素问·至真要大论》云:"方制君臣何谓也? 主病之谓君,佐君之谓臣,应臣之谓使。""君一臣二,制之小也;君一臣三佐五,制之中也;君一臣三佐九,制之大也。"这可以看作"君臣佐使"配伍理论的雏形。《黄帝内经》共载半夏秫米汤、四乌鲗骨一芦茹丸、小金丹等十三方,其药物组成及配伍形式相对简单,但也初步体现了方剂的配伍理论。

《神农本草经》与《黄帝内经》的配伍理论一脉相承,在"君臣佐使"主次配伍原则的基础上,对组方用药理论做了进一步阐述。《神农本草经·序录》曰:"药有君臣佐使,以相宣摄合和。药有单行者,有相须者,有相使者,有相畏者,有相恶者,有相反者,有相杀者。"这就是药物配伍理论中"七情"配伍的源头。"七情"是中药配伍的基本形式,而方剂配伍涵盖了中药配伍,是中药配伍的进一步发展和衍化的高级形式。

2.2　方剂的配伍发展于《汤液经法》和《伤寒杂病论》

《神农本草经》提出了药物配伍理论,但主要反映的仍是运用单味药物治疗某病(证)的经验。先人在此基础上,通过大量的临床实践,逐步实现了由单味药治疗某症状向多味药配伍组方治疗某病(证)的过渡,实现了由药到方、由药证到方证的飞跃。魏晋医家皇甫谧在《针灸甲乙经·序》中记载:"伊尹以亚圣之才,撰用《神农本草》以为《汤液》……仲景论广伊尹《汤液》为数十卷,用之多验。"《汤液经法》是《神农本草经》后成书较早的经方著作,是商周时期医家方剂配伍经验的总结。东汉张仲景创造性地将理法方药融于一体,结合自身实践,在《汤液经法》的基础上撰成《伤寒杂病论》一书。张仲景"勤求古训,博采众方,撰用《素问》《九卷》《八十一难》《阴阳大论》《胎胪药录》",著成《伤寒杂病论》一书,书中虽无详尽的方剂理论阐释,但因其所载方剂的组方严谨、用药精当、剂型丰富、主治明确、疗效确切而成为方剂配伍的典范,相信也受到了《神农本草经》和《黄帝内经》中有关方药理论的影响,集中体现了方剂的治法及配伍理论,被后世称为"方书之祖"。因此,方剂的配伍理论发展并具体体现于《汤液经法》和《伤寒杂病论》两部著作中。

2.3　方剂配伍理论成熟于《伤寒明理论》和明清时期的方论争鸣

后世历代医家,多宗《黄帝内经》《神农本草经》《汤液经法》《伤寒杂病论》等典籍的配伍思想,并在此基础上对方剂学的配伍理论及实践展开了有益的探索。

金代医家成无己所著《伤寒明理论》首次专门解析了方剂制方理论。其选择桂枝汤、小柴胡汤等20首经方(《伤寒论》所载方),按照《黄帝内经》中"君臣佐使"的组方理论,对方剂的分类、方名的释义、方剂的治法及方剂的配伍规律进行了解析,对《黄帝内经》《伤寒论》的配伍理论进行了系统的总结,开方论之先河,是方剂理论的重大创见。

另外,明清时期涌现了一大批考证和注解方剂的专著,如吴昆《医方考》、

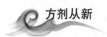

徐灵胎《医学源流论》、汪昂《医方集解》、吴谦《删补名医方论》和吴仪洛《成方切用》等,对后世影响巨大,使方剂配伍理论进一步成熟,方剂学也逐渐成为一门具有完整理论体系的学科。明清时期温病理论体系的成熟与完善,也是温病治疗方剂组方配伍理论的成熟与完善。明清时期提出的卫气营血、三焦辨证理论体系为方剂的配伍提供了重要指导,如吴鞠通《温病条辨》中提出的"治上焦如羽非轻不举,治中焦如衡非平不安,治下焦如权非重不沉"治则对于基于三焦辨证的方剂配伍组方具有重要的指导意义。

3. 方剂配伍与中药配伍的区别与联系

在中医药发展史上,中药和方剂在理论与实践上同气连枝、一脉相承、互相促进,即"方药共荣"。药物是组成方剂的基本单元要素,方剂是中医用药物配伍来治疗疾病的一种组合形式,是中药"七情"配伍的进一步发展。方剂配伍与中药配伍既有区别又有联系,主要体现在配伍形式与适应病证两个方面。

3.1 方剂配伍形式复杂多变,中药配伍形式则相对单一

"七情"是中药配伍的基本形式,中药配伍是指在"七情"框架下单味药之间的配伍,即"药对"。而方剂的配伍则形式多样、复杂多变,既包括药对配伍,如麻黄、桂枝的配伍,也包括"药方配伍"(即药物与方剂的配伍,如理中汤配伍附子为附子理中汤,配伍黄连为连理汤)、"方方配伍"(即方剂与方剂间的配伍,如四君子汤配伍四物汤为八珍汤、小柴胡汤配伍五苓散为柴苓汤)等。

3.2 方剂配伍适应病证复杂,中药配伍适应病证相对简单

方剂学起源于本草学,是本草学发展到一定阶段的必然结果。由于疾病治疗的需要,人们发现两个药物的药对配伍较单个药物的疗效更佳,这就是最早的复方。随着医学经验的积累和疾病谱的变化,药对这种简单的药物配伍已经不能适应复杂疾病治疗的需要,就产生了多个药物组成的复杂方剂的配伍形式,这种复杂性一方面是方剂主治病证的复杂性,另一方面表现为组成药物的味数至少是 3 味药物或者更多,即徐灵胎所说的"药有个性之专长,方有合群之妙用"之方剂配伍形式。

4. 方剂配伍的目的

方剂是由药物调剂而成的,故方剂亦有"调剂"之称,以故"圣人为之制方以调剂之,或用以专攻,或用以兼治,或相辅者,或相反者,或相用者,或相制者,故方之既成,能使药各全其性,亦能使药各失其性。操纵之法,有大权焉。此方之妙也"。简而言之,配伍的目的主要是增效、减毒、调向。

4.1　增效

所谓增效,就是增强疗效。临床所见病证,有单一病证,更多的是复杂病证。因此,单味药物的处方难以胜任,故常常以两味或两味以上的药物配伍,起到综合性的治疗作用以适应复杂病证的需要。

4.2　减毒

所谓减毒,就是消除或减缓药物的峻烈之性或毒性。中药"以毒为能",说的就是药物具有偏性或者毒性,故在具体的方剂中可通过配伍,使其中一药或多药的偏性或者毒性得到制约,并缓解或减少不良反应,从而减少方药对人体的伤害。

4.3　调向

所谓调向,就是调控方剂中所有药物的作用方向,使其治疗疾病更有针对性。单味中药往往具备多种功效,而影响其发挥作用的因素则是多方面的(如炮制、剂量、药用部位等),其中方剂的配伍是一个重要的因素。例如,柴胡具有和解退热、疏肝解郁、升举阳气的功效,故其和解退热多配伍葛根、黄芩(如柴葛解肌汤),疏肝解郁多配伍香附、枳壳(如柴胡疏肝散),升举阳气多配伍黄芪、人参、升麻(如补中益气汤)等。又如,升麻升举阳气常与黄芪、柴胡配伍(升陷汤),清热解毒常与黄连配伍(清胃散),发表透疹常与葛根配伍(升麻葛根汤)。可见,方剂配伍可调控药物的作用方向,使其更具有"靶向性"。

5. 方剂的配伍形式

从不同的角度看方剂的配伍,其形式也各不相同。总的来说,主要从方剂

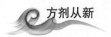

组成结构和方剂作用取向两个角度来认识方剂的配伍形式。

5.1　组成结构的配伍

从组成方剂药物的结构来看,方剂的配伍形式包括"君臣佐使"配伍和药群(药物的功能集合)配伍两种主要形式。《黄帝内经》首先提出了"君臣佐使"的组方结构,确定了"君臣佐使"地位与作用依次递减的配伍形式,至今仍然是公认的方剂组成结构,在理论和实践上仍然具有重要的指导意义。

药群是指方剂中体现一定治法、针对某病或某证的药物集合,是功效相近或相反的药物集合。许多方剂尤其是复杂方剂是两个或多个具有不同功能药群的配伍。例如,逍遥散即为疏肝养血的柴胡、当归、芍药药群和健脾益气的茯苓、白术、甘草药群配伍。药对是中药学的概念,是一种特殊的方剂配伍形式,也是方剂最小配伍单位。药对并非两味药物的随机组合,亦非两种药效的单纯叠加,而是针对一定病证选取特定治法,根据治法选择应用与之性味、功效匹配的两味中药配伍。药对本身可独立组成方剂,多个药对配伍也可组成方剂,药对配伍形式可以看作药群配伍形式的简化形式,二者并行不悖。

5.2　作用取向的配伍

从作用取向上看,方剂配伍的形式主要有相辅相成配伍和相制相成配伍两种。相辅相成配伍,是指药物之间通过配伍达到增进疗效的配伍关系,如桃红四物汤中当归与川芎的配伍加强了活血化瘀的作用。相制相成配伍,是指通过配伍达到减轻药物烈性或毒性作用的配伍关系,如大黄与附子、细辛配伍,可减轻大黄的苦寒之性,使方剂(大黄附子汤)整体起到"温下"的作用。

6. 方剂配伍的特点

方剂的配伍常以多种药物组合的形式呈现,它们呈现出纷繁复杂的关系,但依然具有一定的规律性,即方剂配伍具有联动性、系统性、对称性和天然合理性四个特点。

6.1　联动性

联动,是指若干个相关联的事物,一个运动或变化时,其他的事物也随之运动或变化。药物作用于机体可使机体产生联动效应,而针对病证的药物可能影响机体而产生与病情无关的效应,甚至是不良反应,这就需要通过方剂的配伍来预防或纠正此种效应。因此,方剂配伍存在联动性。例如,祛湿药因其温燥之性存在伤阴耗液之弊端,故当使用祛湿药时应适当配伍清热养阴药物来预防,如九味羌活汤中用清热养阴的生地黄、黄芩与祛风燥湿的羌活、防风、苍术、细辛、川芎、白芷相配伍,可防诸辛温燥烈之品伤津耗液又可清泻里热,此即"治风先治血,血行风自灭"之意。同理,宣肺平喘的药物有耗散肺气之弊,故使用时多配伍降气平喘的药物,如麻黄汤中麻黄与杏仁的配伍,以达到宣降肺气之作用,接下来还要考虑到肺为娇脏的特点,配伍炙甘草以润肺止咳,这就是方剂配伍联动性的具体表现。

6.2　系统性

系统论为美籍奥地利生物学家冯·贝塔朗菲提出的一种科学方法论,是从系统的角度揭示事物之间的相互联系、相互作用的共同本质和内在规律性。中医科学中的系统科学方法在几千年前就被我们的先人自觉地运用到中医的诊疗体系中,为中华民族的繁衍昌盛做出了卓越的贡献。从系统的角度看,方剂配伍存在系统性,我们也可以把方剂看作一个系统,是在组方原则指导下组成的有机整体,是由若干个小的系统(药物)构成的。因此,一首方剂的功效不等于各个单个药物功效的简单相加,而是各具特色的药物组成的功能有机体。方剂配伍的系统性表现在内系统性和外系统性。

方剂配伍的内部具有系统性,这种系统性主要表现为方药离合性。通过配伍,单味药物的功效得以在方剂这个内环境系统中得以体现,即方与药合,如攻下热结的大承气汤中大黄、芒硝配伍。另外,不同的药物配伍可以使方剂产生新的综合功效,小柴胡汤柴胡和黄芩配伍,产生二者均不具备的和解少阳之功,即方与药离。方药离合性,实现了药物配伍后的功能优化,扩大了方剂的主治范围,同时也丰富了中药药性理论,实现了"方药共荣"。

方剂配伍的外系统性,即方证相关性。方剂作为一个系统整体作用于机体(外环境系统)而产生治疗作用,即方证相关。机体(病证)与方剂相互独立,相对而言,机体(病证)是方剂起作用的外系统。方剂系统与机体系统通过"方证"联系起来,因此方证的实质就是病机,故只有方剂配伍与病机治法相对应,即方证相关(对应)时,方剂对机体所患疾病才具有治疗作用,反之则无效

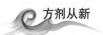

甚至有害。也就是说,特定的方剂也只有在特定的外环境系统(方证系统)中才能叫作方剂,体现出其治疗价值,否则可能就是毒药。例如,麻黄汤只能用于具有麻黄汤证的患者,若用于体质较弱的桂枝汤证的患者,则发汗太过、损耗阳气而变生诸证。

6.3 对称性

对称是事物在结构、功能、空间、时间等方面的一种普遍对应现象和联系。方剂具有对称性,方剂的对称性是指同一方剂内部或不同方剂之间在配伍、功效、主治病证等方面存在着一种有规律的对应关系。主要表现为方内配伍(方剂内部的配伍)的对称和方方配伍(方剂与方剂之间的配伍)的对称。

方内配伍的对称性是指一首方剂内部的配伍存在对称性,主要是指组成方剂的药物(药对、药群)在功效取向上的对应关系。例如,麻杏甘石汤中麻黄辛甘而温,解表散邪、宣肺平喘;石膏辛甘而寒,辛散解肌,清泻肺热。麻黄与石膏一温一寒,一宣一清,二者的配伍形成一种对称(寒与温、宣与清)。同时麻黄与杏仁,一则宣肺,一则降肺,共奏止咳平喘之功,二者的配伍亦形成一种对称(宣与降)。又如,主治气机郁滞、血瘀胸中的血府逐瘀汤,理气行滞的柴胡、枳壳、桔梗药群与活血祛瘀的桃仁、红花、当归、川芎、赤芍、牛膝药群形成一种对称(气与血);载药上行的桔梗与引血下行的牛膝亦形成一种对称(升与降)。

方方配伍的对称性,是指方剂与方剂之间在配伍时形成的某种对应关系。这种对应关系具体体现在表里、虚实、阴阳、寒热、气血等多个方面。例如,柴胡桂枝汤(太阳少阳合病)、小柴胡汤(少阳病)、大柴胡汤(少阳阳明合病),即体现了一种以小柴胡汤(少阳病)为对称轴的对称结构。又如,补气的四君子汤与补血的四物汤配伍,组成了气血双补的八珍汤,形成了一种以八珍汤为对称轴的对称结构(气血)。

6.4 天然合理性(最佳性)

方剂的配伍存在天然合理性,主要是指方药在与其对应的病证上存在最佳配伍,这种最佳配伍即配伍的天然合理性。例如,同为少阴病,"其人叉手自冒心,心下悸,欲得按"的心阳虚证,以桂枝配伍甘草(桂枝甘草汤)治之,而不用附子甘草配伍治疗;反之,"下利清谷,四肢拘急,手足厥冷"的肾阳虚证,则以附子配伍甘草(四逆汤)治之,而不用桂枝甘草配伍治疗。同为阳虚水(痰)饮证,痰饮停聚上焦(心)发为"胸胁支满,目眩",以桂枝配伍茯苓、白术(苓桂术甘汤)治疗;而水饮停聚下焦(肾)发为"腹痛,小便不利,四肢沉重疼痛,自下利"者,则以附子配伍茯苓、白术(真武汤)来治疗。不同病证所对应的方剂配伍不同;相同病证也因病证层次的不同而存在配伍的差异,这种差异体现了方剂配伍天然合理性。

7. 方剂配伍的本质

"方从法出,法随证立,以法统方,方即是法。"治法是指导遣药组方的原则,方剂是体现和完成治法的主要手段。治法是方剂配伍的主要依据,遣药组方的过程即是治法配伍指导下的药物甄选过程。程钟龄在《医学心悟·医门八法》中云:"一法之中,八法备焉;八法之中,百法备焉。"针对复杂病症,需将两种乃至多种治法进行有机组合,将体现不同治法(即功效)的药物配伍组成方剂。治法是指导方剂配伍的理论依据,方剂配伍是治法的具体体现和工具,从这个角度来讲,方剂配伍的本质是治法的配伍(即方剂是治法的试验田)。综上,我们认为方剂可以看作体现不同治法、切中病机、符合病情的药物功能单位(药群)的有机组合或配伍。这一概念下的方剂定义可以更好地体现以法统方的基本原则,在临床实践中也更有操作性和指导意义。

(陈　萌)

参考文献

都广礼,陈德兴,文小平,2010.方证与方剂运用[J].陕西中医学院学报,33(6):106-107.

都广礼,2010.方剂学"药群"概念的提出及意义[J].中国中医药信息杂志,17(8):3-4.

都广礼,刘平,2004.方剂组方中的系统方法[J].上海中医药杂志,38(11):40-41.

冯·贝塔朗菲,1987.一般系统论:基础、发展和应用[M].林康义,魏宏森译.北京:清华大学出版社.

郭蕾,李强,都广礼,2016.论方剂的对称性[J].中医杂志,57(14):1177-1180.

李冀,2006.方剂学[M].北京:中国中医药出版社:1.

李冀,李晓琳,2005.论药对与方剂配伍的关系[J].中医药信息,22(1):30-31.

宋一夫,施德福,2002.论社会结构的对称与非对称[J].北京大学学报(哲学社会科学版),39(1):55-63.

王喜军,张宁,常存库,等,2006.方剂配伍规律的研究现状和未来发展[J].世界科学技术-

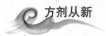

中医药现代化,8(4):13-16.

徐大椿,2007.医学源流论[M].万芳整理.北京:人民卫生出版社.

中国社会科学院语言研究所词典编辑室,2012.现代汉语词典[M].6版.北京:商务印书馆:805.

第二节　方剂的配伍环境

从哲学的角度来看,事物的存在与发展总是存在于一定的环境之中。环境是指相对并相关于某项中心事物的周围事物,事物的存在与发展与它的环境密不可分。环境是客观存在的,它是独立于主体活动之外并对主体活动产生影响的内容。因此,哲学层次的环境按其内涵来说,指的是关系主体活动所需要的条件,主要包括外部环境与内部环境两个部分。方剂的配伍环境是相对于方剂配伍并对方剂配伍的功效产生影响的所有事物,它包括内部环境和外部环境两个部分。内部环境是指方剂内部药物(群)之间的复杂配伍关系,而外部环境则是方剂配伍所对应的证(即病理状态),内、外环境之间的相互作用共同影响了由配伍所决定的方剂功效。方剂配伍环境概念的提出有利于方解的建立、临证组方、新方创制和科学研究。这种提法不只是转换一个说法的问题,而是把中医药理论放在了更高、更广阔的现代视角下,其包容性更广、操作性更强。

从哲学角度来看,事物的存在与发展总是存在于一定的环境中,事物与它所处的环境密不可分,有直接的同一性。方剂是体现和完成中医辨证论治的主要工具之一,其配伍后所产生的功效也必然适用于特定的环境。

1. 概述

环境是相对某一事物而言的,是指围绕某一事物(通常称其为主体)并对该事物产生直接或间接影响的所有外界事物(通常称其为客体)。环境是客观存在的,它是独立于主体活动之外并对主体活动产生影响的内容。因此,哲学层次的环境按其内涵来说,指的是关系主体活动所需要的条件,主要包括外部环境与内部环境两个部分。例如,化学反应的发生,外部环境为温度、反应物浓度及催化剂等,内部环境则为反应物之间的化学特性、接触面积、活跃状态等。又如,人类的生存,外部环境为气候与区域地理构成的自然环境和人文与历史构成的社会环境,内部环境则是一个以五脏六腑为核心,由经络将各个部分联络起来并协调运作的有机整体。主体活动与环境相适应,内、外环境的交互作用推动主体的变化、发展。依此,方剂的配伍环境是相对于方剂配伍并对其效用产生影响的所有外界事物及方剂内部药物(群)的复杂关系,可分为方剂配伍的外部环境和内部环境两个部分。

2. 方剂配伍环境的范畴及关系

2.1   外部环境——病证(病理状态)

方剂是在辨证审机、确立治法的基础上,按照组方配伍原则,选择合适的药物,酌定用量,制成相宜的剂型,是中医辨证论治的主要工具之一。每一首方剂据证立法,以法选药组方,方以药成,故方剂中的药物(群)之间的配伍关系与其所主的病证病机具有高度针对性。有是证,用是方,证以方名,方随证立,即方与证之间存在着高度的契合对应关系,这种方与证之间的关联性被称为"方证对应"或"方证相关",或者说就是"方证",如桂枝汤证、小柴胡汤证等。"往来寒热、胸胁苦满,默默不欲饮食……身有微热者,或咳者"为少阳病之小柴胡汤之适应病证,即可以用小柴胡汤治疗。小柴胡汤配伍的外部环境就是小柴胡汤证,即邪在少阳、枢机不利的病理状态。

证是用方的依据,其对应的方剂体现了理法方药、配伍关系于一体的复杂组方规律,其经过临床反复验证,疗效和安全性确有保证。因此若方证对应,方必取效。根据方证来辨证,其优点在于迅速根据四诊资料辨识方证,给出治疗方药,并取得最佳疗效。外部环境与方的对应程度高低直接影响了方剂的疗效,也就是方剂越适宜于外部环境则方证相关性越高,疗效就越佳。

2.2   内部环境——组成(药物配伍)

方剂是在辨证、立法的基础上选择合适的药物配伍组成的有机整体或药

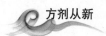

物的集合,它不是简单的药物堆积和药效的叠加,这种有机整体从组成形式上具体表现为药对、基础方剂和复杂方剂。这种体现一定治法、针对某病或某证的药物集合就是"药群"。药群从形式上看是药对、基础方剂和复杂方剂,而从功效上可能是功效相近或相反的药物组合,从主治上可以划分为"证药群"或"病药群"。例如,独活寄生汤配伍的外部环境为痹证之风寒湿束表、肝肾两虚和气血不足证(病理状态),内部环境为祛风散寒除湿药群(独活、细辛、秦艽、肉桂心、防风)、补益肝肾药群(桑寄生、杜仲、牛膝)和补气养血药群(川芎、当归、白芍、干地黄、人参、白茯苓、甘草)。如此,药群与治法遥相呼应,故方剂组成可以看作将体现一定治法、针对某病或某证的药群集合,形成一个大于单味药物功效之和的有机整体。

从系统论的角度我们也可将方剂看作治法统筹下由若干子系统组成的一个母系统,即由"药群"加减组合而成的有机整体,通过药群加减变化,使各具特色的药物(群)配伍组成与证相对应的一个有机整体,故方剂配伍的内部环境是以"药群"为主体构成的复杂配伍关系。

2.3 方剂配伍内部环境和外部环境关系——内因和外因的关系

不同环境对主体及其活动发生不同的作用,外部环境通常是事物发展的条件,而内部环境则是事物的特性与本质。方(法)随证立,故证是方剂配伍内部环境存在的前提,没有证就不存在任何意义上的方剂配伍。另外,方剂配伍内部环境决定了配伍的本质和特性,没有配伍也就谈不上所谓的方剂。

依据哲学上内因与外因理论,外部环境(外因)是方剂配伍产生的条件,内部环境(内因)是方剂配伍发挥效用的基础,外部环境与内部环境相互影响、相互作用,缺一不可。例如,单纯的肝脾气郁证,当用四逆散以透邪解郁,疏肝理脾;而针对肝郁证兼有血虚脾弱证者,以疏肝解郁药群(柴胡、薄荷、甘草)、养血药群(当归、白芍)和健脾药群(白术、茯苓、甘草、煨姜)组成逍遥散以疏肝解郁,养血健脾。又如,《伤寒论》以麻黄、桂枝配伍发汗散寒,但对于表有风寒而内有寒饮者,则配伍以温肺化饮药群(干姜、细辛、半夏),构成散寒蠲饮的小青龙汤。

疾病是一个动态演变过程,或标本同病,或气血同病,或寒热混杂,或虚实并见,欲使方与证相合,需方随证变。当病证与方证完全契合时则守原方,当病证与方证大部分契合时,当随证加减变化,而病证与多首方证契合时,根据合方原则治疗。

3. 方剂配伍环境的作用

3.1 有利于方解的建立

方解是关于制方原理的理论解析,是方剂理论的核心。方解是按照一定的原则,对方中的药物进行地位划分和作用阐释,最大限度地实现理法方药一体化的解析过程。方解建立由两个部分组成,一个是理法(证的辨别和治法的确立),一个是方药(方剂中药物纷繁复杂的配伍关系解析)。这其中的理就是证(外部环境),而方药则是指药物配伍(内部环境),治法是基于外部环境而采取的有针对性的调节策略。例如,麦门冬汤治疗肺胃气阴虚之气逆证(外部环境),用半夏降肺胃之逆、麦冬补肺胃之阴,人参、大枣、粳米、甘草补脾益气,培土生金(内部环境)。

因此,方解的建立可以认为是这样一个程式,即外部环境(证)-调节策略(治法)-内部环境(药物配伍)。以外部环境、内部环境和调节策略这样的现代语境概念来建立方解更加清晰、明了,也更能为现代人所接受。

3.2 有利于指导临证组方和创制新方

通过分析方剂配伍的外部环境与内部环境,并将其与证和药群关系对应起来,不仅符合中医辨证论治的理念,也有助于临证组方。例如,素体气虚痰湿,外受风寒证(配伍的外部环境),可以采用补气的四君子汤药群(人参、茯苓、甘草)和祛痰的二陈汤药群(陈皮、半夏、枳壳、桔梗、木香)及解表药群(葛根、苏叶、前胡)组成配伍的内部环境来调理(即用参苏饮来治疗)。这种古人创制新方的方法实际上就是"方剂配伍外部环境"与"方剂配伍内部环境"的有机统一,为临证组方提供了可以推演的范式。

从方剂配伍外部环境与内部环境的角度来认识历代方剂演变规律,使用"证"与"方"相对应概念更加容易被人接受,临证之际可师古方之法,加减化裁古方而创制新方。例如,李可先生的破格救心汤脱胎于四逆汤类方、参附龙牡救逆汤及张锡纯的来复汤。四逆汤治疗少阴阳衰之证,李可先生认为心力衰竭患者,不但阳气衰微,而且阴液内耗(配伍的外部环境),故用四逆汤加人参,成为人参四逆汤,大补元气,滋阴温阳,益气生津。但用于救治心力衰竭垂

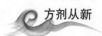

危重症仍然死生参半,故又重用附子,增加炙甘草用量,经过改进的方剂使重症患者治愈率可达十全,垂死患者救治率可达十之六七。阅览近贤张锡纯《医学衷中参西录》,其认为:"凡人元气之脱,皆脱在肝。"山茱萸之性,不独补肝也,凡人生阴阳气血将散者皆能敛之。故李可于人参四逆汤中重加山茱萸、生龙骨,更加活磁石、麝香(配伍的内部环境),既能收敛元气,固涩滑脱,收涩之中兼具条畅之性,经再次化裁人参四逆汤对垂死患者救治率亦显著提升。

在临床上针对心脏病属宗气不足、心阳不振证(配伍的外部环境),可以将张锡纯升举宗气的升陷汤和振奋心阳的桂枝甘草相合(配伍的内部环境),演变为益气升阳温阳之方,疗效更佳;而对于抑郁症属于宗气不足、肺气不宣证(配伍的外部环境),宗《黄帝内经》"诸气膹郁,皆属于肺"之旨,将升陷汤和麻黄汤相合(配伍的内部环境)以成补气宣肺之方,组成治疗抑郁症的新方,亦获良效。

3.3 有利于指导科学研究

方剂配伍环境赋予了方证关系以新的内涵,也有利于用现代科学的语境来阐述方剂的配伍理论。证本质上来说就是一种病理状态,而这种状态必须用现代科学的语言进行阐释,这些语言应该包括多种微观指标,而非传统意义上的症状和体征,因此,若采用配伍的外部环境这样一个概念,其包容性和可操作性更好。

有研究发现由柴胡疏肝散与四君子汤合成的柴疏四君汤(配伍的内部环境)对肝郁、脾虚和肝郁脾虚证模型大鼠下丘脑-垂体-肾上腺轴失常均有不同程度的改善作用,但以对肝郁脾虚模型大鼠(配伍的外部环境)的作用最优,具有疏肝健脾功效的柴疏四君汤与肝郁脾虚证的关联程度较高。滕超等发现痛泻要方(配伍的内部环境)能够明显改善腹泻型肠易激综合征模型大鼠(配伍的外部环境)的毛色干枯、精神萎靡、形体消瘦、蜷缩倦怠、大便稀软等不良状态,使水通道蛋白3(AQP3)表达上调,去掉白术或茯苓后对模型大鼠的不良状态改善不如全方组显著。进一步根据逍遥散的功效,将该中药复方拆分为疏肝组(柴胡、芍药、当归和薄荷)和健脾组(白术、茯苓、干姜和甘草),从疗效组合方面探究该方配伍的作用机制。结果发现,疏肝组能够调节5个差异代谢物,健脾组能够调节4个差异代谢物,而配伍后的逍遥散能够调节8个差异代谢物,表明逍遥散对抑郁导致代谢紊乱的调节作用强于疏肝组和健脾组。此外,逍遥散能调节抑郁症相关的 7 条代谢途径,而疏肝组和健脾组分别调节 6 条和 3 条代谢途径,表明逍遥散全方组在抗抑郁方面优于疏肝组和健脾组。

另外,我们实验研究也发现补中益气汤的"要药"升麻、柴胡配伍补气药群(配伍的内部环境)对脾虚证小鼠(配伍的外部环境)的疲劳改善作用、免疫功能调节作用,以及胃肠推进作用的贡献度较大,进一步研究发现"要药"升麻、柴胡促脾虚胃肠动力障碍模型胃肠动力作用与升高模型大鼠血浆中 Ghrelin 和胃中 CHRM3、小肠中 5 – HT4R 蛋白表达有关。这些研究从不同侧面反映了配伍内、外环境之间的复杂作用关系。

还有学者利用蛋白质组学、信号转导通路等现代生物医药研究方法对方证相关进行了现代科学的阐释。例如,胡小勤等通过蛋白质组学研究发现补阳还五汤可以纠正高血压病气虚血瘀证(病理状态)引起的细胞凋亡,上调凋亡抑制蛋白,下调促进细胞凋亡的相关蛋白,这些差异蛋白可能是高血压病气虚血瘀证的标志蛋白或补阳还五汤的作用靶点。

综上,方剂配伍环境理论的提出从一个侧面反映了中医现代化不单纯是用现代科学手段阐释其科学内涵,也包括用现代科学的语境来阐释中医药理论。这种提法不只是转换一个说法的问题,而是把中医药理论放在了更高、更广阔的现代视角下,其包容性更广、操作性更强。例如,中医术语的"证",如果从方剂的角度就是"方证",但很难被人们接受,如果改为方剂配伍的外部环境(病理状态),既容易被西医认可,被中医人接受,也可以从更广阔的视角来研究和认识证。

总之,方剂配伍环境概念的提出,对于丰富和发展中医理论、实现中医现代化具有重要的理论和实践价值。

(张倩霞　李　强)

参考文献

陈德兴,文小平,2013.方剂学[M].北京:清华大学出版社:1.

都广礼,陈德兴,文小平,2010.方证与方剂运用[J].陕西中医学院学报,33(6):106 – 107.

都广礼,陈少丽,文小平,等,2014.论方剂的方解[C]//中华中医药学会.中华中医药学会第十四次中医方剂学学术年会论文集.哈尔滨:中华中医药学会第十四次中医方剂学学术年会:4.

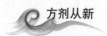

都广礼,2010.方剂学"药群"概念的提出及意义[J].中国中医药信息杂志,17(8):3-4.

都广礼,刘平,2004.方剂组方中的系统方法[J].上海中医药杂志,38(11):40-41.

郝莹莹,李强,陈少丽,等,2015.补中益气汤"要药"配伍的关键性增效作用对脾虚小鼠的影响[J].中国实验方剂学杂志,21(6):150-154.

胡小勤,曾学文,岑卫健,等,2012.补阳还五汤与高血压病气虚血瘀证"方证相关"的蛋白质组学研究[J].科学技术与工程,12(27):6883-6888.

姜涛,李泉,1985.内因和外因的交互作用是事物发展的原因[J].毛泽东思想研究,2(4):75-78.

李强,郭蕾,陈少丽,等,2017.补中益气汤"要药"配伍对脾虚大鼠胃肠推进及血浆 Qhrlin、NO 和 VJ 含量的影响[J].中华中医药学刊,35(2):390-394.

李万古,2000.环境范畴刍议[J].山东师范大学学报(人文社会科学版),45(1):8-10.

马志政,1997.环境成为哲学范畴的再探讨[J].浙江社会科学,(4):47-50.

滕超,许惠娟,刘慧慧,等,2011.痛泻要方及拆方对腹泻型肠易激综合征模型大鼠结肠组织水通道蛋白3表达的影响[J].中国中西医结合消化杂志,19(5):290-294.

王方方,陈家旭,宋明,等,2017.方证辨证发展脉络及应用前景[J].北京中医药大学学报,40(2):103-106.

王阶,熊兴江,何庆勇,等,2009.方证对应内涵及原则探讨[J].中医杂志,50(3):197-199.

王铁林,1988.主体与环境论纲[J].学术月刊,20(8):20-23,66.

熊兴江,王阶,王师菡,等,2009.方证对应理论研究概况[J].中华中医药杂志,24(12):1624-1626.

徐世军,李磊,张文生,等,2010.基于"方证相关"理论的治"痹"经方调控 TLR/TRAF 信号通路的比较研究[J].中国中药杂志,35(8):1025-1029.

张成东,谢鸣,2007.基于整体特性的成方变化运用[J].北京中医,26(5):281-283.

张林,谢鸣,2004.中药多向功效在方剂中的选择性作用[J].湖南中医学院学报(24):37-38.

章宇杨,2017.探析化学反应中条件不同[J].环渤海经济瞭望(7):193.

赵荣华,刘进娜,李聪,等,2015.肝郁、脾虚和肝郁脾虚证模型大鼠下丘脑-垂体-肾上腺轴变化及柴疏四君汤的干预效应[J].中国中西医结合杂志,35(7):834-838.

Liu X J, Lv M, Wang Y Z, et al. , 2020. Deciphering the compatibility rules of traditional Chinese medicine prescriptions based on NMR metabolomics: a case study of Xiaoyaosan[J]. J Ethnopharmacol, 254: 112726.

第三节　方剂的组分配伍

　　方剂是中医临床运用中药治疗疾病的最终表达形式,而配伍又是方剂的核心和灵魂。方剂配伍规律的科学内涵一直是中医药现代化的主要瓶颈之一。近年来,方剂有效组分配伍成为方剂配伍的新模式,然其科学性、有效性还有待进一步验证和研究。方剂组分配伍是指在中医药理论指导下,将中药中组分明确、作用清楚的活性物质进行配伍的模式,即在中医药理论指导下,将分子生物、药理、化学、数学、计算机芯片等技术运用到中医药现代化的研究中来,阐明中药作用的物质基础、作用机制,再将中药中组分明确、作用清楚的活性物质进行配伍的方剂组方新模式,其处方名称应为组分复方,不能称为中药复方。中药复方或方剂是按照一定的组方原则,在治法指导下,根据药物的四气五味、升降浮沉、归经、功效等不同维度特性,针对具体病症选择合适的药物,酌定用量、用法、剂型等,是一个有机整体。由于中药成分的复杂性、作用靶点的多层次性,方剂组分配伍现在不能、将来也不能替代全药配伍,但可以是方剂配伍的一种有效的补充,其产生和存在也有其必然性和合理性。与传统的方剂全药配伍相比,有效组分配伍将中医理论与现代制药的技术融为一体,物质基础和作用靶点更加明确,这无疑是有益于中医药的国际化和中药新药的创制。但是应该看到,作为一种新兴的配伍模式,有效组分配伍还存在很多问题,其系统性的缺陷在于方剂有效组分配伍的理论体系尚未建立、药效评价指标比较单一、有效组分筛选难度大等三方面。而且,目前方剂有效组分配伍研究比较成功的也仅限于组成为 5 味药以下的小复方,无法推及到含有更多药味、成分难以确定的复方中。因此,在现行科学技术条件下,不能片面地夸大有效组分配伍的优势,忽略或者贬低传统复方全药配伍的特点及优势。

配伍是方剂的核心、灵魂,决定了方剂的功效。近年来,随着科学技术的迅速发展和多学科的交叉融合,分子生物学、药学、药理学、化学、数学、计算生物学等技术运用到中医药现代化的研究中,也与方剂学研究密切结合,形成了跨学科融合发展的新态势。方剂配伍出现了组分配伍即组方处方的新形式,方剂组分配伍是指将中药中作用清楚的活性物质进行配伍组方的模式,这种组方形式促使方剂配伍的研究由饮片层次上升至组分层次,利用有效组分化学结构清楚、靶点明确等优点,可以有效阐述组分配伍方剂的科学内涵,亦有望依此研发新药。

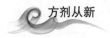

1. 组分配伍的组方形式是方剂配伍的新模式

组分配伍的提出者是王永炎、张伯礼院士领衔的国家 973 项目"方剂关键科学问题的基础研究"团队，他们认为组分配伍是在病证结合、方证相应、理法方药相一致的基础上，以中医学理论、系统科学思想为指导的，从有效方剂出发，针对有限适应证（证候类型），通过多组分、多靶点，以整合调节为基本作用方式，并能辨病辨证相结合的新的中药应用形式。

组分配伍的组方形式目前主要有两种：一是单味药标准组分配伍，每一味中药就是一个单方，其组分多样，通过筛选其中不同组分配伍或调整其中的各组分含量、比例，药物作用即出现差异。例如，从当归中提取不同成分配伍，作用及强度均发生改变，抗炎作用最强的组分配伍是藁本内酯与阿魏酸 1∶30 配比时；协同增效作用最强的组分配伍是当归总油与当归总酚酸。二是多味药物的有效组分配伍或有效经典名方中不同药物有效组分配伍，即针对疾病关键病理环节，运用现代科学技术筛选出各药的关键有效组分进行配伍，其在针对病理环节及靶位上作用会加强，相关靶位疗效也更明确。例如，现代药理研究发现葛根芩连汤具有降低糖尿病小鼠模型血浆中空腹血糖的作用，采用方中葛根的有效组分葛根异黄酮与黄连中的有效组分黄连生物碱按照 8∶3 的比例进行配伍后，其降糖效果与葛根芩连汤相当。又如，"血家百病通用之方"的四物汤，当川芎嗪（川芎有效组分）、芍药苷（芍药有效组分）、阿魏酸（当归有效组分）、多糖（熟地黄有效组分）按照 2.275∶4.285∶5.298∶1.472 比例配伍时，其促进造血的功能最强。再如，利用网络药理学及分子对接技术预测益气温阳活血利水代表中药黄芪、桂枝、丹参、葶苈子的组分配伍防治慢性心力衰竭的潜在靶向作用机制的研究中发现，四药的有效组分分别是黄芪总皂苷、桂皮醛、丹参总酚酮、葶苈子水提物；利用组分配伍进行动物实验，结果显示该组分配伍能有效改善心功能，降低血浆中 B 型钠尿肽前体、心肌肌钙蛋白，升高血清中超氧化物歧化酶、降低丙二醛含量，改善心肌细胞凋亡，提示其作用机制可能与能量代谢、氧化应激、炎症反应及细胞凋亡有关。

这种组分方剂的模式，类似于西药的药物联用，从药效来说是确定的，从作用机制来说也是靶向相对明确的。这无疑是从分析到还原研究方剂的一种简化模型和有益探索，开创了方剂研究的新模式。

2. 方剂的作用特点是基于复杂成分基础上的整体性综合调节

方剂是在辨证审因确立治法之后,按照一定的规矩(组方原则或组方结构)选择合适的药物,酌定用量,使之主次分明、切中病情的药物配伍组合。因此,方剂是一个有机整体,是药物按照一定的组方原则的有机组合,药物之间呈现出相辅相成、相反相成的作用特点,既不是简单的药物堆积,也不是药效的叠加,而是针对具体病症的整体性综合调节作用。方剂发挥"整体性综合调节"作用,从组成形式上看是基于方剂配伍的基本原则,根据中药四气五味、升降浮沉、有毒无毒、归经功效等特性,选择合适的药物,酌定用量、用法、剂型等;从药效物质基础上看则与方中药物成分的多样性、作用的多层次性、多靶点性等密切相关。因此,方剂的作用特点是基于复杂成分基础上的整体性综合调节。

以经方下瘀血汤为研究对象,对比研究下瘀血汤全药配伍(大黄、桃仁、䗪虫)与组分配伍(大黄素、苦杏仁苷、䗪虫提取液)抗大鼠免疫性肝纤维化的作用。结果表明,无论是从药效还是药理作用机制角度来看,下瘀血汤全药配伍的多项实验指标效果均优于组分配伍组。

分析其原因,首先是下瘀血汤全药配伍化学成分的复杂性,大黄、桃仁、䗪虫三味药中每一味药物的化学成分均呈现出非常复杂的多样性,还有些成分用目前的药学手段难以确定;其次是与化学成分复杂性基础上的复杂生物效应有关,成分的复杂性决定了作用的多层次性、多靶点性,呈现出整体综合调节作用;最后是单一或几个能够检测到的、有生物活性的成分并不能涵盖药物本身成分的复杂性、作用靶点的多样性。例如,黄连素是黄连的主要有效成分,但并不意味着黄连素可以替代黄连,或者代表着黄连的生物效应。举一个通俗的例子,羊肉、牛肉、鸭肉的主要营养成分应当是蛋白质,但是蛋白质不是决定它们差别的主要因素,除了蛋白质之外的微量成分应该是影响其补益作用强弱和寒热属性不同的根本原因。

当然,我们也应该看到传统全药配伍组方形式在进行现代研究方面所面临的困境,如因为复方化学成分、作用机制的复杂性,存在有效成分不明确、作用靶点不清楚、药效不稳定、质量难以控制等问题。这些问题不能以简化的手段解决,或者忽视而了之,应俟未来科学技术发展和新方法论的提出而得到解决,而且也一定可期!

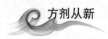

3. 方剂组分配伍反思

3.1 药物中的一种有效组分不能完全替代整药而起作用

由前述可知,方剂组分配伍的研究多选用药物中的某一种有效成分替代原来药物,通过均匀设计、回归分析等手段将复方中有效成分按不同配比进行配伍,筛选优化后选出药效作用最佳的配伍比例来替代全药配伍。不可否认其优点是成分清楚、作用明确、质量可控,针对病理环节或靶点上的作用会加强,甚至可能创立新方,对于丰富和完善中药现代化内涵和创新现代中医药研究均具有重要作用。

但是中药方剂作用的发挥是多成分相互协调的综合性作用,而且中药本身就是含有复杂的化学成分复方的,具有多种活性成分、功能成分、无效成分及毒性成分,经过煎煮其成分之间可能发生复杂物理或化学变化,因此只选择其中一种有效成分替代原药进行配伍,会出现药效作用趋向单一、弱化原药、原方作用多层次、多靶点的特点,而且目前的研究尚不能说明有效组分配伍能完全替代原药、原方。例如,李雪梅等对扶正化瘀胶囊组分配伍抗肝纤维化模型的研究表明优化的三种有效组分(虫草多糖、苦杏仁苷和绞股蓝总皂苷)配伍效果与原方六味药[丹参、发酵虫草菌粉、桃仁、松花粉、绞股蓝、五味子(制)]作用相当,但是三种组分的配比不仅与原方配比不同,而且针对不同的模型其比例(二甲基亚砜模型中最佳比例为6∶8∶5,四氯化碳模型中最佳比例为2∶16∶5)也不同;如此的组分配伍究竟与原来全药配伍有多大的可比性,以及在动物实验阶段取得的成果能否说明对于人体也具有同样的呈现度等,均需要进行大量的科学研究来进一步验证。

3.2 组分配伍易忽略功能组分和无用组分的配伍作用

中药复方全药配伍中的组分包括有效组分、功能组分、无用组分三部分,构成中药复方物质基础的应该是有效组分和功能组分,而所谓的功能组分是指中药复方中存在的一类虽然不能直接起到药效作用,但是能够通过对有效组分起增溶,或者辅助功能,或者减毒而发挥作用的化学成分。例如,研究表明茵陈蒿中利胆的有效成分二甲基香豆精为疏水性成分,该成分在单独加热煎煮时溶解量不多,但茵陈蒿中同时含有其他化学成分,在煎汤时茵陈蒿中的多糖及脂肪类成分能够促使二甲基香豆精溶解量大大增多,2 次煎煮后可达90%以上。也就是说茵陈蒿汤中的多糖类、脂肪类成分看起来没有利胆的作用,属于功能组分,但是其对利胆的有效组分二甲基香豆精却有着促进溶出的作用,若选择组分配伍组方,往往会以二甲基香豆精替代茵陈蒿进行配伍,而忽略多糖类、脂肪类的功能组分,从而导致方剂的疗效降低或某些功效的缺失。因此,方剂组分配伍也应该重视功能组分的作用,从药物化学、药效学、生物药剂学等角度利用现代提取分离、分析技术获得方剂中存在的功能组分,并对其在体内的分布、吸收、代谢、排泄及与其他成分间的相互作用进行全面研究,才能更好地体现方剂配伍的严谨性、科学性。

另外,那些所谓的无用组分就真的没有"用"吗?譬如我们喝的纯净水和矿泉水,都是水,难道那些矿物质是无用的杂质?恐怕还不能轻易地下这样的结论。

3.3 组分配伍无法实现性味(药性)配伍

传统方剂配伍理论包括药性配伍与功效配伍两部分内容。药性配伍指的是中药性能(四气、五味、归经、升降浮沉、毒性等)在药物配伍之后起到的作用,正如徐灵胎所言:"故方之既成,能使药各全其性,亦能使药各失其性。"即不同药性的中药进行合理的配伍之后,可以调偏性(药性)、制毒性、增强或改变中药原有的功能,从而降低或消除药物对人体的危害因素,发挥其相辅相成或相制相成、相反相成等作用。例如,治疗肝火犯胃引发的胁肋胀痛、嘈杂吞酸、呕吐酸苦水等症,以苦寒的黄连清热泻火,配伍少量辛热的吴茱萸,既可防苦寒的黄连伤胃败胃,又可借其辛散走窜之性疏达肝气,顺遂肝木条达之性,二者相反相成,可见传统的方剂是药性配伍与功效配伍相结合的有机整体。而目前组分配伍组方则是根据现代科技手段选出中药中的有效成分进行配伍,主要呈现出来的是功效配伍,很难呈现出药性配伍的特征。这种缺乏中医药理论的药物也很难算得上是中药,这是不可回避而且是必须面对的问题,因为中药就是在中医药理论指导下的用药,这个问题抑或可通过未来的科技发展而解决。

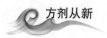
3.4　提取分离技术对方剂组分配伍的影响

方剂中药物有效组分提取分离的技术方法目前主要有两种。一种是方中各单味药分别提取分离,然后将提取分离到的有效组分按比例配伍。例如,双参通冠方,即是将人参中的人参总皂苷、丹参中的丹参总酚酸与延胡索中的延胡索总生物碱配伍而成。另一种是将复方中药作为一个整体,采用植物化学的方法对全方的化学成分进行提取、分离、鉴定等,然后选用其中的几种有效组分进行配伍。相较于前一种提取方法,后面一种提取方法的优点在于可以与各单味药的成分进行比较,观察有何区别;也可观察有无新的化合物生成,从而与全药配伍的可比性有所增加,因为传统的方剂全药配伍煎剂制备方法为共同煎煮,各成分之间可能会发生物理或化学变化。张伯礼院士等认为中药中各种组分的提取、分离、制备技术是搭建中药标准组分提取分离的重要平台,首先应从中药材或饮片中提取不同极性或类别的化学成分群,其次利用色谱技术将提取物分离得到所需标准组分,并建立标准组分库,通过计算机数据挖掘探索中医药的内在规律,但也必须看到,这是一个非常艰巨的任务!

总之,与传统的方剂全药配伍相比,有效组分配伍将中医药理论与现代制药的技术融为一体,物质基础和作用靶点更加明确,这无疑是有益于中医药的国际化和中药新药的创制。但是应该看到,作为一种新兴的配伍模式有效组分配伍还存在很多问题,其系统性的缺陷在于方剂有效组分配伍的理论体系尚未建立、药效评价指标比较单一、有效组分筛选难度大三方面。而且,目前方剂有效组分配伍研究比较成功的也仅限于组成为5味药以下的小复方,无法推及到含有更多药味、成分难以确定的复方中。因此,在现行科学技术条件下,不能片面地夸大有效组分配伍的优势,忽略或者贬低传统复方全药配伍的特点及优势。

(陈少丽)

参考文献

艾铁民,1999.中药现代化与多样性的药学思想[J].世界科学技术,1(3):38-40.

安静,2014.当归提取物中不同组分配伍的协同抗炎、抗氧化作用研究[D].北京:北京中医药大学.

陈倩,冯泳,2013.中药复方有效组分配伍的研究现状及思考[J].现代中医药,33(5):128-130.

陈少丽,陈德兴,都广礼,2013.下瘀血汤组分配伍抗免疫性肝纤维化大鼠模型的实验研究

[J].时珍国医国药,24(6):1397-1399.

陈少丽,都广礼,丁娜,等,2012.下瘀血汤全药与组分处方抗猪血清肝纤维化的比较研究[J].中国实验方剂学杂志,18(1):154-157.

陈少丽,都广礼,鲁艳平,等,2012.下瘀血汤全药与组分处方对免疫性肝纤维化大鼠肝组织COL-Iα1、TIMP-1mRNA表达影响的比较研究[J].上海中医药大学学报,26(3):82-85.

陈少丽,都广礼,鲁艳平,等,2013.下瘀血汤全药与组分处方对免疫性肝纤维化大鼠肝组织α-SMA、TGF-βl、PDGF-βR mRNA表达影响的比较研究[J].中华中医药学刊,31(10):2227-2229.

高月,马增春,梁乾德,等,2010.四物汤的方证结合研究[J].世界科学技术——中医药现代化,12(2):211-216.

韩杨杨,王海娟,韩玉洁,等,2023.基于网络药理学及实验验证探讨益气温阳活血利水中药组分配伍防治慢性心力衰竭作用机制[J].天然产物研究与开发,35:677-692.

季宏伟,2006.中药方剂复方配伍的研究[J].中国现代中药,8(12):33-34,39.

贾晓斌,陈彦,李霞,等,2008.中药复方物质基础研究新思路和方法[J].中华中医药杂志,23(5):420-425.

李冀,2006.方剂学[M].北京:中国中医药出版社:1.

李佳川,顾健,谭睿,2012.葛根芩连汤有效组分"止消渴"药效作用研究[J].中药材,35(7):1132-1135.

李雪梅,胡义扬,段小华,等,2010.基于均匀设计的抗肝纤维化中药有效组分配伍研究[J].中国中西医结合杂志,30(1):58-63.

李杨,张梅,2016.中药组分配伍研究方法及应用实践[J].中药与临床,7(5):51-53,64.

刘建勋,韩笑,许勇刚,等,2006.双参通冠方药物血清抗缺氧复氧损伤心肌细胞Ca^{2+}超载的机制研究[J].中国中药杂志,31(12):995-998.

任素剑,林江,丘志良,等,2019.中药组分配伍与方剂配伍的相关性研究[J].辽宁中医杂志,46(4):711-714.

王阶,郭丽丽,王永炎,2006.中药方剂有效成(组)分配伍研究[J].中国中药杂志,31(1):5-9.

王阶,王永炎,杨戈,2005.中药方剂配伍理论研究方法和模式[J].中国中药杂志,30(1):6-7.

严永清,1985.关于加强中药复方化学成分的研究[J].中药通报,10(2):3.

姚辛敏,周妍妍,于森,等,2011.中药复方物质基础研究——脑脊液药理学的应用探微[J].中医药学报,39(3):3-5.

张伯礼,王永炎,2005.方剂关键科学问题的基础研究——以组分配伍研制现代中药[J].中国天然药物,3(5):258-261.

张滕,任明,郭利平,2017.方剂配伍与组分配伍的理论渊源和相关性分析[J].辽宁中医杂志,44(2):267-269.

张圆,吴晓丹,杨勇,2018.精准医学背景下的传统配伍与有效组分配伍[J].中医药学报,46(2):7-10.

郑宏,邹海艳,赵晖,等,2015.方药组分配伍的药效学研究进展[J].环球中医药,8(12):1550-1552.

第四章
方剂的方解

第一节　概　　述

　　方解就是按照一定的原则,对方中的药物进行地位划分和作用阐释,最大限度地实现理法方药一体化的解析过程。按照上述定义,现行方剂学方解的建立基本上遵循主治病证分析、病机(证)辨析、治法确立、按照"君臣佐使"原则对方中药物进行地位划分和作用解析这样一个基本过程。这个过程其实基本符合中医临床医生对一个患者的诊疗过程,即收集四诊信息、诊断疾病、辨证求因审机、确立治法和遣药组方,用四个字概括,就是理法方药。概而言之,每首方剂的解析过程,就是对中医理法方药辨证论治全过程的再现或还原。因此,正确解析方剂是正确使用方剂的前提,离开了正确方解指导下的方剂临床运用必然是守株待兔、刻舟求剑。例如,一见往来寒热就用小柴胡汤,而想不到便秘也可以用小柴胡汤来治疗,究其原因就是不能正确地解析方剂。另外,正确的方解对于阐释方药离合原理、指导方剂现代科学研究、创制新方和感悟历代医家学术思想都具有重要的作用。

　　方剂是体现和完成辨证论治的主要工具之一,是理法方药辨证论治体系的最终表达形式。方剂学从萌芽、发展、成熟到如今的现代化已经走过了2 000多年的历史,方剂的数量可谓卷帙浩繁,每一首来源于不同医家的方剂均反映了制方者对中医理论的源流梳理和防病治病经验的理解、发挥、创造,体现了历代医家的诊疗经验及学术思想。因此学习方剂的关键是参透组方原理,培养学习者分析、运用方剂和临证组方的能力。自《黄帝内经》提出"君臣佐使"的制方原理以后，"君臣佐使"已经被公认为指导组方的基本原则。成无己在《伤寒明理论·药方论》中首先运用"君臣佐使"理论对 20 首伤寒方剂进行了解析，开方论之先河，因此清代医家汪昂在《医方集解》中说："方之有解，始于成无己。"自成无己以降，后世医家和现行方剂学教材多依此方法建立方解。然而，"君臣佐使"理论在阐释方理、指导临床遣药组方等方面还存在一定的局限性。目前对于方剂方解的专门论述较少，尤其是从方解的概念、作用、建立方法等方面还乏善可陈。

1. 方解的概念

目前关于方解还没有确切的定义。顾名思义，方解就是方剂的解释，是按照一定的原则，对方中的药物进行地位划分和作用阐释，最大限度地实现理法方药一体化的解析过程。按照上述定义，现行方剂学方解的建立基本上遵循这样一个基本过程：主治病证分析、病机（证）辨析、治法确立、按照"君臣佐使"原则对方中药物进行地位划分和作用阐释。这个过程基本符合中医临床医生对患者的诊疗全过程，即收集四诊信息、诊断疾病、辨证审因查机、确立治法和遣药组方，用四个字概括，就是"理法方药"。概而言之，每首方剂的解析过程，就是对中医理法方药辨证论治体系的再现或还原。

2. 方解的作用

2.1 阐释方药离合原理

方剂是按照一定的原则和结构，选择合适的药物而组成的有机整体，它既不是药物的机械堆积，也不是药效的简单叠加，这种方与药的关系就是徐灵胎所说的"方药离合"。这种离合关系就像单词和句子的关系，中药相当于单词，方剂相当于句子；每个单词都有多种含义，多个单词构成句子，离开了单词的句子是不存在的，同样离开了句子的单词也不能表达特定的含义。因此，必须把单词放在具体的句子中，才能使不同单词表达出一个完整的语义。也许一句话中我们知道每个单词的含义，但是我们也许不知道它们组合在一起的语义是什么！同理，我们知道每首方剂中各个药物的功效，但是不知道它们组合

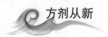

以后产生的综合效应是什么。

方剂配伍的最主要目的就是增效减毒,即方剂功效由药物配伍产生,但方剂之功效不能与组成药物的功效完全画等号。诚如清代医家徐灵胎所言"药有个性之专长,方有合群之妙用""方之与药,似合而实离也……故方之既成,能使药各全其性,亦能使药各失其性"。方解的首要作用就是要阐释方剂中药物之间纵横交错的复杂配伍关系,以及这种复杂关系在具体病证治疗中所体现的方剂作用取向。

2.2　指导方剂的临床应用

方解是对方剂组方的解构过程,是理法方药辨证论治过程的再现或还原。从这个意义上讲,正确的方解是指导正确使用方剂的前提。例如,桂枝汤方解强调其两调营卫作用,而营为阴血,卫为阳气,即桂枝汤有调和阴阳气血的作用,所以血脉病、阴阳及气血失和的病证都可以使用桂枝汤加减治疗。由此推论由桂枝汤衍化的方剂也多有此类作用,故临床上可用当归四逆汤、小建中汤、炙甘草汤等治疗血脉不和、阴阳失和、气血失和的病证。又如,小柴胡汤,一方面方剂解析中强调其和解少阳作用来治疗伤寒少阳证;另一方面,我们也应当看到小柴胡汤还有调和胆胃、疏肝清热、凉血调经等作用,还可以治疗胆胃不和之便秘、胃痛及热入血室证。

上述小柴胡汤的异病同治也引发出另外一个问题,就是一首方剂的方解应该不是唯一的,应该随着其所指向病证的不同而相应地改变其方解。譬如补中益气汤,如果治疗中气下陷之证,其方解的指向应该是补气升阳举陷;如果是治疗气虚外感证,其方解的指向应该是补气解表;如果是治疗气虚发热,其方解的指向应该是补气清热。因此,离开了具体病证谈方解就是纸上谈兵,同时也说明方解可以是多向性的,随其主治而变通。

2.3　为拆方研究提供理论支撑

拆方研究是方剂配伍规律研究的常用方法,就是将方中药物按照不同的功能模块进行拆分,以考察其配伍关系的现代科学内涵。但是,方剂的拆方研究绝不可以没有中医方剂理论指导,否则就会无章可遵、无序可循。陈竺等运用"君臣佐使"理论阐释了复方黄黛片(雄黄、丹参、青黛)的组方科学性,验证了雄黄(硫化砷)是"君药",丹参(丹参酮)是"臣药"、青黛(靛玉红)是"佐药"。因此,方解明晰了方剂中不同药物的地位和作用,有效地指导了方剂拆方研究,为方剂现代研究提供了强大的理论支撑。

由于方解的多向性,我们也可以从不同角度进行拆方研究。譬如五苓散的拆方研究,应该是首先建立本方的方解,我们基本可以确定本方由利水药群(白术、猪苓、茯苓和泽泻)和通阳药群(桂枝)组成,故可以考察利水和通阳配伍的规律和现代科学内涵,这样的拆方研究完全不同于君臣佐使法建立方解指导下的拆方研究,有了一个全新的视角,真可谓"横看成岭侧成峰,远近高低各不同"。

2.4　感悟历代医家学术思想,有利于创制新方

"方从法出,法随证立,以法统方"概括了方剂和治法的关系,故"方即是法"。从这个角度看,方解就是从不同角度解析方剂中体现不同治法药物(群)之间的复杂关系。因此,一首方剂的创制,其实就是治法的组合或创新。例如,王清任创制的补阳还五汤,其实就是在当归补血汤基础上,创造性地由补气生血法转化为补气活血法,这种治法创新指导下的方剂创新才能有板有眼、纲举目张。

方解明晰了方剂组方原理,并进一步将方剂内部药物之间的配伍关系上升为治法理论高度(尤指治法创新和组合),这对于医家自觉运用治法理论创制新方大有裨益。从这个角度看,方剂也是历代医家学术思想的载体;反之,研究历代医家学术思想,也必求诸于其方。例如,补中益气汤是补气药物和升阳药物的有机组合(补气升阳法),这也是李东垣学术思想的核心。明确了这一基本组方原理,可以创制新的补气升阳方剂,如张锡纯运用这一组方原理创制了治疗大气(宗气)下陷的升陷汤。升陷汤保留了基本的补中益气汤补气升阳的黄芪、升麻和柴胡药群,又加一味桔梗以为舟楫之剂,载药由中焦到达上焦,故可以治疗心肺宗气下陷之证;为防黄芪过热,又配伍知母以清热,真可谓"匠心独具""慧眼独识"。

总之,自成无己开方论(方解)之先河以降,历代医家不断探索方剂的解析方法,也多以方论的形式出现,至明清时期达到高潮,如吴昆的《医方考》、张璐的《张氏医通》、汪昂的《医方集解》、罗美的《古今名医方论》、王子接的《绛雪园古方选注》、吴谦等的《医宗金鉴·删补名医方论》、吴仪洛的《成方切用》、费伯雄的《医方论》、张秉成的《成方便读》等,都是对后世研究影响很大的方

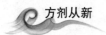

论著作。有鉴于成无己、吴鹤皋始作诠证释方以来,"著方者日益多",而"注方者不再见",时医但知有方而不知方解。汪昂为补当时方书之不足,以方义解释为中心,萃集了历代医家辨证释方的名言卓识,结合汪昂自己的潜心参悟,围绕方剂主治病证的证候、脉象与脏腑气血阴阳、病理病机、治法及制方用药原理等进行释方。可以说,汪昂是方解阐释之集大成者,起到了承前启后的重要作用,其功不可泯灭。同时也说明,著(创)方重要,注(方)更为重要,否则真陷入孙思邈《大医精诚》中所云"治病三年,乃知天下无方可用"的尴尬境界。因此,方解的学习和探讨,对于方家而言,无论怎么强调都不为过。

(都广礼)

第二节　方解的建立方法

方解,顾名思义就是对方剂的解释。《素问·至真要大论》中"主病之谓君,佐君之谓臣,应臣之谓使"的理论当属最早的方解思想萌芽,也标志着方剂从单纯的临床用方经验上升至理论总结的高度。而真正开始运用"君臣佐使"理论来阐释方解,则是金元时期的医家成无己,他在《伤寒明理论·药方论》中首先运用《黄帝内经》中提出的"君臣佐使"理论对20首伤寒方剂进行解析,对每首方中所用之药分别注明君、臣、佐、使,再加以解释,明确其具体配伍意义。自成无己以降,后世医家和现行方剂学教材多依此方法建立方解,目前君臣佐使法仍是现行方剂学教材及著作中主流的方剂方解建立方法。故清代医家汪昂《医方集解》云:"方之有解,始于成无己。"诚然"君臣佐使"作为组方原则或组方结构均有其合理性的依据,但是越来越多的学者已经认识到作为方剂的方解建立方法,君臣佐使法建立方解存在片面强调君药的地位和作用、"君臣佐使"划分确定的主观意味强、缺乏科学佐证及脱离临床实际等局限性,疑义颇多。

方之既成,必验之于临床。自《汤液经法》以降,方剂数量虽然大量增加,但仍然偏重于在临床应用而忽视方剂理论的创新,如大多数方书体例多为某病证用某方治疗,并未阐明方剂药物的组方配伍原理,即治虽明而理法方药未清。有鉴于此,后世医家不断尝试对方剂进行理法方药一体化解释,以期阐明方剂组方的基本原理。

1. 现行方解的建立方法

1.1 君臣佐使法建立方解

成无己在《伤寒明理论·药方论》中首先运用"君臣佐使"理论对 20 首伤寒方剂进行了解析,书中对桂枝汤的方义阐释如下:"桂味辛热,用以为(君),必谓桂犹圭也,宣道诸药为之先聘,是犹辛甘发散为阳之意。盖发散风邪必以辛为主,故桂枝所以为君也。芍药味苦酸微寒,甘草味甘平,二物用以为(臣)(佐)者。《黄帝内经》所谓风淫所胜,平以辛,佐以苦,以甘缓之,以酸收之。是以芍药为臣而甘草为佐也。生姜味辛温,大枣味甘温,二物为(使)者,《黄帝内经》所谓风淫于内,以甘缓之,以辛散之。是以姜枣为使者与。姜枣味辛甘固能发散而此又不特专于发散之用,以脾主为胃行其津液,姜枣之用专行脾之津液而和营卫者也。"从这段文字中可以看出成无己运用君臣佐使法建立方解的思路:一是根据《黄帝内经》中君、臣、佐、使的定义进行标注君药、臣药、佐药、使药;二是依据药性特点、《黄帝内经》中的理论等进行简要的释义,以明确"君臣佐使"的具体含义。《伤寒明理论·药方论》为后世医家注释古方树立了楷模,故被后世称为"开了方论之先河"。自成无己以降,后世医家和现行方剂学教材多依此方法建立方解。

1.2 气升降圆运动法建立方解

气升降圆运动法是民国年间名医彭子益创制的方解建立方法。彭子益运用河图圆运动原理来阐释人体生理病理,认为生物各得大气阴阳五行圆运动之偏,人身独得大气阴阳五行圆运动之圆。人身之病,人身运动之偏也。其对方剂解释的基本思路也是采用升降的圆运动理论,着重阐释方剂中各个药物升降浮沉的圆运动配伍关系,以此说明方剂的主要作用在于调节人体气机升降。如书中对理中丸的方义阐释:"白术燥中土之湿,干姜温中土之寒,参、草补中气之虚。中土温运,胃经复下降之常则吐止;脾经复上升之常则泻止。胃

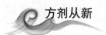

气降则上部气降,头自不痛;脾气升则下部气升,自能行动;中气运而整个升降复,是以诸病皆愈也。"此即是以中气斡旋升降复圆运动之理来解释方剂的配伍意义。

1.3 中西医结合的方解建立方法

这种方法以现代药理和中医理论互为印证,阐释方剂义理,剖析方剂功能。这种分析方法的基本思路是通过分析方剂中每个药物的现代药理作用,阐释方剂组方配伍的现代医学机制,力图证明中医组方的科学性。例如,胡光慈先生在《中医内科杂病证治新义》中论述天麻钩藤饮的方义:"本方为平肝降逆之剂。以天麻、钩藤、生决明之平肝祛风降逆为主,辅以清降之山栀、黄芩,活血之牛膝,滋肝肾之桑寄生、杜仲等,滋肾以平肝之逆……黄芩、杜仲、益母草、桑寄生等,均经研究有降低血压之作用,故有镇静、降压缓痛之功。"即以中医理论与现代药理相互印证的方式阐发方义。但不可否认的是由于中药药理学研究本身的局限性和中医方剂配伍的复杂性,这种方法只是从一个侧面反映了方剂配伍的现代医学机制,但也多是管中窥豹,其局限性亦是不言自明。

2. 君臣佐使法建立方解的局限性

现行方剂学教材沿袭成无己的君臣佐使法建立方解,也是目前普遍公认的方解建立方法。近年来方剂学界对"君臣佐使"是组方结构还是组方原则的争论从一个侧面反映了"君臣佐使"理论的局限性和不足之处,主要表现在以下几个方面。

2.1 片面强调君药的地位和作用,忽视了方剂作为母系统是由不同功能的子系统构成的基本事实

如果片面强调君药的地位和作用,就会割裂方剂作为有机整体是由多个功能子系统组成的母系统的基本事实。君臣佐使法在分析简单方剂时尚属可行,但在分析复杂方剂时则显得力不从心。例如,气血双补的八珍汤,是由补血的四物汤子系统和补气的四君子汤子系统而组成的。那么如何来界定八珍汤的君药呢?是人参还是熟地黄,抑或二者均为君药呢?很显然以补气系统

的四君子汤和补血系统的四物汤两个子功能子系统的划分,而不是按照"君臣佐使"的划分方中药物的地位和作用,更能清晰地阐释整首方剂的组方原理,也符合中医辨证论治体系中"证合方合"的治疗学思想。

2.2　"君臣佐使"的确定存在主观性,缺乏科学证据的支持

由于医家的学术思想不同,在阐释具体方剂时会对方中"君臣佐使"药物的划分持有不同见解。例如,多数方书中认为白虎汤中石膏为君、知母为臣,但是成无己认为知母为君、石膏为臣;又如,有的方书认为芍药汤中芍药为君药,也有的方书认为黄芩、黄连为君药;再如,有方书认为炙甘草汤中炙甘草为君药,也有方书认为生地黄是君药,争论不休,故又有医家认为前述两种观点均有道理,继而将炙甘草、生地黄共同作为方中君药。由此可见,方解中对方剂"君臣佐使"药物的划分存在着主观性,缺乏科学证据支持,容易造成混乱,使学习者无所适从。

2.3　脱离临床实际,弱化了方解指导临床实践的功能

正确解方是正确用方的前提,因此脱离临床实际而硬性规定方剂中药物的"君臣佐使"地位和作用无疑是形而上学的机械唯物主义。例如,一见方中有甘草就定义为使药,这种建立方解的方法既不利于教学,更无益于临床。张仲景炙甘草汤中的炙甘草绝非调和诸药的使药之意,而是重用"九土之精"的炙甘草可扶虚益损,配合桂枝温振心阳以复脉定悸,并可使药力留滞于上焦,增强疗效。验之于临床,临证应用炙甘草汤时要使用大量炙甘草,若量不大则难以收功!

概而言之,方解建立的意义不仅仅是"解方",其最终的指向是"用方"。解方是用方的前提,离开了正确方解的用方是缺乏指向性的,盲目的。目前公认的"君臣佐使"方解建立方法虽在一定程度上促进了方剂配伍理论的发展,但其局限性也是显而易见的,亟待新方解建立方法的提出!

（陈少丽）

参考文献

成无己,1955.伤寒明理论[M].上海:商务印书馆:45.
邓中甲,2003.方剂学[M].北京:中国中医药出版社.

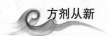

胡光慈,1958.中医内科杂病证治新义[M].成都:四川人民出版社:9.

林渊,2006.对《方剂学》7版教材中方剂组方结构的质疑[J].福建中医学院学报,16(1):60-61.

马有度,1980.医方新解[M].上海:上海科学技术出版社:1.

黄海波,2019.《圆运动的古中医学》解读[M].郑州:河南科学技术出版社:24-25.

彭子益,2009.圆运动的古中医学(续)[M].李可主校,北京:中国中医药出版社:74.

谢鸣,2002.方剂学[M].北京:人民卫生出版社:23.

许济群,1985.方剂学[M].上海:上海科学技术出版社:67.

第三节 基于药群的方解建立方法

方剂的"药群"是指体现一定治法、针对某病或某证的药物集合。以药群建立方剂方解的方法,其实质是以系统论方法为指导,明晰方剂药群的配伍结构,按照理法方药一体化原则建立方解,符合仲景之"证合方合"的学术思想和临床实际,也具有更好的操作性。当然,"药群"法建立方解并不意味着君臣佐使法建立方解完全没有意义,二者不是可以互相替代的,君臣佐使法仍然具有理论和实践上的指导意义。基于药群建立方剂方解的优势在于将方剂看作由不同功能药群构成的有机整体,但药群中又可以有"君臣佐使"之划分。也可以这样理解,在方剂这个有机整体中存在着不同的系统(药群或基础方剂),同时药群中也就存在着"君臣佐使"药物。因此,采用药群结构解析法建立方解不仅能有效弥补君臣佐使法建立方解的不足,而且对于指导方剂临床运用、优化处方和创制新方及拆方研究等具有重要的理论和实践意义。

方剂的"药群"是指具体方剂中体现一定治法、针对某病或某证的药物集合。引进药群的概念后,具体方剂就可以看作"药群"组合而成的有机整体。药群从组成上看是一组药物的组合或者基础方剂,从功效上看是功效相近或相反的药物集合,从主治病证上看又可以划分为"证药群"或"病药群"。引入"药群"概念后,可以从"药群"的角度建立方解,这对于阐释复杂方剂(大方)、临证使用和组成复杂方剂方面更加具有理论和实践上的指导意义。

1. 基于药群建立方解的基本方法

1.1　以系统方法指导,明晰方剂中药群的配伍结构

系统方法就是运用系统论的基本观点,把研究对象放在系统中加以考察的一种方法,它在自然科学和社会科学领域得到了广泛的运用。诚然,我们也可以把方剂看作一个系统,即在组方原则指导下组成的有机整体,是由若干个小的系统(药物)构成的。譬如,清瘟败毒饮方剂系统中就存在着清气分热药群子系统(白虎汤)、清血分热药群子系统(犀角地黄汤)和清热解毒药群子系统(黄连解毒汤)三个基本药群(基础方剂)。显而易见,药群的划分提纲挈领、简明扼要地概括了清瘟败毒饮主要配伍结构,使人一目了然,也更符合仲景之证合方合的思想和临床实际。

1.2　按照理法方药一体化原则建立方解

理法方药是一个环环相扣的有机整体,任何方解的建立都是对这一辨证论治全过程的分析和重现。例如,麻黄汤主治为外感风寒、肺气不宣之伤寒表实证(理),所以确定的治法为发汗解表和宣肺平喘(法),采用麻黄汤治疗(方),故麻黄汤可以划分为两个药群(药),即麻黄、桂枝、甘草(发汗解表药群)和麻黄、杏仁、甘草(宣肺平喘药群)。又如,桂枝汤主治外感风寒、营卫不和之伤寒表虚证(理),确定的治法为解肌发表和调和营卫(法),采用桂枝汤治疗(方),桂枝汤同样可以划分为两个药群(药),即桂枝、芍药、炙甘草(调和营卫药群)与生姜、大枣(调和脾胃药群)。再如,逍遥散主治肝郁血虚脾弱证(理),治当疏肝养血、健脾助运(法),采用逍遥散治疗(方),方中药物可以划分为三个药群,即柴胡、薄荷(疏肝解郁药群),当归、白芍(养血柔肝药群),以及白术、茯苓、炙甘草、煨姜(健脾助运药群);亦可划分为两大药群,即柴胡、薄荷、当归、白芍(疏肝养血药群)与白术、茯苓、炙甘草、煨姜(健脾助运药群)。依此反推,药、方、法、理亦可还原。

1.3　个别药物的功效要服从和服务于整首方剂功效主治的需要

在进行方剂的药群划分时个别药物可能不能划分入某一药群中,这时应

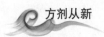

特别强调个别药物的功效要服从和服务于整首方剂功效主治的需要,从整体角度看待方剂的功效。例如,小柴胡汤可以划分为柴胡、黄芩(和解少阳)及半夏、生姜、大枣、甘草(和胃止呕)两大药群,而党参的作用显然不是单纯针对脾虚的补气,虽然它不能改变柴胡黄芩和解少阳、解表清热之作用,但由于其主治病证在少阳半表半里之枢机,此中配伍党参其意深远,柴胡、黄芩得党参可扶正祛邪,防邪内传,从而斡旋少阳机转,重在透邪外出,而使和解少阳之功倍矣,全非补养虚弱之意。又如,五苓散中泽泻、猪苓、茯苓和白术均可看为利水渗湿之药群,而其中桂枝的配伍与前述四药组成的药群则显得格格不入,此处桂枝的配伍也并非为解表而设,而是重在温阳化气以助泽泻、猪苓、茯苓、白术药群的利水之功,诚如徐灵胎所言"五苓之妙,专在桂枝也"。

2. 基于药群建立方解的意义

2.1 符合中医治疗学思想,有效指导临床实践

基于药群的方解建立法契合了"有是证,用是方"和"证合方合"的中医治疗学思想,因而更加贴近临床,有利于指导临床实践。例如,大柴胡汤为治疗少阳阳明合病之方,如果采用药群结构解析法可以将其划分为小柴胡汤药群(柴胡、黄芩、半夏、生姜、大枣、炙甘草)和四逆散药群(柴胡、枳实、芍药、炙甘草),这样的划分显然明确了大柴胡汤的主治应该是肝胆疏泄不利导致的实证,其用大黄意在假道阳明腑道以疏泄少阳、厥阴之邪,而非因阳明病也;其用芍药意在柔肝泻木以利疏泄,即张景岳《类经》所言"顺其性者为补、逆其性者为泻"之五脏苦欲补泻论,而非单纯的缓急止痛之意。如此解释,大柴胡汤和大承气汤就有了明显的病位区分,显然大柴胡汤证为"邪高",病在肝胆;大承气汤则为"痛下",病在肠胃。学者可以准确把握大承气汤和大柴胡汤的区别,并能在临床上正确区别使用两方。

2.2 有利于以药解方,以方测证

很多古方只有主治病名的描述,或无症状体征,或有症状体征而信息不完整,很难确定方剂的功效和具体证候,更谈不上确定"君臣佐使"了。因此,采用药群概念可把方剂划分为若干功能系统(药群),然后以药群功效推测方剂

的功效,再根据以方测证的原理推测其主治病证,实现药、方、法、理的逆推演。例如,温清饮药方来源于《万病回春》卷六,由当归、白芍、熟地黄、川芎、黄连、黄芩、黄柏和栀子8味药物组成,主要用于治疗妇人经行不住,或如豆汁,五色相杂,面色萎黄,脐腹刺痛,寒热往来,崩漏不止。通过上述症状很难确定温清饮的主治证候,如果将其划分为四物汤和黄连解毒汤两个药群,就很容易推断出本方的功效是清热解毒燥湿和养血活血止血,故而推测其主治当为热毒,或湿热内扰冲任、血海不宁之崩中带下病证。

2.3 有利于优化处方,创制新方

通过药群解析方剂可以高屋建瓴地把握方剂的基本结构,从而实现方剂的重新解构与优化。例如,普济消毒饮子可主要划分为清热解毒与疏散风热两大药群,另外尚有升麻、柴胡、人参三味药物组成的药群。因李东垣生活的年代战乱频繁、民多饥馑而正气不足,故此三药用以补气升阳于上焦,俾正气旺而邪气自退,并非取其单纯的发散风热和载药上升之作用。如此,就将原方优化为无人参的新方普济消毒饮子,适用于大头瘟不兼正气虚者。又如,宋代《太平惠民和剂局方》中记载的败毒散主治气虚外感风寒湿证,可以划分为散寒祛湿、疏风解表与行气化湿三大药群,另配有1味特殊药物人参,其意深远,能"培其正气,败其邪毒"。后世医家张时彻则根据败毒散的处方立意将败毒散中人参去掉,增加荆芥、防风两味药物之后,变为荆防败毒散,原书记载用于疮肿初起,临床亦可适用于外感风寒湿而无气虚者。

2.4 有利于指导拆方研究

拆方研究是方剂现代研究的常用方法,但是这种"拆"绝不是简单和随意地拆,而是要遵循一定的规则。常见的拆方研究法有正交设计法、君臣佐使法和药群结构解析法。正交设计法对药味较少方剂的拆方研究尚属可行,但是对于药物超过4味的方剂就显得力不从心了,且君臣佐使法由于"君臣佐使"本身的不确定性和主观性也不适合所有的方剂,尤其是药物超过10味的方剂。相比较而言,采用药群结构解析法却是比较容易普适性地实施拆方研究,因此基于药群的方解建立理论可以实现以功能划分为导向的方剂拆方研究。例如,补中益气汤的拆方研究应主要研究其补气药群(黄芪、党参、白术、陈皮、炙甘草)、升阳药群(升麻、柴胡)和补血药群(当归)。又如,当归芍药散的拆

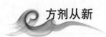

方研究应主要研究其养血调肝药群(当归、芍药、川芎)、健脾利水药群(白术、茯苓、泽泻)。因此,这种基于药群的方解指导下的拆方研究有效地避免了拆方的盲目性和随意性。

2.5　有效弥补君臣佐使法建立方解的不足

基于药群的方解建立并不意味着君臣佐使法建立方解完全没有意义,二者不是可以互相替代的,"君臣佐使"仍然具有理论和实践上的指导意义。方剂可以看作由不同功能药群构成的有机整体,但具体药群中又可以有君、臣、佐、使之划分。也可以这样理解,在方剂这个有机整体中存在着不同的系统(药群或基础方剂),同时药群中也就存在着君、臣、佐、使药物。例如,清瘟败毒饮这个复杂方剂中就存在清气分热药群(白虎汤)、清血分热药群(犀角地黄汤)和清热解毒药群(黄连解毒汤)三个基本药群(基础方剂),而每个基本药群即每首基础方剂中均有各自的君、臣、佐、使药物。

就具体临床病证而言,很少有单一病证者,多数情况下存在着兼病或兼证;与之相对应,针对具体病证的方剂存在针对主要病证的药群(君药群)和针对兼杂病证的药群(臣药群、佐药群)。例如,教材中逍遥散主治肝郁血虚脾弱证,重在疏肝,兼以健脾养血,这首方剂的主治病证存在肝郁主证、血虚和脾弱兼杂证。按照这样的理解,那么其相应的药群则为疏肝解郁君药群(柴胡、白芍、薄荷、甘草,实际上为四逆散加减)、养血臣药群(当归、白芍,实际上为四物汤加减)和健脾佐药群(白术、茯苓、炙甘草、煨生姜,实际上为四君子汤加减)。由此可见,方剂中药群存在着君、臣、佐等地位的不同。因此,对于药味较多的大方如五积散、大活络丹及江南地区经常使用的膏方,基于药群建立方解显得尤为必要和可行。

总之,采用药群结构解析法建立方解与君臣佐使法并行不悖,且有效弥补了君臣佐使法建立方解的不足,对于指导方剂临床运用、优化处方和创制新方及拆方研究等具有重要的理论和实践意义。

(陈少丽)

参考文献

陈少丽,陈德兴,陈佳靓,等,2014.五苓散中桂枝的配伍对水负荷和阳虚模型小鼠利水作用的影响[J].上海中医药杂志,48(1):78−80,84.

都广礼,2010.方剂学"药群"概念的提出及意义[J].中国中医药信息杂志,17(8)：3－4.

都广礼,2011.方剂"要药"概念的引入与意义[J].上海中医药杂志,45(8)：29－30.

都广礼,刘平,2004.方剂组方中的系统方法[J].上海中医药杂志,38(11)：40－41.

高晶,曾勇,于飞,等,2009.痹祺胶囊全方及拆方抗炎镇痛作用研究[J].中草药,40(1)：93－96.

郝莹莹,李强,陈少丽,等,2015.补中益气汤"要药"配伍的关键性增效作用对脾虚小鼠的影响[J].中国实验方剂学杂志,21(6)：150－154.

李宇航,王庆国,陈萌,等,2006.半夏泻心汤及其拆方对胃电节律失常大鼠胃电慢波频率变异系数的影响[J].中国中西医结合杂志,26(S1)：53－55.

魏宏森,1985.系统科学方法导论[M].北京：人民出版社：7.

熊永爱,黄勤挽,杨明,2013.四逆汤及其拆方心脏毒性研究[J].中医杂志,54(23)：2035－2038.

雍小嘉,蒋永光,韩佩玉,等,2005.从"方药离合"浅析以组方药物判断方剂功效的利弊[J].中华中医药杂志,20(6)：333－335.

Wang L, Zhou G B, Liu P, et al. , 2008. Dissection of mechanisms of Chinese medicinal formula Realgar-Indigo naturalis as an effective treatment for promyelocytic leukemia[J]. Proc Natl Acad Sci U S A, 105(12)：4826－4831.

第五章
方剂的特殊属性

第一节　方剂的系统性

　　哲学是关于世界观的学说,是人们对整个世界的根本观点或看法。因此,任何科学都自觉或不自觉地受哲学的影响,离开了哲学指导的科学是不可想象的。哲学虽然不能解决具体的科学问题,但是未解的科学问题可以在哲学中找到答案。当科学主体对某个科学问题不能从科学的角度作出准确的回答时,可以从哲学层面上找到答案。例如,恩格斯在《自然辩证法》的"导言"中曾对某些科学问题从哲学层面上来回答,所得出的这些科学问题的哲学解释对科学的发展显示出巨大的推动作用,这也是哲学对科学所具有的指导性作用的实质之所在。中医学的形成和发展受中国古典哲学的深刻影响,尤其是中医的整体观反映了古代哲学朴素的系统论思想。其中,中医学天人相应的整体观思想就是古代哲学朴素的系统论,虽然我们不知道天(宇宙或自然界)是如何影响人的病理生理,但是我们可以从整体观思想中推论人必然受天的影响。系统方法就是运用系统论的基本观点,把研究对象放在系统中加以考察的一种方法,系统论在自然科学和社会科学领域得到了广泛的运用,作为自然科学一部分的中医学也必然受系统论的指导并且内化为系统论的一部分。可以进一步推论,方剂作为中医辨证论治体系的重要组成部分,既是系统论指导下的产物,也是系统论的具体体现。例如,方剂中君、臣、佐、使的药物配伍关系、方剂与病证的相关性、方剂制方的三因制宜等均体现了系统论的思想,是方剂系统性的具体表现。中医科学中的系统科学方法在几千年前就被我们的先人自觉地运用到中医的诊疗体系中,为中华民族的繁荣昌盛做出了卓越的贡献。随着现代系统论的诞生,如何在中西医两种医学体系下,综合中西医之所长,在临证中自觉运用系统方法的基本观点,组成一首组方严谨、用药精当、疗效确切的方剂,是一个值得我们深入研究的课题。

哲学是关于世界观的学说,是人们对整个世界(自然、社会和思维)的根本观点或看法。科学的形成和发展离不开哲学,并受哲学思想的支配和制约,离开了哲学指导的科学是不可想象的。当科学主体对某个科学问题不能从科学的角度作出准确的回答时,可以从哲学层面上找到答案。例如,恩格斯在《自然辩证法》的"导言"中曾对某些科学问题从哲学层面上来回答,所得出的这些科学问题的哲学解释对科学的发展显示出巨大的推动作用,这也是哲学对科学所具有的指导性作用的实质之所在。中医学的形成和发展受中国古代哲学的深刻影响,尤其是中医的整体观反映了古代哲学朴素的系统论思想。

系统科学为现代科学技术提供了一套崭新的概念和方法——系统科学方法。系统方法就是运用系统论的基本观点,把研究对象放在系统中加以考察的一种方法,它在自然科学和社会科学领域得到了广泛的运用。例如,中医的诊断和治疗都强调整体观念,它用系统论的方法把人、病、症结合起来统筹考虑,就是把人看作一个整体进行考察的一种世界观。理法方药是中医辨证论治体系中四个基本组成部分,是辨证论治的最终表达形式和体现辨证论治的主要工具。因此,方剂内部各个药物之间、方剂与主治病证之间、方剂的三因制宜等均体现了系统论的基本思想,也是方剂系统性的具体表现。方剂的系统性具体表现为以下几个方面。

1. 整体性

整体性是系统方法的基本出发点,它把整体作为研究对象,认为世界上各种现象、事件、过程都不是杂乱无章的偶然堆积,而是一个合乎规律的由各个要素组成的有机整体。系统论认为一个系统的整体性质和功能绝不是部分功能或者其部分孤立功能的简单相加。因为系统各个部分是处在复杂的相互作用和相互联系的关系中,从而形成了新的结构和功能,这种结构和功能也只有在系统中才能体现出来。

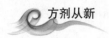

1.1 方剂是由各具特色药物组成的有机整体

我们可以把方剂看作一个系统,其是在组方原则指导下组成的功能有机整体,是由若干个小的系统(功能药群)构成的。因此,一首方剂的功效不等于方中单味药物功效的简单相加,而是各具特色药物组成的功能有机体,是一种综合性的功效。例如,针对阳明腑实重症,大承气汤中的大黄、芒硝、枳实、厚朴四个药物,其配伍在一起的泻下作用显然优于其中任何1味药物、2味或3味药物的配伍。然而就具体功能药群而言,可以将大承气汤划分为大黄、芒硝泻下软坚通便药群和枳实、厚朴行气导滞药群,两个药群之间是相辅相成的配伍关系。

1.2 方剂的整体性对临证遣药组方具有重要的指导意义

在具体临床实践中,方剂的整体性往往被忽视了,即忽视辨证用药而强调辨症用药。譬如,若纳呆,加鸡内金、麦芽、山楂等健脾消食之药;若大便秘结,加大黄、麻仁之类以通便;若失眠,加酸枣仁、合欢花、龙齿等。诸如此类,不胜枚举,似乎中医的组方是辨"症"而非辨证论治,是药物的堆砌和药效的叠加。错误地把方剂看作一个简单的药物加合体,而不是把方剂作为一个系统来看。这个系统中方和药物之间是"方药离合关系"而非简单的加和关系。

2. 综合性

系统方法强调综合运用各种知识和技术成果,因为任何一项工程都是技术的综合体,由很多系统和复杂的因素构成。

2.1 方剂组方是一个综合性很强的系统工程

既然把方剂看作一个系统,那么方剂组方也就是一个系统工程,涉及中医基础理论、中医诊断学、中医临床各科学、中药学和方剂学等多学科的知识整合,同时需要医生对系统论思想有较好的把握,最大限度地体现和完成辨证论治。中医学不仅把某一组织、器官的疾病从整体观的角度作为复杂系统对待,而且还把人与周围环境作为一个大系统联系起来,进行综合考量。因此,医生要考虑到患者的个体情况(年龄、性别等)、发病的季节、所处的环境等。既要考虑天、地、人的因素,还要对中医基础、中医诊断、中药、方剂及临床各科等各科知识有一个系统把握,综合各种因素,运用多学科的知识,才能组成一首组方严谨、用药精当、疗效确切的方剂。

2.2 方剂组方的综合性是一体化科学的具体表现形式

现代科学的迅速发展使得多学科需要融合在一起以解决复杂的问题,也就是一体化科学(integrated science)。作为现代的中医,不但要对中医学理论体系有深刻的掌握,还要学习和运用现代医学体系的最新研究成果,把两种医学体系融合起来以解决复杂的疾病。古方或经验方多是经过多年临床实践而总结出来的有效方剂,组方严谨、用药精当、疗效确切,但从目前的复方药理研究看,有的方剂也确实存在着组方不合理或药物选择不当之处,临证需要灵活变通。例如,龙胆泻肝汤中木通的使用,部分临床观察显示,长期服用龙胆泻肝丸可引起慢性肾脏损害(关木通含有马兜铃酸,川木通则无此毒副作用,而在临床中二者常混杂而用)。因此,在临床使用龙胆泻肝汤治疗疾病时,应当把木通去掉,代之以通草或其他药物。但需要强调的是,在临床组方的时候,也不可片面地以中药的现代药理组方替代中医的辨证论治处方规范。因为这样做的结果,一方面是走废医存药的老路,另一方面疗效也必然欠佳。因此,只有运用系统论的观点,综合中西两种理论体系,才能组成一首有效的方剂。

3. 关联性

关联性是指系统的各部分之间,部分与整体之间,系统各性质和参数之间,系统和外界环境之间都存在着关联性,这些关联性直接影响着系统的功能。同样,医生在组方时要充分考虑这些关系。

3.1 方剂系统内部各个要素之间相互关联

从方剂系统内部之间的关系看,首先是药物之间的"君臣佐使"与七情和合的复杂关系。例如,麻杏石甘汤中麻黄和石膏的解表与清热,麻黄与杏仁的宣肺与降肺,体现了方剂复杂系统中药物的相互联系与作用。必须综合考虑这些关系,才能找到最佳的剂量配伍比例。

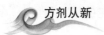
3.2 方剂和人体脏腑经络系统等相互关联

以治疗脾约便秘的麻子仁丸为例,方中杏仁的使用是针对人体脏腑系统中肺与大肠相表里的关系,既可降肺气而通导大肠之气,又可润肠通便;而芍药的使用则考虑人体脏腑系统中肝脾之间木土相克的关系,脾弱则肝木来克之,脾受肝之约束而不能行使其为胃布散津液的功能,故以芍药酸泻肝木,泻木以扶土。因此,方剂组方一方面为有是“症”用是药,更重要的是把方剂放在人体复杂的内外环境系统(方证系统)中加以考察。

4. 最优性

最优性是指在研究设计、控制和管理系统时要从整体出发,而不是从局部出发,分析协调系统内外各种关系,目的是从多个可行方案中选择一个最优方案,以使工作最有成效,系统达到最佳的功能,这就是最优性。著名物理学家爱因斯坦曾说:“当一个复杂现象中起作用的因子数目太大时,科学方法在多数情况下就无能为力了。”因此,我们在分析方剂和组成方剂的时候,应当按照系统方法的最优性原则,综合考虑方剂系统内外各种关系,尽可能减少起作用因子的数目,从而组成最佳方剂。

4.1 方剂系统内部各个药物之间的复杂关系需符合最优性原则

按照系统论的观点,方剂是一个复杂的系统,构成方剂的是若干子系统即“药群”,而构成子系统的最小单位就是单味药物。方剂是由若干基本方或药群(子系统)组成的,一般是针对主证或主病的药物,是最能体现该方功效特点的药物,它可以是单味药物,也可以是药对或多味药物(复方),很多情况下是一首方剂中的君药或臣药。经典方剂的子系统(要对、基础方)是古人在长期的医疗实践中总结出的、针对某一证的最佳药物组合,是经过多年实践检验的最佳药物配伍系统,我们可以直接借鉴使用。例如,麻黄汤中的麻黄与桂枝,桂枝汤中的桂枝与芍药,小柴胡汤中的柴胡与黄芩等,都是经历了两千多年临床验证的、历久弥新的药群系统。较大方剂的子系统可以是一首简单的方剂,如温胆汤的核心子系统为二陈汤。确定方剂子系统使我们可以直接借鉴前人的经验,在临证组方中才能有法可循,做到方中有方,法中有法,方即是法,诚如清代医家程钟龄在《医学心悟》中所说的"一法之中,八法备焉,八法之中,百法备焉"。

4.2　方剂与证的对应是最优性原则的具体表现

方剂只有针对相应的病证才具有意义,否则就无效甚至有害,这种关系就是方证对应或者方证相关,因此在临证组方中必须考虑方剂和证之间的对应关系。例如,六君子汤主治脾虚痰湿之证,证的系统包含了脾气虚弱证和痰湿中阻证两个子系统,治法系统应该是健脾和消痰,因此方剂的两个子系统是补脾益气的四君子汤和燥湿化痰的二陈汤,补法、消法合用以补脾消痰,恰中病机,理法方药浑然一体,体现出方剂配伍的精妙之处!

综上所述,中医学中的系统科学方法在几千年前就被我们的先人自觉地运用到中医诊疗体系中,为中华民族的繁荣昌盛做出了卓越的贡献。随着现代系统论的诞生,如何在中西医两种医学体系下,综合中西医之所长,在临证中自觉运用系统方法的基本观点,组成一首组方严谨、用药精当、疗效确切的方剂,是一个值得深入研究的课题。

(都广礼)

参考文献

郎洪,杨国英,1995.系统方法在处理复杂问题中的应用[J].郑州工学院学报,16(4):53-56.

李认书,蒋永光,金桂花,2001.方剂中基本方的研究意义[J].四川中医,19(8):77-78.

魏宏森,1985.系统科学方法导论[M].北京:人民出版社:76.

第二节　方剂的同质性与异质性

真实世界中的事物从一个层面来看具有同质性,从另一个层面来看又具有异质性,是同质性和异质性的统一体。"智者察同,愚者察异","反物观道"才能透过现象看到本质。同质性对于认识事物本质和分类具有重要意义,同质性是异质性存在的前提和条件,离开同质性谈异质性是没有意义的。可以

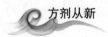

推论,方剂也是同质性和异质性的统一。方剂的同质性是指方剂在组成、功效和主治等方面具有相近性或同一性;反之,方剂的异质性是指方剂在组成、功效和主治等方面的不同性或差异性。方剂是由药物组成的、针对具体病证的有机整体,而组成又决定了方剂的功效和主治病证。方剂是同质性和异质性的统一体,决定方剂同质性和异质性的首要因素是方剂的组成和配伍,其次是方剂组成药物的剂量配比和剂型,但最终具体表现为方剂的功效和主治。正确理解方剂的同质性和异质性对于认识方剂的本质,对方剂进行分类和比较,进而指导方剂分类、比较和临床应用及科学研究等都具有重要的理论和实践意义。

同质性(homogeneity)是指一些事物在某些特征上存在相同或相似之处;反之,异质性(heterogeneity)是指一些事物在某些特征上存在差异之处。现实中的事物从一个层面看具有异质性,从另一个层面看又具有同质性,是异质性和同质性的统一体。同质性对于认识事物本质和分类具有重要意义,同质性是异质性存在的前提和条件,离开同质性谈异质性是没有意义的。例如,世界上没有两个完全相同的人,即使是孪生姐妹或兄弟,在生理和心理方面也有一定的差异,因而人与人之间存在着异质性;但是正常的人都具有相同的基本生理功能和相似的思维能力,可以从事一定的社会活动,因而也具有的一定同质性,这种同质性是人的异质性存在的前提和条件。推而广之,各具特色的方剂也是同质性和异质性的统一体,完全相同的方剂是不存在的。

1. 方剂同质性和异质性的概念及关系

1.1 概念

方剂是辨证审因、确定治法之后,按一定的规矩(组方原则),选择合适的药物,并明确其用量,使之层次分明,切中病情的药物配伍组合。从概念上看,方剂是在辨证论治基础上由药物组成的有机整体,主要包含着组成(包括剂量、剂型和用法)、功效(治法)和主治病证三个主要方面的内容。因此,从这个意义上讲,方剂的同质性是指方剂在组成、功效和主治等方面具有相近性或同一性;反之,方剂的异质性是指方剂在组成、功效和主治等方面的不同性或差异性。

1.2 方剂同质性和异质性的关系

方剂的同质性是异质性存在的前提和条件,同中才可求异,离开方剂的同质性谈异质性是没有意义的! 何以故? 如果本来不同,何须察异。"智者察同,愚者察异"(《素问·阴阳应象大论》),"反物观道"才能透过现象看到本质。例如,麻黄汤和桂枝汤两首方剂,如果没有相同之处,那么也不需要察异。然而正因为两首方剂都可以治疗太阳病,具有相同的主治,因而也就有了察异之必要。

继续上面的话题,麻黄汤主治太阳伤寒表实证,而桂枝汤则主治太阳伤寒表虚证,这样的主治之异说明同中有异是有层次性的,即异质性是同质性的延伸与发展。再如,麻黄汤和麻黄加术汤,这两首方剂都含有麻黄、桂枝、杏仁和甘草,在此基础上麻黄加术汤又增加了白术一味,故麻黄汤主治外感风寒证,而本方则主治外感风寒湿证。这进一步说明,方剂的同质性是异质性存在的前提,而方剂的异质性是同质性的延伸与发展。

2. 方剂同质性和异质性的决定因素与表现形式

方剂的组成是决定方剂配伍、功效和主治等的主要因素,因此,方剂学更重视从组成角度对方剂的同质性和异质性进行分类和比较,如方剂的类方就是主要强调其组成的同质性。虽有人提出"类方是特定研究范围内在组成和主治上具有相似性的一类方剂",但决定方剂功效和主治的因素首先取决于其组成基础上的配伍关系,其次是方中药物的剂量配比、剂型选择等。因此,决定方剂同质性和异质性的因素也是多样的,或者说方剂的同质性和异质性具有多个层面或侧面。

2.1 组成和配伍

方剂首先是药物组成的,因此,组成的相似度和组成基础上决定的配伍关系是决定方剂同质性和异质性的首要因素。例如,四君子汤、六君子汤、参苓白术散均具有组成上多为补气药物的同质性,决定了它们同属于补气类方剂,

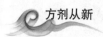

均具有补气健脾作用和主治脾胃气虚证。由此,组成的同质性决定了它们具有功效和主治的同质性。但是,四君子汤平补平泻的配伍决定了其功效为补气健脾,主治单纯脾胃气虚证;六君子汤由于配伍了健脾化痰的半夏、陈皮,决定了其功效为益气健脾,燥湿化痰,主治脾胃气虚兼有痰湿证;参苓白术散由于配伍了祛湿止泻的莲子、山药、薏苡仁等,决定了其功效为益气健脾,渗湿止泻,主治脾胃气虚湿盛证之泄泻。

因此,组成同质性的方剂,由于其具体配伍的异质性,而表现出功效和主治的异质性。从这个角度上看,方剂的同质性和异质性是一个相对的概念,从不同层面反映了方剂的本质与分类。

2.2 剂量和剂型

药物的用量直接决定药力的大小,某些方剂中用量比例的变化还会改变方剂的配伍关系,从而可能改变该方的功效和主治等。因此,组成同质性的方剂由于其药物的用量比例发生了改变,导致其配伍关系、功效和主治的异质性。例如,小承气汤和厚朴三物汤:小承气汤的配伍中以大黄用量最重为君药,枳实、厚朴用量较轻,为臣佐药,故其作用主要为以泻下通便为主,主治阳明腑实证;而厚朴三物汤厚朴用量最重,枳实、大黄用量较轻,为臣佐药,故其作用主要为行气通便,主治气滞便秘证。其他如四逆汤和通脉四逆汤等亦属此类。

除方剂组成外,还要根据病情和药物的特点制成不同的剂型,剂型不同则其作用亦有所差别。诚如李东垣所云"汤者荡也,去大病用之;散者散也,去急病用之;丸者缓也,舒缓而治之也",说明组成具有同质性的方剂,由于采用不同的剂型,其功效、主治也会发生改变。例如,桂枝茯苓丸和催生汤:桂枝茯苓丸剂型为丸,"丸者缓也",可活血化瘀,缓消癥块;若桂枝茯苓丸改为汤剂后则名为催生汤,"汤者荡也",作用峻猛,有活血催生下胎之功,主治难产。其他如理中丸和人参汤等亦属此类。

2.3 功效与主治

组成、配伍、剂量和剂型是决定方剂同质性与异质性关键的内在因素,而功效与主治则是上述关键决定因素决定方剂同质性和异质性的两个主要外在表现形式。例如,半夏泻心汤、甘草泻心汤和生姜泻心汤等泻心汤类方,它们的组成同质性很强,但是由于组成同质性基础上的异质性,决定了三者之功效的不同,主治亦不同。另外,组成、配伍、剂量、剂型等完全或大部分不同的方剂也可能表现出功效或主治的同质性,如再造散和败毒散都有补气解表之作用,主治气虚外感证;血府逐瘀汤和温胆汤都有安神的作用,主治失眠。而决定再造散和败毒散、血府逐瘀汤和温胆汤同质性与异质性的关键决定因素,仍然是组成与配伍。因此,离开组成与配伍谈方剂的同质性与异质性是不可想象的!

3. 方剂同质性和异质性概念提出的意义

3.1　有利于方剂的分类

现行方剂学教材常常采用汪昂《医方集解》的综合分类法对方剂进行分类,体现了"以法统方"的基本原则,这是有利于教学和临床的。但是,我们在教学和临床中也发现,《方剂学》中某些章节的方剂划分还是过于宽泛,不利于指导临床和教学。例如,理血剂将方剂分为活血化瘀剂和止血剂两类,所有活血化瘀类方剂统列在一起,偏重于其活血化瘀功效的同质性而忽略其异质性,使人难以区分其具体差别。如果根据其药物组成和配伍关系的不同将其分为泻下活血(如桃核承气汤)、理气活血(如血府逐瘀汤)、补气活血(如补阳还五汤)、温经活血(如温经汤)和活血消癥(如桂枝茯苓丸和鳖甲煎丸)等,这种在同质性基础上异质性的划分,使方剂的分类更为简明,更能体现"以法统方",更有利于指导教学和临床。

3.2　有利于将方剂分为同质方和异质方,进而从不同角度认识方剂的本质

如果承认方剂存在同质性和异质性,那么方剂中就存在着同质方和异质方。显而易见,同质方是指在组成、功效和主治等方面具有相近性或同一性的方剂;异质方是指在组成、功效和主治等方面具有不同性或差异性的方剂。同质方和异质方概念的提出,使我们能够从组成、功效和主治上对方剂进行新的划分。据此,同质方分为药同方(类方)、效同方和治同方;异质方可分为药异方、效异方和治异方。

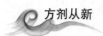

类方研究侧重于组成同质性基础上配伍关系决定的功效、主治异质性的研究,如小柴胡汤类方、桂枝汤类方、半夏泻心汤类方等研究,侧重于从组成同质性基础上看具体配伍关系的变化,探讨其功效、主治的差别。而方剂学教材则侧重于在功效同质性基础上对方剂组成、主治异质性进行划分,如祛湿剂根据具体组成药物的不同,可分为燥湿和胃、清热祛湿、利水渗湿、温化水湿、祛风胜湿等,分别主治湿阻中焦、湿热蕴结或湿温、水湿壅盛、阳虚水停和风湿在表等证。内科学、妇科学和儿科学等其他临床各科侧重于主治同质性基础上组成异质性的差别,如温胆汤、酸枣仁汤、血府逐瘀汤等均有安神之功,均可治疗失眠,偏重于在主治同质性基础上对其组成、功效异质性进行分析和鉴别,指导方剂的临床应用。

3.3 有利于方剂的临证鉴别选用

对方剂同质性和异质性划分的根本目的在于"用"。纷繁复杂的方剂同中有异、异中有同,真可谓"横看成岭侧成峰,远近高低各不同"。如何采用合理的方法对方剂进行同质性和异质性划分具有非常重要的临床价值,力避"读书三年,便谓天下无病可治;治病三年,便谓天下无方可用"之现象。产生这种"无方可用"现象的原因,主要是对方剂的组成、配伍、功效、主治、剂型等方面的同质性与异质性难以把握,自然也就出现"心中不了了"的局面,表现为临证选方和用方多在彷徨之间、仿佛之间,难以定夺。

综上,方剂是同质性和异质性的统一,决定方剂同质性和异质性的首要因素是方剂的组成和配伍,其次是方剂组成药物的剂量配比和剂型,而具体表现为方剂的功效和主治。正确理解方剂的同质性和异质性对于认识方剂的本质,对方剂进行分类和比较,进而指导方剂的组方配伍和临床应用研究等都具有重要的理论和实践意义。

(都广礼)

参考文献

邓中甲,2006.方剂学[M].北京.中国中医药出版社:21.

冯石强,谢鸣,2011."类方"之内涵探析[J].北京中医药大学学报,12(34):800-803.

李冀,2006.方剂学[M].北京:中国中医药出版社:1.

郑志国,2004.论劳动的异质性和同质性——兼评学术界的几种观点[J].岭南学刊(5):51-55.

第三节 方剂的对称性

对称是事物在结构、功能、空间、时间等方面的一种普遍对应现象和联系，是物质世界某种本质和内在规律的体现，对称性是人们思考和解决问题的一种有效方法。自然界中对称性是普遍存在的，如动物界存在着球辐对称、辐射对称、两辐对称、两侧对称；物理学中平面镜成像的镜面对称，物体竖直上抛和斜抛运动的上升过程和下降过程的时空对称；天文学中地球自转、公转带来的白天、黑夜与年复一年的周期与节律等无不体现着对称性。基于对称的概念，我们可以看到作为自然科学的中医学也存在着对称性，而方剂作为中医辨证论治的主要工具之一同样存在着对称性。方剂的对称性是指同一方剂内部或不同方剂之间在配伍、功效、主治病证等方面存在着的一种有规律的对应关系。从概念上可以看出，方剂的对称性主要体现在同方对称和异方对称，而二者的对应关系均主要表现为配伍对称、功效对称、主治病证对称等。而从广义方面讲，方剂的对称性还应包括方证相关、方人相关、方病相关、方剂与气候的相关等更宽泛的范畴。方剂的对称性是相对的，是普遍性和多样性的统一。研究方剂的对称性，对于正确理解方剂、运用方剂、临证组方和创制新方都有重要的意义。

人类对于自然科学对称性的研究，始于人类试图用对称性来解释自然界的现象。对称性普遍存在于自然界和自然科学中，作为自然科学之一的中医学理论体系也普遍存在着对称性，如阴阳、脏腑、表里、虚实的对称。由此可以推论，作为中医辨证论治工具和最终表达形式之一的方剂，也应当具有对称性。

1. 方剂对称性的提出

1.1 自然界和自然科学中的对称性

自然界中对称性是普遍存在的，如动物界存在着球辐对称、辐射对称、两

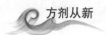

辐对称、两侧对称;生物学家则发现了低等生物的辐射对称和高等生物的两侧对称;化学和矿物学家发现了晶体和各种矿石结构的对称性;19世纪青年数学家创立了一门关于对称的数学理论——群论,并为描述自然界对称性的有力武器;物理学中平面镜成像的镜面对称、物体竖直上抛和斜抛运动的上升过程和下降过程的时空对称,天文学中地球自转、公转带来的白天、黑夜与年复一年的周期与节律等无不体现着对称性。可见,自然界和自然科学中的对称性是普遍存在的。

1.2 中医学中的对称性

既然对称性普遍存在于自然科学中,那么,对称性也应该存在于同样作为自然科学的中医学中。虽然中医学是自然科学的一部分,但其所体现的对称性已不完全等同于自然科学所言之对称性。自然科学中的对称(性)是事物在结构、功能、空间、时间等方面的一种普遍现象和联系,对称现象是物质世界某种本质和内在规律的体现。从抽象意义上来讲,对称是指在某种条件下,事物内部或事物之间相反或相似情况以不同形式再现的现象。

中医学的对称性是指古人在认识人体解剖、生理、病理、药理和同疾病作斗争的实践过程中发现的,如天人、上下、左右、阴阳、气血、表里等有规律的相互对应现象。中医学中的对称性思想由来已久,如《素问·阴阳应象大论》言:"天地者,万物之上下也;阴阳者,血气之男女也;左右者,阴阳之道路也……"从这些浩繁的古书典籍中可以查到关于中医学对称性的论述。另外,从具体的操作层面看,临床上也常采用对称性的思维方式指导疾病的诊疗,如《灵枢·终始》云:"病在上者下取之,病在下者高取之,病在头者取之足,病在腰者取之腘。"该句引文讲述的是中医针灸治疗时的上下取穴法,即"上病下取、下病上取",其是针灸治病的一种取穴原则,这显然就是对称性在治疗学中的应用。具体举例来说,在临床上若见到肝阳上亢型头晕患者,可下取涌泉平肝止晕;若遇中气下陷而致的脱肛患者,则可上取头顶部百会穴益气升提。可见,对称性思维是的确存在于中医学当中的。

1.3 方剂学中的对称性

方剂学是研究方剂的基本理论、治法及临床运用的一门学科,是中医学的主要基础学科之一,其研究的主要对象方剂则是历代医家学术思想的载体、中医辨证论治的主要工具和最终表达形式之一。既然中医学中存在对称性,那么方剂学中是否也存在着对称性?

虽然中医学的对称性并不是方剂学存在对称性的充分条件,但是至少可以引导我们思考方剂学中是否也存在对称性。基于对称的概念,通过对大量方剂的比较和分析,我们发现方剂学是存在对称性的。例如,针对肝经实热证的龙胆泻肝汤与针对肝经寒凝证的天台乌药散形成了对称方;针对寒积里实证的大黄附子汤与针对热积里实证的大承气汤形成了对称方;针对阳虚水泛证的真武汤与针对阴虚水蓄证的猪苓汤形成了对称方……诸如此类,林林总总,可见方剂学中是存在对称性的!

1.4　方剂对称性的概念

方剂的对称性是指同一方剂内部或不同方剂之间在配伍、功效和主治病证等方面存在着的一种有规律的对应关系。从概念上可以看出,这种有规律的对应关系,从方剂的角度看主要分为同方对称和异方对称两个方面。

2. 方剂对称性的表现形式

2.1　同方对称

同方对称是指同一方剂内部在配伍、功效和主治病证等方面存在着一种有规律的对应关系。从概念上看,这种对应关系主要表现为同方的配伍对称、功效对称、主治病证对称。

首先是配伍对称。同方的配伍对称是指同一方剂内部存在同类(药性等相同)或异类(药性等不同或相反)药物作用取向上的相互促进或相互制约的对应关系。同方在配伍上的对称形式有三:一是同类相须,即两种药物组合以达最佳疗效,如四逆汤中的附子与干姜(附子大辛大热,为补益先天命门真火之第一猛药,迅达内外而温阳逐寒;干姜辛热,温阳散寒,健运脾阳,为温中焦之主药。二药相须为用,为温先天与温后天之经典配伍),麻黄汤中的麻黄与桂枝(麻黄发汗,解卫气之郁;桂枝解肌,透营达卫。二者相伍,可加强发汗解表之功,为发卫分与发营分之常用配伍),平胃散中的苍术与厚朴(燥有形之湿痰与除无形之胀满)。二是异类相使,即两种药物组合,相反承制以增强治

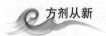

疗作用,如当归补血汤中的黄芪与当归(补气与补血),八珍汤中的四君子汤与四物汤(补气与补血)。三是相反相成,即两种药性相反、功效相异的药物组合,可以调其偏胜,或者改变其本来的功效而取另一种新的功效,如桂枝汤中的桂枝与芍药(发营阴与敛营阴),麻杏甘石汤中的麻黄与石膏(温散与清泄),大黄附子细辛汤中的大黄与附子(寒泻与温阳)。

其次是功效对称。配伍决定功效,因此同方的功效对称与配伍对称具有相关性。同方的功效对称是指在基于配伍对称的前提下,同一方剂内部所表现出的药物功效上的对应关系。例如,桂枝汤中,桂枝辛温入卫,擅祛卫分邪气,芍药酸寒入营,敛阴和营,二者一辛一酸,一温一寒,一散一敛,一开一合,于解表中寓敛汗养阴之意,和营中有调卫散邪之功,调和营卫;麻黄汤中,麻黄宣肺,开闭郁之肺气,杏仁肃肺,降上逆之肺气,二者相伍,一宣一降,以复肺气之宣降,为宣降肺气的常用组合。又如,《万病回春》的温清饮由温补的四物汤与清热解毒的黄连解毒汤组成,温清并行,补泻同施。

最后是主治病证对称。同方的主治病证对称是指同一方剂可以治疗两种相反的对应病证,如便秘和腹泻、小便不利和小便频数、无汗和自汗等,属于中医异病同治的范畴。同方在主治病证上的对称机制是因为中药的双向调节作用,所谓双向调节是指同一方剂可用于治疗主要病机相同而表现相反的病证。例如,补中益气汤既可以治疗脾虚气弱的腹泻;也可以治疗脾胃气虚,推动无力,糟粕滞留于肠道而致的便秘。因为两病病机相同,乃脾胃气虚,或致气虚失固,或致气虚推动无力。腹泻和便秘是一对相反的病证,皆可用补中益气汤治疗,体现了补中益气汤在主治病证上的对称性。又如,五苓散既可用于膀胱气化不利的小便不利,又可用于膀胱气化失司、津不上承而下注的小便频数。《伤寒论》第 244 条"小便数者,大便必硬",小便频数的同时往往伴见便秘;下焦蓄水,水湿之邪,下注大肠,则为泄泻,如此小便不利与小便频数、便秘与泄泻等互为相反的病证,皆可用五苓散治疗,体现了五苓散在主治病证上的对称性。

2.2 异方对称

异方对称是指不同方剂之间在配伍、功效、主治病证等方面存在着一种有规律的对应关系。从概念上看,这种对应关系也主要表现为异方的配伍对称、功效对称和主治病证对称。

首先是配伍对称。异方的配伍对称是指不同方剂之间的配伍形成互为表里、虚实、寒热等对应关系。例如，以太阳少阳合病证治之柴胡桂枝汤为例阐明异方配伍（组成）的对称关系。桂枝汤乃调和营卫，主治太阳中风表证的代表方；小柴胡汤可和解少阳，主治伤寒少阳证。桂枝汤、小柴胡汤两方相合则为和解少阳兼解表于太阳、主治少阳证兼太阳表证的柴胡桂枝汤，即为上两个方证的中间状态、过渡状态，也可以看作以柴胡桂枝汤为对称核心，病证属太阳则用桂枝汤，病证属少阳则用小柴胡汤，病证属太阳少阳合病则用柴胡桂枝汤，三者构成了配伍上以柴胡桂枝汤为对称核心、互为表里的对称方。又如，麻黄汤与苓甘五味姜辛汤合方加减即为治疗外寒里饮证的小青龙汤，以小青龙汤为对称核心，病证属表的风寒侵袭、肺气失宣之喘用麻黄汤解表宣肺平喘，病证属里的肺寒留饮之喘咳则用苓甘五味姜辛汤温肺化饮平喘，三者构成了配伍上以小青龙汤为对称核心的互为表里、虚实的对称方。

其次是功效对称。由于配伍与功效存在相关性，那么异方的功效对称是在遵循配伍对称的前提下，不同方剂之间所形成的功效上的对应关系。若以和解少阳之小柴胡汤为对称核心，柴胡桂枝汤功和解少阳兼解表，大柴胡汤功和解少阳兼攻里，三者构成了表里、经腑的对称方。若以和解泻下而治疗少阳阳明合病的大柴胡汤为对称核心，和解少阳的小柴胡汤与峻下阳明热结的大承气汤互为对称方。由此可见，对称是相对的、丰富多彩的，一方在不同对称组合中的位置可不尽相同，临证权变亦须灵活运用。

最后是主治病证对称。异方的主治病证对称是指不同方剂的主治病证之间具有相反性、对应性，即具有对偶统一的特点。对偶统一是仲景经方的一大特色，贯穿于《伤寒杂病论》的始终。此处的对偶统一尤指两首不同的方剂可用于治疗两种相对或相反、具有可比性的病证（症）。例如，麻黄汤和桂枝汤均用于太阳伤寒表证，而前者用于太阳伤寒表实证，后者用于太阳中风表虚证；一多见无汗、脉浮紧，一多见汗出、脉浮缓。二者形成鲜明的对偶统一。又如，葛根芩连汤与桂枝人参汤均用于治疗协热利（伴随表证的下利为协热利），而前者用治里热夹表邪下利，后者用治里寒夹表邪下利；一多见利下臭恶黏稠，一多见下利清稀；葛根芩连汤证属表里俱热，桂枝人参汤证属表里俱寒，二者的对称性不言而喻。再如，附子汤与真武汤均用于治疗肾阳虚衰证，而前者用于阳虚外有寒湿凝滞于肌腠、骨节，后者用于阳虚水泛脏腑；一多见身体痛、骨节痛等体表症状，一多见四肢沉重疼痛、腹痛下利等体内症状。此外，黄连阿

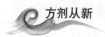

胶汤与白通加猪胆汁汤均可用于治疗少阴证,而前者用于少阴热化证的失眠,后者用于少阴寒化证的失眠。以上举例均体现了不同方剂在主治病证上具有鲜明的对称性。

3. 方剂对称性的意义

3.1 有利于阐释方剂的结构和组方原理

合理阐释方剂的组方结构和组方原理对临床正确运用方剂具有重要的指导意义。方剂的阐释(方义)取决于我们对方剂组方结构和组方原理的理解和把握,根据方剂对称性原理建立方解将更趋于合理。如前所述,根据方剂对称性原理,治疗少阳阳明合病的大柴胡汤是小柴胡汤与大承气汤的对称中心。按照"药群"理论可将大柴胡汤拆分为治少阳病药群(柴胡、黄芩、半夏、生姜、大枣、芍药)和治阳明病药群(大黄、枳实),我们发现大柴胡汤的方剂结构正好是小柴胡汤和大承气汤两方的对称核心,其组方原理显而易见。所以,用对称的思维方法来阐释方剂的组方原理和组方结构会有柳暗花明、顿时豁然之感。

3.2 有利于推演和扩大方剂的主治病证

研究方剂的对称性有助于扩大方剂的主治病证,拓展方剂的临床应用范围。有些方剂的主治病证并不局限于人们最初的认识,如临床对于桂枝汤与麻黄汤的区别应用可以看出,桂枝汤本为治疗中风表虚汗出之方,临床研究表明桂枝汤加减亦可治疗无汗证;麻黄汤本为治疗伤寒表实无汗之方,根据对称性原理,麻黄汤应该也可以治疗有汗证,事实上临床上确实有用麻黄汤治疗汗多证的案例。有汗或无汗并非是使用麻黄汤或桂枝汤的绝对指征,而是要依据患者体质强弱、正气是否亏虚,然后据证选方。总的来说,麻黄汤多用在正气不虚、邪气旺盛者,桂枝汤多用在正气不足者。若拘泥于"无汗不得用桂枝,有汗不得用麻黄",则大大限制了方剂的主治范围。

3.3 有利于指导方剂的推演和创制新方

推演就是推论演绎之意,方剂的推演就是根据方剂的演化规律,在治法理论等指导下进行的,具体来说就是根据方剂变化的三种主要形式(组成、药量、剂型的演变)主动、有目的地对方剂配伍用药等进行演绎,改变或提高其临床效能和主治,减少其毒副作用等,以适应疾病治疗的需要。那么根据方剂对称性原理,如何指导方剂的推演呢? 其一,寻找经典方剂的对称方。追本溯源法,就是根据方剂的配伍组成、功效和主治病证三个方面来推寻方剂的对称方,如五积散是一首集解表、温中、除湿、祛痰和消痞等多法为一体的方剂,适用于寒、湿、气、血、痰五积之证,属外寒内寒结(内外皆寒)的基本结构,主治外寒兼有形寒结之证(偏寒),那么有无主治表热兼有形热结之证(偏热)且多法杂糅的方剂呢? 遍寻群方,发现其对称方应该是防风通圣散,主治风热壅盛、表里三焦皆实之证,属内外皆热的基本结构。其二,根据对称性原理,遵循古人的方剂推演思路,可以推演和创制出不同经典方剂的对称方,如可以寻找或推演补中益气汤的对称方、逍遥散的对称方等,以适应临床上复杂病证的需要。其三,在临证组方中自觉地运用方剂对称性理论进行遣药组方,组成一首组方严谨、用药精当、疗效确切的方剂。

上述内容仅从狭义方面论述了方剂对称性的相关问题,而从广义方面讲,方剂的对称性还应包括方证相关、方人相关、方病相关、方剂与气候的相关等更宽泛的范畴。

综上,对称性方法是人们思考和解决问题的一种有效方法。方剂的对称性是相对的,是普遍性和多样性的统一。研究方剂的对称性,对于正确理解方剂、运用方剂、临证组方和创制新方都有重要的意义。探讨和研究方剂的对称性,对于丰富和发展方剂学理论,提高中医辨证论治水平都具有重要意义。

(郭　蕾)

参考文献

陈建国,2011.从五苓散看水饮内停证便秘的治疗[J].中国实验方剂学杂志,17(14):312-313.

邓中甲,2003.方剂学[M].北京:中国中医药出版社:3.

都广礼,陈德兴,文小平,等,2013.方剂的演变及推演[J].现代中医药,33(5):40-41,89.

都广礼,2010.方剂学"药群"概念的提出及意义[J].中国中医药信息杂志,17(8):3-4.

高天旭,韦大文,徐江雁,2011.高体三运用麻黄汤加减治疗汗证分析[J].辽宁中医杂志,38(2):227-228.

胡义嘎,2011.物理学中的对称美及其对称性研究[J].赤峰学院学报(自然科学版),27(8):24-26.

黄家兴,2010.补中益气汤治疗脾虚泄泻 51 例[J].辽宁中医杂志,37(S1):84-85.

李聪,谢鸣,2013.试论"方证相关"的方剂学制方原理诠释规则[J].广州中医药大学学报, 31(3):469-472

李德顺,邓中甲,2010.从药物组成统计分析历代辛温解表方剂的组方沿革[J].陕西中医学院学报,33(6):36-37.

李德顺,邓中甲,2010.古代气候寒暖变迁对解表方剂创立的影响[J].中华中医药学刊,28 (8):1734-1735.

李小荣,薛蓓云,梅莉芳,2013.黄煌经方医案[M].北京:人民军医出版社:12.

廖冉,2013.桂枝汤、麻黄汤适应证再探[J].长春中医药大学学报,29(5):936.

刘进娜,谢鸣,2014.方证相关——中医学探索的新领域[J].中医杂志,55(14):1193-1198.

刘晓彦,刘静生,张天华,2014.刘学勤教授应用桂枝汤治疗先天性无汗症验案介绍[J].新中医,46(8):230-231.

刘玥,史大卓,2015.中医临床方病对应关系的思考[J].中国中西医结合杂志,35(7): 882-885.

宋一夫,施德福,2002.论社会结构的对称与非对称[J].北京大学学报(哲学社会科学版), 39(1):55-63.

苏光荣,2014.浅论方剂配伍及双向调节作用[J].湖北中医药大学学报,16(5):55-56.

王德胜,2003.对称和对称方法[J].东南大学学报(哲学社会科学版),5(3):39-45.

王阶,熊兴江,何庆勇,等,2009.方证对应内涵及原则探讨[J].中医杂志,50(3):197-199.

王玉川,1998.关于"有是证用是方"的反思[J].北京中医药大学学报,21(6):2-4,70.

翁振声,丘奕文,黄裕华,2012.加味五苓散治疗小便利[J].河南中医,32(1):5-6.

席作武,刘帅,2013.补中益气汤治疗便秘气虚证的临床研究[J].中医学报,28(4): 583-584.

曾天德,2007.《伤寒论》对偶统一观[J].吉林中医药,27(6):1-3.

张兰凤,王阶,王永炎,2005.方证对应研究[J].中华中医药杂志,20(1):8-10.

朱海峰,朱同宣,朱冬霞,1998.五苓散的双向调节作用[J].泰山医学院学报(6):542.

中篇 方论篇

第六章
配 伍 解 析

第一节　麻黄汤中桂枝的配伍解析

麻黄功可开皮毛、发腠理,为解表发汗第一要药,以其命名的麻黄汤为《伤寒论》中发汗解表第一方,方中麻黄、桂枝配伍是发汗的基本配伍。多数医家及中医《方剂学》教材中通行的观点认为麻黄桂枝相须配伍,即桂枝的配伍意在加强麻黄的发汗作用。既然麻黄汤中有发汗峻猛的麻黄,为何还要用发汗作用弱的桂枝助之发汗,而不是振奋心阳以制约发汗?《伤寒论》明确指出使用麻黄发汗时强调不可太过之禁训,乃因"汗为心之液",且发汗太过则有损伤心阳之虞。桂枝虽然被列为解表药物,但又有振奋心阳、温阳化气、温经通脉、散寒止痛等作用。通过《伤寒论》中含有麻黄、桂枝药对的类方分析、古代医家论述和相关现代实验研究的考证,我们认为麻黄汤中桂枝的配伍并非加强麻黄的发汗作用,而是振奋心阳以制约麻黄峻猛发汗而伤心阳之弊,属相畏、相杀的配伍。这对于正确阐释含有麻黄类发汗解表方剂的方理、临床正确使用此类方剂乃至创制新方都具有重要的理论和实践意义。

麻黄汤是治疗外感风寒表实证的基础方,历版《方剂学》教材中通行的观点认为麻黄开皮毛而发汗,祛在表之风寒;桂枝解肌发表,温经通脉,助麻黄解表,俾发汗之力倍增。众所周知,麻黄发汗峻猛,为发汗重剂,既然麻黄汤中有发汗峻猛的麻黄,为何还要配伍发汗作用弱的桂枝助之发汗? 通过研读《伤寒论》相关条文和各家方论及已有的现代研究,我们认为桂枝的作用并非助麻黄发汗,而是振奋心阳以制约麻黄峻猛发汗而伤心阳之弊,兹论如下。

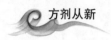

1. 麻黄配伍桂枝,有防麻黄耗损心阳之弊,为相畏、相杀的配伍

1.1 麻黄为发汗第一要药,麻黄汤为发汗解表第一方

《神农本草经》列麻黄为中品,谓其:"发表出汗,去邪热气。"自陶弘景《本草经集注》起,即称誉其为伤寒发表之第一药。历代医家多认为麻黄药性骁勇,发汗峻猛,为发汗重剂,清代医家陆久芝甚至认为麻黄"用数分即可发汗",中医学界更有"夏月不得用麻黄""有汗不得用麻黄"之禁忌。麻黄汤辛温发汗,主治"正伤寒发汗之症也"(《金镜内台方议》),为"开表逐邪发汗之峻剂"(《伤寒来苏集》)。仲景判定使用麻黄的效果每以有汗、无汗为标准,如《伤寒论》第235条,麻黄汤主治"脉浮,无汗而喘者",后有"发汗则愈"的说法;《金匮要略》第25条,甘草麻黄汤条文下面有"不汗再服"的解释。可见,麻黄汤当为《伤寒论》中发汗解表第一方。

1.2 麻黄发汗解表,多伍桂枝

《伤寒论》和《金匮要略》中有14首方剂均有麻黄和桂枝配伍的结构,分别为桂枝加葛根汤方、桂枝麻黄各半汤、桂枝二麻黄一汤、桂枝二越婢一汤方、葛根汤、葛根加半夏汤方、麻黄汤、大青龙汤、小青龙汤、麻黄升麻汤、麻黄加术汤、桂枝芍药知母汤、小青龙加石膏汤、桂枝去芍药加麻辛附子汤,其中麻黄汤、大青龙汤、葛根汤等9首为发汗解表散寒的方剂,以麻黄汤为基础方剂。除此之外,麻黄还可用于风寒湿邪所致的痹痛,如桂枝芍药知母汤。而在麻黄不配伍桂枝的方剂中则体现了麻黄的其他功效,如射干麻黄汤中麻黄配射干宣肺平喘,甘草麻黄汤中麻黄配甘草利水消肿等。可见仲景使用麻黄发汗解表,多伍桂枝,麻黄、桂枝配伍为常用的配伍形式。

1.3 麻黄、桂枝相须配伍为中医学界的通行观点

多数医家及《方剂学》历版教材均认为麻黄和桂枝属于相须配伍,如柯琴认为:"麻黄……为卫分祛风散寒第一品药,然必籍桂枝入心通血脉,出营中汗,而卫分之邪乃得尽去而不留。"张秉成认为:"桂枝辛温发散,色赤入营,协同麻黄入营分,解散寒邪,随麻黄而出卫,汗之即已。"《方剂学》第五、六、七版

教材皆认为麻黄、桂枝相须为用,为辛温发汗的常用配伍结构。可见,麻黄、桂枝相须配伍这一观点已经根深蒂固,被广泛接受,然而问题也就因此而来。

1.4　麻黄峻猛发汗,必伤心阳,何以用桂枝助之以重伤心阳?

中医理论认为"汗为心之液",汗为津液所化生,而心之阳气是汗液化生的动力源泉,所谓"阳加于阴,谓之汗"(《素问·阴阳别论》),故过汗或者误用汗法均可耗损心阳。《本草通玄》已有明示:"麻黄轻可去实,为发表第一药,惟当冬令在表真有寒邪者,始为相宜……虽可汗之症,亦当察病之重轻,人之虚实,不得多服。盖汗乃心之液,若不可汗而误汗,虽可汗而过汗,则心血为之动摇,或亡阳,或血溢而成坏症。"《汤液本草》亦云:"麻黄治卫实之药,桂枝治卫虚之药。桂枝、麻黄,虽为太阳证药,其实荣卫药也。肺主卫(为气),心主荣(为血),故麻黄为手太阴之剂,桂枝为手少阴之剂。"

麻黄发汗峻猛,为发汗重剂,能"泄内阳"(《本草纲目·麻黄》)。仲景使用麻黄剂也强调不可过汗、中病即止,如《伤寒论》第38条大青龙汤条文下面记载:"汗出多者,温粉扑之。一服汗止,停后服。若复服,汗多亡阳遂虚,恶风烦躁,不得眠也。"说明使用麻黄过汗会出现烦躁、失眠、心悸等心阳损伤的症状,现代药理研究也表明麻黄碱能兴奋大脑皮质和皮质下中枢,其兴奋作用较肾上腺素强,因而会出现上述不良反应。既然如此,仲景为何还要使用桂枝助麻黄发汗以重伤心阳?

2. 桂枝虽列解表,实为表里双补之剂

2.1　桂枝解表,散中有补

《中药学》教材一般将桂枝列为解表药,其功效为"温经通脉,发汗解肌"(《本草备要》),仲景治疗伤寒应当发汗处皆用桂枝汤,如《伤寒论》第42条"太阳病,外证未解,脉浮弱者,当以汗解,宜桂枝汤",但汗为心之液,汗家不得重发汗,发汗过多者用桂枝甘草汤止汗。所以桂枝既可发汗又能止汗? 非也,这里其实用桂枝发汗的机制在于发汗解表,调和营卫,滋阴和阳而风邪无所留,故自汗而解,并非桂枝能像麻黄一样开腠理而发汗。汗多用桂枝的原因也是因为营卫调和则风寒从汗出而自汗必止,另外其还有振奋心阳而固摄阴液

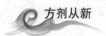

之作用。因此,桂枝有发汗解表的作用,更有补益之功,故《神农本草经》认为桂枝为上品,云:"桂枝,味辛温,主上气,咳逆,结气喉痹,吐吸,利关节,补中益气。久服通神,轻身不老。"现代药理实验表明,桂枝既有解热、抗炎、抗菌、抗病毒、祛痰止咳等"散"邪作用,也有抗过敏、健胃、扩张血管等"补"虚作用。所以桂枝虽列于解表,治太阳中风,却是一药两用,散中有补,以补为能。

2.2 仲景用桂枝类方治虚弱性病症

仲景使用桂枝类方除治疗太阳中风以外,还治疗以自汗、心悸、脉弱等为主症的虚弱性病症。

第一,桂枝类方治疗以自汗、脉弱为主症的病症。例如,桂枝汤治"阴弱者,汗自出"之营卫不和者,方中桂枝配伍芍药调和营卫;桂枝加附子汤治"发汗遂漏不止"之阳虚自汗者,方中附子温壮阳气,驱逐寒湿,与桂枝相伍,共奏温阳止汗、驱散风寒湿邪的作用,不止汗而汗自止;桂枝新加汤治疗"发汗后,身疼痛,脉沉迟"之阳虚筋脉失养者,方中人参益气生津,芍药酸酐敛阴,配合桂枝以达到温阳化气、滋阴和营荣筋的作用;桂枝加黄芪汤治桂枝汤方证见自汗多者,方中桂枝配伍黄芪益气固卫止汗;桂枝加龙骨牡蛎汤治清谷、亡血、失精致虚劳者,方中桂枝配伍龙骨、牡蛎温化阳气,安神涩精。

第二,桂枝类方可以治疗以心悸为主症的病症。例如,桂枝甘草汤治"发汗过多"所致"心下悸"者,方中桂枝、甘草辛甘化阳,为后世振奋心阳的基本药对;茯苓桂枝甘草大枣汤治"发汗后,其人脐下悸,欲作奔豚"者,茯苓甘草汤治"伤寒厥而心下悸"者,方中桂枝配伍茯苓振奋心阳,化气利水;炙甘草汤治虚羸少气、脉结代、心动悸之心气血阴阳不足者,方中桂枝配伍人参、阿胶补心血,温心阳,通血脉,止动悸。此外,还有小建中汤治中焦虚寒、肝脾不和之"腹中急痛"者,枳实薤白桂枝汤治疗胸痹之心阳不振、痰浊内阻者,当归四逆汤治四肢厥冷因营血虚弱、寒凝经脉者等,详见表6.1。

表6.1 桂枝类方主治病症

方　剂	主　要　配　伍	主　治
桂枝甘草汤	桂枝、甘草	发汗过多,心下悸
甘草附子汤	桂枝、附子	发汗病不解,反恶寒

续　表

方　　剂	主　要　配　伍	主　　治
桂枝附子汤	桂枝、附子	风湿相搏,身体疼烦,脉浮虚而涩
桂枝加附子汤	桂枝、附子	发汗,遂漏不止
桂枝去芍药加附子汤	桂枝、附子	脉促、胸满、恶寒
乌头桂枝汤	桂枝、乌头	寒疝腹中痛,逆冷,手足不仁,身疼痛
桂枝汤	桂枝、芍药	头痛、发热、汗出、恶风
桂枝加桂汤	桂枝、芍药	气从少腹上冲心
小建中汤	桂枝、芍药	腹中急痛,心中悸而烦,黄疸
桂枝加芍药汤	桂枝、芍药	腹满时痛
桂枝加大黄汤	桂枝、大黄	大实痛
桂枝甘草龙骨牡蛎汤	桂枝、龙骨、牡蛎	烦躁
桂枝救逆汤	桂枝、龙骨、牡蛎	亡阳,惊狂,卧起不安
桂枝加龙骨牡蛎汤	桂枝、龙骨、牡蛎	脉得诸芤动微紧,男子失精,女子梦交
桂枝新加汤	桂枝、芍药、人参	身疼痛,脉沉迟
炙甘草汤	桂枝、人参、阿胶	脉结代、心动悸
温经汤	桂枝、人参、阿胶	少腹里急,腹满,手掌烦热,口唇干燥
黄芪桂枝五物汤	桂枝、黄芪	寸口关上微,尺中小紧,身体不仁
黄芪芍药桂枝苦酒汤	桂枝、黄芪	黄汗
桂枝加黄芪汤	桂枝、黄芪	黄汗
茯苓桂枝甘草大枣汤	桂枝、茯苓	脐下悸者,欲作奔豚
桂苓五味甘草汤	桂枝、茯苓	气冲
防己茯苓汤	桂枝、茯苓	四肢肿,水气在皮肤中,四肢聂聂动

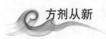

方　　剂	主要配伍	主　　治
茯苓桂枝白术甘草汤	桂枝、茯苓	心下逆满,气上冲胸,起则头眩,脉沉紧,发汗则动经,身为振振摇
茯苓甘草汤	桂枝、茯苓	伤寒,汗出而不渴
茯苓泽泻汤	桂枝、茯苓	胃反,吐而渴,欲饮水
枳实薤白桂枝汤	桂枝、薤白	胸痹
当归四逆汤	桂枝、当归、细辛	手足厥寒,脉细欲绝

2.3　现代医家亦常运用桂枝类方治疗虚弱性疾病

现代中医临床常使用桂枝类方剂治疗老人、久病、产后、手术后、肿瘤、营养不良等慢性虚弱性疾病,如桂枝汤化裁治疗年老体弱外感、产后自汗、肩周炎、过敏性疾病、皮肤病属于阳虚为主者,小建中汤合保和丸治疗小儿慢性湿疹,桂枝加葛根汤合玉屏风散治疗慢性肾炎,桂枝加龙骨牡蛎汤治疗失眠。黄芪桂枝五物汤具有良好抗肿瘤作用,不仅可以改善患者的生活质量,在一定程度上延长患者的生存期,还可以减轻许多化疗药物的毒副作用。桂枝汤合二陈汤可调节肺恶性肿瘤化疗后的胃肠道功能。

桂枝也是现代治疗心血管疾病不可缺少的药物,如桂枝甘草汤加减治疗原发性低血压、二尖瓣脱垂综合征、窦性心律失常。桂枝汤对改善慢性心力衰竭患者心功能及运动耐力有明显疗效。桂枝茯苓汤合黄连解毒汤联合西医常规治疗不稳定型劳累性心绞痛,疗效较佳。

因此,桂枝虽位列于解表药物中,通过不同的药物配伍形式表现出了振奋心阳、温阳化气、温经通脉、散寒止痛等作用,实为表里双补之剂。

3. 桂枝伍于麻黄类发汗方中,实为节制之师

3.1　类方考察佐证

研究同一药物在不同经方中剂量的变化规律是研究方证与药证的常用方

法,如陈明比较了麻黄汤、大青龙汤、麻杏甘膏汤,基于三方证之表现及麻黄、石膏剂量比变化,阐释外邪入里变化的过程(外寒与内热的及变化过程),对临床正确使用麻黄与石膏具有一定的指导意义。通过查阅《伤寒论》中同时含有麻黄、桂枝的方剂,结合方剂所主病症比较麻黄、桂枝用量比(表6.2),提出以下三点看法:一是麻黄的用量大于桂枝时才能起到较强的发汗作用,如麻黄汤(麻黄、桂枝比例为3∶2)主治"无汗而喘"、大青龙汤(麻黄、桂枝比例为3∶1)主治"不汗出而烦躁",且剂量越大发汗作用越强(大青龙汤中麻黄剂量为六两,比麻黄汤增加1倍,成发汗之峻剂),若桂枝量大反而发汗作用不明显或不发汗,如桂枝麻黄各半汤(麻黄、桂枝比例为3∶5)主治"不能得小汗出"、桂枝二越婢一汤(麻黄、桂枝比例为1∶1)主治"不可发汗"。

另外,经方中药物剂量比有一定的规律性,药物剂量比往往是决定疗效的关键因素,若麻黄汤中桂枝加强麻黄的发汗作用,那么麻黄、桂枝发汗最佳比例当为3∶2,而大青龙汤中麻黄、桂枝剂量比却是3∶1,这是因为大青龙汤主治病症的关键病机是内有郁火,所以方中不但配伍了石膏,而且甘草剂量加倍,二者的配伍已经制约了麻黄的过度辛温而散之性,故不再加重桂枝的用量以佐制之。

此外,配伍桂枝的麻黄剂是比较安全的,如大青龙汤中麻黄、桂枝比例为3∶1,仲景反复叮嘱服药不可过量,说明麻黄量大确实有耗损心阳心阴之弊端,而麻黄、桂枝比例小于3∶1的方剂并未做这样的交代(表6.2)。

表6.2 麻黄、桂枝用量比

方 剂	麻黄	桂枝	比例	主 治
麻黄汤	三两	二两	3∶2	无汗而喘
大青龙汤	六两	二两	3∶1	不汗出而烦躁
葛根汤(葛根加半夏汤)	三两	二两	3∶2	无汗、恶风
桂枝二麻黄一汤	十六铢	一两十七铢	16∶41	形似疟,一日再发者,汗出必解
桂枝二越婢一汤	十八铢	十八铢	1∶1	不可发汗
小青龙汤(小青龙加石膏汤)	三两	三两	1∶1	心下有水气
桂枝麻黄各半汤	一两	一两十六铢	3∶5	不能得小汗出,身必痒

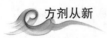

3.2 各家方论佐证

喻嘉言认为:"麻黄发汗散邪,其力最猛,故以桂枝监之,甘草和之。"尤怡亦云:"麻黄轻以去实……然泄而不收,升而不降,桂枝甘草,虽曰佐之,实以监之耳。"汪昂也认为:"麻黄善发汗,恐其力猛,故以桂枝监之。"周岩认为:"桂枝者,所以补麻黄之不足也。麻黄泄营卫之邪,桂枝调营卫之气。桂枝得麻黄,不至羁汗;麻黄得桂枝,即能节汗。二者合而正不受伤。"

值得一提的是《医宗金鉴·删补名医方论》麻黄汤后注曰:"麻黄性温,味辛而苦,其用在迅升;桂枝性温,味辛而甘,其能在固表。证属有余,故主以麻黄必胜之算也,监以桂枝制节之妙也。"大青龙汤后注云:"仲景桂枝汤中不用麻黄者,是欲其不大发汗也;麻黄汤中用桂枝者,恐其过汗无制也。若不慎守其法,汗多亡阳,变生诸证,表遂空虚而不任风,阴盛格阳而更烦躁不眠也。"

上述各家方论,阐发仲景之方于幽微,桂枝之伍麻黄,虽曰为佐,但却是佐中之制,而非佐中之助也。此说虽属小众,然发前人之所未发,更符合仲景立方之旨和临床之实际。

3.3 现代研究佐证

吴中平认为麻黄发汗能力强[因为麻黄及其主要生物碱的抗炎作用强,严重的感冒早期有"细胞因子风暴"现象,尤其是肿瘤坏死因子 α(TNF- α)大量表达时特别适用麻黄],但解肌止痛能力弱(麻黄中其他成分如挥发油,有解肌止痛的作用,但很弱),相反桂枝发汗力(抗炎)较弱但解肌止痛能力强,二药各司其职,配伍互补见长,临床上根据表证症状轻重之不同,采取灵活的用药方法,做到精确处方用药。另外,桂枝与麻黄配伍的药理实验表明桂枝可以使伪麻黄碱主要分布于血液中,有利于减少体内组织中伪麻黄碱和麻黄碱的蓄积,减少其毒副作用。

郑芳昊等发现麻黄、桂枝药对配伍后,麻黄碱的药峰浓度和药-时曲线下面积均有所提高,说明有增加麻黄碱生物利用度的趋势。与麻黄组相比,麻黄、桂枝药对组消除半衰期和平均驻留时间显著缩短,表观分布容积/生物利用度显著降低,清除率/生物利用度显著增加,说明桂枝加快了麻黄碱的代谢,减少了麻黄碱在体内的滞留时间,避免了麻黄碱在体内的蓄积毒性。

方芳通过干酵母造成大鼠发热模型,麻黄、桂枝药对对皮下注射干酵母引起的大鼠发热具有解热作用,而麻黄桂枝 1 ∶ 0.5 配伍组、麻黄桂枝 1 ∶ 1 配伍组、麻黄桂枝 1 ∶ 2 配伍组及麻黄汤全方组,经两两比较差异均无统计学意义(P>0.05),说明桂枝比例增加并未加强麻黄、桂枝药对的解热作用。有关麻黄汤中桂枝配伍意义的现代研究佐证还比较少,但也从一个侧面反映了麻黄汤中配伍桂枝,并非增强麻黄发汗之力。

综上所述,麻黄汤中桂枝的配伍并非加强麻黄的发汗作用,而是振奋心阳以制约麻黄峻猛发汗而伤心阳之弊,非相须之用而为相畏、相杀之配伍。这对于正确阐释含有麻黄类发汗解表方剂的配伍和方解、临床正确使用此类方剂乃至创制新方都具有重要的理论和实践意义。

(邵家东)

参考文献

陈明,2016.《伤寒论》麻杏甘石汤证再认识[J].中医杂志,57(20):1785-1787.

杜新亮,2014. 史欣德教授运用桂枝类方经验撷菁[J]. 中国中药杂志,39(13):2569-2572.

方芳,2012. 药对麻黄-附子和麻黄-桂枝的药效学配伍机理研究[D].广州:南方医科大学.

付玲,刘勇,周竞峥,等,2018.桂枝汤在恶性肿瘤中的临床应用举隅[J].中医临床研究,10(12):96-97.

傅延龄,徐晓玉,2014. 中药临床处方用量控制[M].北京:科学出版社:71.

谷松,2014. 伤寒贯珠集白话解[M].北京:人民军医出版社:17.

黄海,2005. 桂枝甘草汤加减治疗心血管病[J].中医杂志,46(1):71.

柯琴,1998. 伤寒来苏集[M]. 王晨等校注,北京:中国中医药出版社:37.

李江文,2018.桂枝汤辨证加减对慢性心衰患者运动耐力及心功能的影响研究[J].亚太传统医药,14(6):194-196.

裴强,桑文凤,赵习德,2012.桂枝茯苓汤合黄连解毒汤治疗不稳定型心绞痛[J].中国实验方剂学杂志,18(20):286-289.

沈丕安,2020.中药药理与临床运用[M].长春:吉林科学技术出版社:12.

汪昂,2006. 汤头歌诀[M].上海:上海中医药大学出版社:22.

王虎平,吴红彦,2008.桂枝汤功用述评[J].中国实验方剂学杂志,14(2):77-78.

吴谦,2006. 医宗金鉴[M].郑金生整理.北京:人民卫生出版社:665-667.

吴中平,2016.桂枝汤类和麻黄汤类实质性区别[J].时珍国医国药,27(1):181-182.

颜士欣,夏亚飞,阎姝,2023.黄芪桂枝五物汤在肿瘤治疗中的临床应用[J].光明中医,38(2):391-395.

杨静,2011.小柴胡汤的证与剂量比研究[J].四川中医,29(5):121-122.

陈熠,1999.喻嘉言医学全书[M].北京:中国中医药出版社:31.

张秉成,1958.成方便读[M].上海:科技卫生出版社:15.

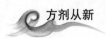

郑芳昊,罗佳波,2016.微透析采样考察麻黄-桂枝药对配伍对麻黄碱药代动力学的影响[J].
　　中国实验方剂学杂志,22(16):80-83.
周岩,2015.本草思辨录[M].太原:山西科学技术出版社:60.
卓小玉,陈晶,田明,等,2021.麻黄的化学成分与药理作用研究进展[J].中医药信息,38
　　(2):80-83.

第二节　败毒散中风药的配伍解析

逆流挽舟法是喻嘉言首先明确提出的治法,即用败毒散治疗表邪陷里之痢疾。观其表散之药,多属羌活、独活、柴胡等风药,然"百日之远",表证(邪)何在? 综合分析败毒散的方义及易水学派(包括李东垣)在脾胃系疾病中的风药运用,逆流挽舟法与易水学派中风药的使用一脉相承,其实质就是用风药治疗脾胃系疾病。风药具有芳香化湿、祛风胜湿、疏达肝气、升举清阳、发散郁火等作用,这恰恰与肝脾疾病的病机耦合,因此,古人把具有类似于风特点的疾病命名为风邪致病,其病理本质可能是湿、郁或者阳气不升等为病。所以取风药的升阳、醒脾、胜湿、疏肝等作用以止泻利,痢疾只是其一而已。

逆流挽舟法是喻嘉言提出的用表散之败毒散(又称人参败毒散)治疗痢疾的一种治法,后人多有发挥,然对其实质的论述较少。

1. 逆流挽舟法的概念

顾名思义,"逆流挽舟"即"逆流挽舟楫上行"之意,在《辞海》中"逆流"即倒流之水,"挽"即牵引。喻嘉言认为:"外感三气之热而成下痢,其必从外而出之,治痢必从汗……"应"从少阳半表之法,缓缓挽其下陷之清气,盖身中行春夏之令,不至于收降耳",即逆其病势以逆挽下陷之清气,其病自愈,此即逆流挽舟法。

2. 逆流挽舟法的源流

《素问·风论》中提到"久风入中,则为肠风飧泄",《素问·阴阳应象大论》中提到"春伤于风,夏生飧泄",提示风邪可以致泄,并未立明治法。刘完素以此为依据对其进行了发挥阐述,认为"此以风为根,风非汗不出",故"飧泄不止,日夜无度,完谷不化,发汗可也"。《金匮要略·呕吐哕下利病脉证并治》记载:"下利脉反弦,发热身汗者,自愈。"这条论述了下利患者出现出汗的情况,预示着病势自内而外、阴阳表里自和,提示病情向愈,阐述了风邪致泄的原因及其汗法止泄的机制。

后世张从正继承并发挥了刘完素"玄府"学说,对逆流挽舟法有意无意地进行了深层次发挥,认为"开玄府""汗以泄其表"(《儒门事亲》)。其在用药上也是有具体体现的,如升阳益胃汤中风药的使用,当为逆流挽舟法的源流。易水学派代表医家罗天益在《卫生宝鉴·泄痢门》中引用张元素《活法机要》一书的内容,认为"风气内藏……轻则飧泄……重则下痢,脓血粘稠,里急后重",又认为"风邪内缩者,当散表邪(汗之)而自愈",阐述了风邪致泄的机制并提出了解表发汗法治泄的思路。

该治法以"逆流挽舟"之名被正式提出,始于清代喻嘉言,其在著作《寓意草》一书中强调"痢疾一证……至夏秋热暑,湿之气交蒸互结之热……外感三气之热而成下痢",即痢疾的形成多从外受邪气进而下传大肠形成下痢之证。强调治疗上"下痢必从汗,先解其外,后调其内",否则"失于表者,外邪但从里出,不死不休。故虽百日之远,仍用逆流挽舟之法,引邪出之于外,则死证可治,危证可安"。其意在逆挽下陷之清气,使下陷入阴分的邪气从表而解,恢复表里气机的畅达以达止泻之目的,此为《素问·阴阳应象大论》中"清气在下,则生飧泄"的正治之法。

3. 逆流挽舟法的代表方及其方义解析

后世公认的逆流挽舟法代表方当属败毒散,该方最早出现在《太平惠民和剂局方》中,由茯苓、甘草、人参、枳壳、桔梗、柴胡、前胡、羌活、独活、川芎、薄荷、生姜组成。原书中其主治为"伤寒时气,头痛项强,壮热恶寒,身体烦疼,及寒壅咳嗽,鼻塞声重,风痰头痛,呕哕寒热,并皆治之"。药物比例为等量,每服二钱,煎至七分,温服。第五版《方剂学》教材主治与《太平惠民和剂局方》相似,主要病机为外感风寒湿邪,主要为表证而设。

后世喻嘉言认为本方非独为解表而设,认为"虚弱之体必用人参三五七分,

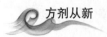

入表药中,少助元气,以为驱之主,使邪气得药,一涌而去,全非补养虚弱之意也"。败毒散主要由补气的四君子汤(人参、茯苓、甘草)和疏风除湿的风药(柴胡、羌活、独活、川芎)组成,功效应当为健脾益气、散风除湿止泻。可见,由于证候的不同,同一首方剂可以表现出不同的功效和主治,这也是"异病同治"的方剂学基础。

4. 逆流挽舟法的实质

喻嘉言《医门法律·痢疾论》认为逆流挽舟法所治之病的病机有如下特点:"失于表者,外邪但从里出,不死不休。故虽百日之远,仍用逆流挽舟之法,引邪而出之于外,则死证可治,危证可安。"认为该病的病机为表邪内陷于里,主张用解表药汗解。"久利邪入于阴,身必不热,间有阴虚之热,则热而不休,今因逆挽之热,逼其暂时燥热,顷之邪从表出,热自无矣。"认为久利邪入于阴而发热,主张用风药引邪热随汗而解。另外,"久利阳气下陷,皮肤干涩,断然无汗,今以逆挽之法,卫外之阳领邪气同还于表,而身有汗,是以腹中安静,而其病自愈也。"认为逆流挽舟法为通过解表药引导下陷之阳气复还于肌表,使邪气随阳气之升发而随汗解。

4.1 逆挽之本在人参

逆流挽舟法所适应的基本病机为正虚和邪恋,其根本原因是正气不足,抗邪无力,故方中人参用意有二:其一,扶助正气;其二,风药借助人参的补益作用升阳除湿而止泻。正如喻嘉言所说:"昌所为逆挽之法,推重此方,盖借人参之大力,而后能逆挽之耳。"

4.2 逆挽之表在风药

有医家认为风药是逆流挽舟法的主要配伍,现仍普遍沿用古论,认为逆流挽舟法为运用解表药导邪气出表,而达到治疗痢疾的目的。但是,既然逆流挽舟法是解表法,那么解表为何不用麻黄、桂枝这些解表透邪力更强的药物,而反用解表力弱的风药?究其原因,羌活、独活、柴胡等这类风药除具有解表作用外,在逆流挽舟法中还体现了升阳、除湿、醒脾、疏肝等作用,故该法所用风药功在脾胃,而非营卫,非为解表,而在升阳,与补中益气汤的补气升阳之法有异曲同工之妙。

4.3 逆挽之位在脾胃

适用于逆流挽舟法疾病的病机本质为脾胃气虚,脾气呆滞不运,清阳不升,浊阴不降而为久泻久痢,故治当健脾益气,升阳除湿。风药多为芳香辛散之品,故有升阳、醒脾、化湿、疏肝等作用,可以达到阳升、脾运、湿去、肝疏而愈疾的目的。历代先贤如朱丹溪等其实已有应用风药治疗脾胃系统多种病症者,如痛泻要方中防风的使用即是其一,而败毒散中使用风药治疗痢疾其实就是"有意使用,无意暗合"而已。

5. 风药在脾胃系疾病治疗中运用的发挥

风药首次被系统地进行划分出自于张元素的《医学启源》,并依据运气分类法创制"药类法象",将中药分为"风升生(春),热浮长(夏),湿化成(长夏),燥降收(秋),寒沉藏(冬)"五大类以阐述中药的功效。后被其弟子李东垣以"风药"之名首次在《脾胃论》中提出,其云:"如脉弦者,是风动之证,以风药通之。"此时风药才开始系统地被进一步应用于临床。《汤液本草》指出:"风升生,味之薄者,阴中之阳,味薄则通。"这类药多属轻清之品,具有轻扬上升发散之性,如葛根、升麻、柴胡、羌活、独活、防风、川芎、藁本、蔓荆子、细辛、白芷、荆芥、麻黄、薄荷等。风药不仅能疏散表邪,通过不同配伍,又具有胜湿运脾、化湿醒脾、升阳运脾、疏肝理脾、发散郁火等作用。

5.1 风药胜湿运脾

《素问·至真要大论》云:"风能胜湿。"风木(肝)能克制湿土(脾),故风能胜湿。湿分内湿与外湿,李东垣《内外伤辨惑论》所记载的羌活胜湿汤就是以风药来治疗风湿在表的代表方剂,正如汪昂《医方集解》所载:"风能胜湿,羌、独、防、藁、芎、蔓皆风药也。湿气在表,六者辛温升散,又皆解表之药,使湿从汗出。"风药还可以治疗内湿疾病,如《脾胃论》云:"寒湿之胜,助风以平之。"另外,《脾胃论》所载升阳除湿汤亦有羌活、独活等风药,"治脾胃虚弱,不思饮食,肠鸣腹痛,泄泻无度,小便黄,四肢困弱",然并未提及表证。

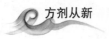

5.2 风药化湿醒脾

张景岳《类经》云："天以五气食人者……香气入脾……"意指芳香药入脾，具有醒脾作用。醒脾即恢复脾之神机也，如白芷、佩兰、防风具有芳香解表作用。升阳益胃汤中防风醒脾，此与痛泻要方中用防风等风药的醒脾作用一脉相承。湿困脾胃的病证可以用风药醒脾化湿，其较砂仁、草豆蔻等芳香化湿药物有更强的升阳之功。

5.3 风药升阳运脾

《脾胃论》云："诸风药升发阳气，以滋肝胆之用，是令阳气生，上出于阴分，末用辛甘温药接其升药，使火发散于阳分而令走九窍矣。"补中益气汤（升麻、柴胡等）具有补中益气升提的功效，《内外伤辨惑论》云："胃中清气在下，必加升麻、柴胡以引之，引黄芪、人参、甘草甘温之气味上升……二味苦平，味之薄者，阴中之阳，引清气上升也。"原书升麻、柴胡用量为 3 分，约合今天的 0.9 g，稍加极轻量的风药取其轻清上浮之性，升发脾胃清阳之气，其意即"下者举之"，取"升阳"之意。

在胃肠动力的相关药理学实验中，补中益气汤中低剂量柴胡、升麻等风药的效果要优于高剂量。纵观李东垣方书，其对于风药剂量的应用普遍较低，再结合我们的临床经验，低剂量的风药具有更好的升阳作用，高剂量时升阳作用减弱或消失。故风药在临床常用于一些气虚清阳下陷疾病的治疗。

5.4 风药疏肝理脾

《脾胃论·脾胃胜衰论》认为用柴胡等疏肝的风药可以治疗中焦疾病，其云："中有疾，傍取之……肝木妄行，胸胁痛、口苦舌干、往来寒热而呕、多怒……此所不胜乘之也。柴胡君，防风臣，羌活佐，独活佐，升麻使，芍药臣，甘草臣，白术佐，茯苓佐，猪苓、泽泻佐，肉桂臣，藁本、川芎、细辛、蔓荆子、白芷、石膏、黄柏、知母、滑石。"脾土的所不胜为肝木，即肝克脾也，方中用多种风药疏达郁遏之肝气，以间接起到理脾的作用。

李东垣又提到："肝阳不足不舒，风药疏补之。"故风药具有疏肝的作用。例如，孙佳莉对历代文献、现代基础研究和羌活复方进行梳理后认为风药羌活归属肝经，张元素、李东垣、王好古、罗天益等易水学派学术代表也都将风药归入肝经范畴,如柴胡疏肝散中的风药柴胡、越鞠丸中的风药川芎、逍遥散中的风药薄荷等都具有疏肝理气和胃的作用。所以风药在临床中可用于肝郁气滞为主的脾胃疾病的相关治疗。

5.5　风药发散郁火

风药除了能够胜湿、醒脾、升阳、疏肝以外,还具有发散脾、胃、肝等经郁火作用。例如,《内外伤辨惑论》在论述升阳散火汤时认为:"治男子妇人四肢发热,肌热,筋痹热,骨髓中热,发困,热如燎,扪之烙手,此病多因血虚得之,或胃虚过食冷物,抑遏阳气于脾土。"症见肌表、四肢、骨髓发热,方中用柴胡升发少阳经郁火,升麻、葛根发散阳明经之火,羌活、防风发散太阳经之火,独活发散少阴之火,人参、甘草培土,取"土厚则阴火自退"之意,体现了用风药疏散脾土之郁阳,取"升阳散火"之意。

又如,泻青丸(羌活、防风、川芎)发散肝经郁火,泻黄散(防风)发散脾经郁火,清胃散(升麻)发散胃经风热,"少阳病"主症具有往来寒热、胸胁苦满等阳郁的表现,常用柴胡发散郁遏之阳。以上皆体现了"火郁发之"之意,可以推论"风药"具有发散郁火(阳)的作用,临床常用于一些火郁病机为主导的脾胃疾病的相关治疗。

6. 小结

综上分析可知,风药具有芳香化湿、祛风胜湿、疏达肝气、升举清阳、发散郁火等作用,这恰恰与肝脾疾病的病机相耦合,因此,古人把具有类似于风的特点的疾病命名为风邪致病,其病理本质可能与湿、郁或者阳气不升等有关。败毒散中逆流挽舟的实质是运用风药的上述作用达到补脾益气、芳香醒脾、升阳举陷而止泻痢的目的。其与易水学派对风药在脾胃系疾病治疗中的运用虽非一脉相承,却也暗相吻合,可谓"有意用之,无意暗合"也。

(赵则阔)

参考文献

都广礼,2010.方剂学"药群"概念的提出及意义[J].中国中医药信息杂志,17(8):3-4.
官锦帅,李影,丁舸,2018.逆流挽舟法古今探讨[J].国医论坛,33(2):14-16.

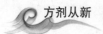

蒋燕军,徐笋晶,欧名菊,等,2010.逆流挽舟法的研究述评[J].河南中医,30(7):639-641.

孙佳莉,俞科贤,2020."羌活归肝经"之理论溯源[J].中国民间疗法,28(23):19-23.

武子健,赵炎,付智天,等,2018.李东垣治疗脾胃病用药思路[J].安徽中医药大学学报,37(3):4-6.

许继群,2007.方剂学[M].上海:上海科学技术出版社:29.

姚晓东,2004.逆流挽舟法寻源及配伍风药内涵考辨[J].山东中医药大学学报,28(4):262-263.

宇文冬雪,李桂伟,2020.李桂伟治疗腹泻型肠易激综合征经验[J].中国民间疗法,28(18):31-32.

赵则阔,都广礼,陈萌,等,2020.论方剂功效的确定[J].中医杂志,61(1):6-9.

赵则阔,李春晖,李强,等,2020.基于配伍环境的补中益气汤对洛哌丁胺大鼠便秘模型影响的方证相关性研究[J].中华中医药杂志,35(11):5787-5790.

赵则阔,李春晖,杨具洁,等,2019.论方剂的分类[J].广州中医药大学学报,36(5):746-751.

第七章
证 治 分 析

第一节　当归补血汤的证治分析

当归补血汤为李东垣所创治疗血虚发热之方,然方中黄芪的剂量却为当归的 5 倍之多,从其"力大者为君"说,历代医家公认黄芪为本方君药。然补血之方,为何舍近求远以补气为主?"血虚发热,证象白虎"之机为何? 此种发热是气虚发热还是血虚发热? 抑或是气血两虚发热? 争议不断,莫衷一是,苦无所凭。然方剂作为理法方药辨证论治体系最终的药物表达形式,是验证理法正确与否的临床实践检验者,责无旁贷,具有最终裁量权! 通过对当归补血汤的源流进行梳理,对其病因病机、方药、临床应用等进行全面解析,当归补血汤主治证当为气虚发热,乃因劳役伤气、气不制火、阴火上冲所致,其实质为气虚不固,阳气浮散。方中大量使用黄芪意在"保元摄气以缓当下阳气欲散之急",非为补血而设;而当归的作用则是借其补血而不滞血之特性,载气达表而为舟楫之用,实为"工欲善其事,必先利其器"也。黄芪、当归皆为补益气血药物中之动者,二者之间又有动静之妙,相互配伍速达于表以摄纳浮阳之越! 以补血之名,行补气固摄浮阳之实,意不在补,而在于固也。

黄芪和当归配伍组方虽非为李东垣首创、独创,但却因李东垣创制的当归补血汤而成为经典的配伍之一,其独特之处在于通过一两黄芪与二钱当归的特殊剂量配伍治疗"证象白虎"汤证的内伤发热。后世对本方的争论颇多,如为何以大量黄芪配伍少量当归而补血? 其所治内伤发热是血虚还是气虚发热? 抑或是气血两虚发热? 东垣著述不甚言明,遗后世以诸多揣摩空间,各家

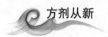

演绎，莫衷一是。故当"考镜源流"，本于东垣学理，从源流考证、主治辨析、理法方药解析、运用拓展等方面对当归补血汤进行立体化剖析，力求探赜索隐，阐明幽微。

1. 源流考证

经考，《陈素庵妇科补解》当归补血汤为最早的"当归补血汤"，为南宋高宗妇科陈素庵所创，陈氏之方治疗"经水三月一来"，方中黄芪一两，当归一两二钱，配伍生姜、大枣。然该书流传极少，此方鲜为人知，随后《内外伤辨惑论》问世，东垣当归补血汤遂声名鹊起，始为后世医家所乐道。

依东垣之书所言，当归补血汤"治肌热，燥热，困渴引饮，目赤面红，昼夜不息"，其用药舍寒凉清润之品，转取甘温补益之黄芪、当归，正合"甘温除热"之意。"甘温除热"源于《素问·至真要大论》"劳者温之""损者温之"的治疗原则，此法在《伤寒论》中亦有体现，如治"虚劳里急"之小建中汤开甘温除热法之先声，亦见"手足烦热，咽干口燥"之热象。在此基础之上，见气虚不足者施以黄芪建中汤，产后虚羸者施以当归建中汤。可见芪归制热确有渊源，当归补血汤的创制，当遵《黄帝内经》之法而受启于《伤寒论》之方，渊源有自。

东垣运用当归补血汤颇得心应手，该方在其著述中出现了 4 次。后世医家钟爱有加，将其收录和阐微于不同医书中，异名方有朱丹溪《脉因证治》之补血汤、汪喆《产科心法》之黄芪补血汤、《慎斋遗书》之芪归汤等。此外，当归补血汤历经临床锤炼和化裁演变，不仅于内科发热中屡屡立功，在外伤、妇产等应用中亦有施展之地，如《寿世保元》调整芪归比例，以黄芪、当归 2∶1 治疗产妇血虚缺乳，《医法八门》加味当归补血汤加党参、乌梅治疗产后大汗，《鲁府禁方》当归补血汤加入红花、独活以疗血气不足之跌打损伤，《医方考》当归补血汤加防风、连翘治疗疥疮等，均为当归补血汤之流支。

2. 主治辨析

当归补血汤用于"肌热"毋庸置疑，但此热何来？疑点纷纭。虽然书中云"血虚发热"，但是却以补气药为主，重用黄芪，为当归 5 倍之多，却以"补血"名之，显然证治和组方立意难以相符。是东垣言不尽意还是别有深意？抑或我心光明,存疑后世? 后世医家争论不断,分歧难免,由此发展成"血虚发热""气虚发热""气血两虚发热"三足鼎立之格局。

2.1 遵守原句,血虚发热

对于当归补血汤的主治病证,主流观点仍与"血虚发热"看齐。至于黄芪5倍于当归之理,吴昆《医方考》解释为"有形之血不能自生,生于无形之气故也"。黄芪量虽重于当归,但却处于次要地位,其作用在于助当归补血,此谓"阳生阴长"之法。汪绂、张璐等医家不否认黄芪在方中的补脾益气之功,但均视之为补血之踏板,云:"血生于脾,此方补脾胃以滋之,是为补生血之本。"又有称黄芪之功不在补,而在走表泄热或急固浮阳者。陈念祖《时方歌括》认为血虚热邪"郁于皮毛而不解",黄芪走表"从微汗泄之"以急除表热。张秉成《成方便读》认为"有形之血不能速生,无形之气所当急固",黄芪意在保元摄气以缓当下阳气欲散之急,于"大脱血之后"首先救标。

为探求东垣重用黄芪之意,各医家学者从不同角度出发阐释黄芪在方中的作用,但均认为最后的落脚点是血虚,遵东垣原句而为"血虚发热"。当归补血无疑,而黄芪或补气为助? 或泄热出表? 或固摄浮阳之散? 根基于此,现代中医教材沿用当归补血汤治疗"血虚发热"之观点,将该方列于方剂学教材"补血剂"之列,并冠之以补气生血之代表方。

2.2 方药思辨,气虚发热

尽管当归补血汤主治病证为"血虚发热"的观点成为主流,但也存在主流之外的声音。有学者提出:"如系血虚为主的病证,甚或血虚已致发热,岂有置血虚不顾而着重补气之理?"或认为当归补血汤实为"劳役气虚"之发热而设,非重在补血,而是补气兼顾其血,故重用黄芪而配伍小剂量当归。若针对血虚病机,归脾汤、四物汤等补血剂对于血虚伴低热者有一定疗效,而对于血虚高热者,朱丹溪善用四物汤加祛邪退热药治之而取效。这样看来,当归补血汤治疗的当是气虚发热,唐宗海认为"此方以气统血",方中黄芪与补中益气汤中之黄芪具有同等地位,均大补元气为君药,可谓是治疗气虚发热的另一代表方。

2.3 两者兼顾,气血两虚发热

血虚发热和气虚发热之争难以调停却易于调和。众所周知,气与血关系

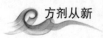

密切,相生相依,常言"气为血之帅,血为气之母""气以生血,血以载气",汪昂《医方集解》释本方云:"病本于劳役,不独伤血,而亦伤气,故以二药兼补之也。"但仔细揣摩,若芪归同在就是气血双补,那么何来固有配比之用意,特殊剂量之巧思?其与后世的归脾汤又有何种同中之异?问题核心未解,如此便又是辜负了东垣老人之良苦用心。

3. 理法方药解析

虽然《方剂学》教材将当归补血汤作为治疗血虚发热的补血剂,但在《诊断学》教材中,对血虚发热却论理不明;又在《中医内科学》第六版内伤发热中,对血虚发热这一证型的描述为低热、舌淡、脉细弱,治以归脾汤。显然,中医教材对血虚发热的阐释缺乏连贯性,表现在理法方药上存在前后矛盾。这种矛盾或模糊的观点必然会造成中医学术的混乱,不利于教学、科研和临床,亟待重新厘定。同时也说明,必须以理法检验者——方剂的正确解析为抓手,以方剂为最终的裁量者,才是最终的解决之道!否则会陷入望文生义、纸上谈兵的尴尬境地。

3.1 证治分析

回归原文,当归补血汤发热表现于肌表、头目、口咽等,虽云"血虚发热",却没有血虚致热具体病机的论述,反而东垣著述中有对气虚发热病机的阐释,与如上症状却具有高度适配性。此热具有上浮发越之势和壮而不实的特点,已知因虚而得,但究竟如何产生却机制未明。统观全局,文中已言明"阴火上冲","阴火"的产生源于"脾胃气衰,元气不足",此"元气"并非先天之气,特指脾胃之气,"阴火"是为下焦胞络之火。东垣立足于火与气的对立关系,言"火与元气不两立,一胜则一负",气不制火,胜负显彰,气虚失于固摄则热腾于表,谓"阳气者,烦劳则张",故治疗当从"土厚则阴火自伏"而解。

《脾胃论》云:"夫脾胃不足,皆为血病。"诚然,李东垣对"血病"的概念并不同于一般所认知的"血病",《内外伤辨惑论》中明确指出:"胃主血,为物所伤,物者,有形之物也,皆是血病。"东垣认为饮为无形之气,食为有形之物,"血病"指脾胃被米面肉食所伤,并不是血出现问题。此"血"非彼"血",若不对东垣的学术思想进行脉络性的研究,断章取义,望文生义则只会与本义相去甚远。因此,东垣所指的血虚发热是否专指"血虚"? 而非"脾胃虚"之谓? 此种情况在东垣系列著述中并不少见,如升阳补气汤没有任何补气的药物,故遵古并非泥古,万不可死于句下,否则只会食古不化。

3.2 以症明证治

李东垣明确指出当归补血汤"证象白虎",但却误服白虎汤必死。显然二者证候必然大相径庭,需要审慎鉴别。一则病机虚实两端,白虎汤为实,证属阳明气分热盛之内灼外燔;而当归补血汤证乃太阴脾胃气虚之阴火蒸腾、阳气浮越。诚如《素问·调经论》所云"有所劳倦,形气衰少,谷气不盛,上焦不行,下脘不通,胃气热,热气熏胸中故内热",故东垣特示"惟脉不长实为辨耳"。二则治疗寒热迥然,石膏、知母辛凉寒润,黄芪、当归甘温补益,其均可灭火,但却有以水浇熄和以土扑盖之别。

然虚劳发热与真寒假热又异,虽同属"虚热",但症状不同。阴盛格阳者热多"面色赤"而"咽痛"或"烦",同时可见"手足厥逆,脉微欲绝",此因少阴阳气衰微,阴寒盛极,迫阳外越,治疗直须"急温之",以通脉四逆汤、白通加猪胆汁汤等大辛大热之品破阴回阳、速救浮阳;然当归补血汤之热,热达周身,类白虎而喜饮,与少阴格阳戴阳之渴而不欲饮不可同日而语,且该方功在补气,温而不热,补而不腻,非一般的补益气血之药物配伍。二者之别,由此可鉴。

3.3 方药解析

第一,当归补血汤虽方名直言"当归"和"补血",但往往方名不能代表方剂要义。例如,温胆汤实为清胆化痰,芍药汤不赖芍药止痢。况且该方所名甚多,李东垣在《兰室秘藏》中又称为黄芪当归汤,故方名不可单纯作为立论依据。众所周知,中医从认识疾病到确定治法这一过程的最终落脚点是方剂,方剂是理法方药辨证论治体系中用药物治疗疾病的最终表达形式,既是理法的具体表现形式,也是验证理法正确与否的判别工具。因此,离开方药分析而谈辨证论治就是纸上谈兵,空口无凭。

第二,从芪归的配伍看,当归补血汤用黄芪一两,当归二钱,从药物分析,当归虽补血,亦以活血著称,人既血空,为何不以味厚"守而不走"之熟地黄滋阴补血,而独受任于补血活血的当归? 黄芪虽补气,然其通利行滞之性更著,为何不用气阴双补圣药人参速达补益之功? 黄芪和当归补性不甚,而动性有

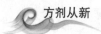

余,对于血虚而发热者,速予直接补血和补气以生血,孰更切合实际不言而喻,然东垣属意何在? 可以大胆推论,当归补血汤着力点不在血虚,而在气虚。《雷公炮制药性解》中有"黄芪之用,专能补表"之言,故黄芪于防己黄芪汤(表虚湿胜)、黄芪桂枝五物汤(表虚血痹)、牡蛎汤和玉屏风散(表虚自汗)中不可或缺。因此,李东垣喜用黄芪"泻热补气""益皮毛而闭腠理",如调卫汤、退热汤等。众所周知,当归滋润补血,然勿忘其辛善走络,否则不会在当归四逆汤(血虚肢厥)、补阳还五汤(气虚络瘀)、四妙勇安汤(热瘀脱疽)中堪当大任! 由此观之,当归补血汤绝非庸补气血,其用黄芪走表固气以为收欲散浮阳之用,其用当归载气走表以为舟楫之功,以血能载气耳! 寓收于补,静中有动,诚如张秉成所言"非区区补血滋腻之药,所可同日而语也"。

第三,尽管后世医家对方中黄芪的"助攻"作用有多种解释,但对于黄芪5倍于当归之比例,其中原委未有详尽,试想若为其他比例关系又会有何不同? 如黄芪、当归比例并举时旨在气血并调,《陈素庵妇科补解》中黄芪、当归比例为5:6,治疗"经水三月一来,其脉微而涩"的"居经"证,脉见气虚血少,故气血同疗。《辨证录》当归补血汤中黄芪、当归比例为1:2,治疗"血少,面色萎黄"的无子之疾,此方证明确为血虚,无发热,故当归量超黄芪而为黄芪2倍。而当黄芪用量远高于当归时,症状多有发热,如《外科理例》黄芪、当归比例为6:1,治疗疮溃后虚证发热,此与东垣当归补血汤如出一辙、异曲同工。无独有偶,现代研究证实了不同比例的芪归配伍能产生不同的治疗效果,芪归比例为1:1时,血液、免疫等多项指标改善;1:2时,保护血管和改善血液循环作用居多;5:1时,多体现抗氧化、抗炎效果增强。

第四,从临床实际看,血虚患者一般并不发热,如再生障碍性贫血患者伴有感染时才会发热,虽然中医之血虚并不等同于西医之贫血,然亦可见一斑。虚人发热者,在临床上多见于免疫低下状态伴慢性感染,此时气必是不足,而血未必不充,若投以大苦大寒清热药则戕伤阳气,病必不除,去生远矣! 故治应兼顾气虚之本,使用大量补气药扶正祛邪。当此之时,以大量黄芪益气托邪恰切病机,少佐养血活血药以改善血液循环,使药效更速。若从物质与能量视角解读,该发热不是因物质(血)不足而起,却因能量(气)低下引发,故见该方以能量属性偏强之黄芪、当归鼓舞气血,激发正气,而不是以物质属性强的人参、地黄补益气血。

因此可以认为,当归补血汤是治疗气虚(免疫低下状态)发热(继发感染)的方剂! 并非为所谓血虚发热而设。

4. 运用拓展

当归补血汤之治不拘内科劳役之发热,在妇人产后发热或疮疡溃后发热等亦有应用,临证可举一反三、触类旁通。

4.1 妇人产后发热

《兰室秘藏·杂病门》强调当归补血汤适于"妇人"。妇人有经带胎产的特殊生理过程,气血流失则体质易虚,在临床中应辨气血之偏重而采取相应的治法。例如,傅青主在《傅青主女科·正产血晕不语》中对于产妇气血两脱昏晕者,先针刺眉心使之清醒,再以"人参一两煎汤灌之,无不生者",或"用黄芪二两,当归一两","灌之亦得生"。该病为产后气血两脱之急证,无发热等感染之象,急用人参培本固元为首选治疗,次选大量黄芪、当归固脱补虚,此时黄芪、当归比例并非5:1,而是2:1。可见在治疗气血暴脱无发热时,非当机立断益气救阴不可,急寻独参汤之属,非当归补血汤之所能胜任。若危急解后而出现发热表现,说明气虚不能抗邪继发感染,此时才是当归补血汤的适应证。妇女经期、产后身体羸弱,以当归补血汤益气补血祛邪,补救之力当以缓图,非收急救之功,临证所当谨慎,不可孟浪。

4.2 疮疡溃后发热

当归补血汤亦常用于疮疡类疾病,如《正体类要》中用于治疗杖疮、金疮,《口齿类要》中用于治疗口疮等。重用黄芪而轻伍当归之配伍在外科运用中亦屡见不鲜,如《外科正宗》透脓散、《医宗金鉴》托里排脓汤、《兰室秘藏》内托黄芪汤等。针对患者整体气虚,局部气虚血瘀的虚劳痈疮败证,"疮家圣药"黄芪配伍当归乃使气旺则能托邪透毒,血和则可生肌。在疮疡外科中,鼓动气血能增强局部血液循环促使毒素排出,实验发现黄芪、当归配伍可降低实验动物全血比黏度,改善血液流变学和超声血流动力学情况调节血液系统,同时可升高白细胞,强化T淋巴细胞、巨噬细胞等免疫细胞能力而提高免疫水平。对于糖尿病足溃疡合并低蛋白血症患者可促进血管生成与肉芽组织形成、缩小创面,对于股骨头坏死患者能减缓骨髓水肿、降低骨细胞死亡率等。

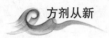
5. 小结

作为东垣著述中的代表性方剂,当归补血汤药虽两味,所含甚多,意蕴深远。评此方之易,易在用药简约,配伍流畅;论此方之难,难在机制晦涩,众言不一。方虽卓立千古,但效用机制陷于仿佛之境,使其名显而用隐!当此之时,唯从理法方药一体浑然的辨证论治体系出发,以方剂作为最终裁判者,才能掷地有声,力有所逮!

（曾耀莹）

参考文献

陈德兴,文小平,2013.方剂学[M].北京:清华大学出版社:145.

陈仁寿,2008.当归补血汤纵考[J].中国中医基础医学杂志,14(7):535-537.

纪竞心,1982.当归补血汤探源[J].上海中医药杂志(2):29.

金芳,孙小燕,1995.当归补血汤配伍比例的比较研究[J].中国实验方剂学杂志(1):33-37.

李骥,梁志强,曹烨民,2018.中医药膳对糖尿病足溃疡合并低蛋白血症影响的临床研究[J].上海中医药杂志,52(8):40-43.

李万斌,2008."血虚发热"辨析引发的思考[J].山东中医杂志,27(6):369-370.

刘志强,丁真奇,郭长勇,等,2014.应力刺激联合当归补血汤治疗下肢骨干粉碎性骨折的临床研究[J].中国中医骨伤科杂志,22(2):21-24.

穆成吉,2019.黄芪当归不同比例配伍对血虚大鼠颈总动脉、肾动脉血流量及血液成分不同影响的研究[D].成都:成都中医药大学.

彭洁,彭俊峰,1994."血虚发热"之我见[J].现代中西医结合杂志(3):98-100.

滕佳林,2002.黄芪配伍当归益气活血作用的理论与实验研究:对血液流变学及白细胞粘附分子表达的影响[D].济南:山东中医药大学.

滕佳琳,邹积隆,王树荣,等,1992.黄芪与当归药对配伍理论的实验研究[J].山东中医学院学报(1):14-18,76.

吴曦,2018.当归补血汤对早期股骨头坏死大鼠股骨头微结构、OPG/RANKL/RANK、VEGF164/VEGFR2影响的实验研究[D].武汉:湖北中医药大学.

向璐,张巧艳,赵琦明,等,2022.黄芪-当归化学成分、药理作用及临床应用的研究进展[J].中草药,53(7):2196-2213.

谢瑞芳,林评兰,王瑛,等,2016.不同配伍比例当归补血汤化学成分及促血管新生作用比较[J].中国中医药信息杂志,23(6):83-87.

杨长春,韩盈,2010.黄芪、当归对血管再狭窄大鼠超声血流动力学的影响[J].解放军医学杂志,35(8):976-978.

杨具洁,都广礼,陈少丽,2021.基于物质、能量属性阐释中药药性理论[J].中成药,43(5):1379-1381.

尤怡,1997.金匮要略心典[M].高春媛点校.沈阳:辽宁科学技术出版社.

张年顺,2015.李东垣医学全书[M].2版.北京:中国中医药出版社.

Gao Q T, Cheung J K H, Li J, et al. , 2007. A Chinese herbal decoction, Danggui Buxue Tang, activates extracellular signal-regulated kinase in cultured T-lymphocytes[J]. FEBS Lett, 581 (26): 5087-5093.

Gao Q T, Cheung J K, Li J, et al. , 2006. A Chinese herbal decoction, Danggui Buxue Tang, prepared from Radix astragali and Radix angelicae Sinensis stimulates the immune responses [J]. Planta Med, 72(13): 1227-1231.

第二节 大柴胡汤的证治分析

　　大柴胡汤是出自张仲景《伤寒杂病论》中的经典名方,古往今来多数医家认为其主治为少阳阳明合病,但仍有不少医家对"大柴胡汤证归属阳明病"一说存疑。阴阳五行学说以阴阳言对称,以五行言多元,因此发生于阴阳五行框架内的中医学理论体系深刻地体现了多元对称性思想存在并贯穿于整个中医学体系,从人体解剖、生理和病理的认识到治则治法与方药组成等均能得以呈现。张仲景《伤寒杂病论》深刻地体现了中医多元对称性的思想。六经辨证是仲景学术思想的核心,而六经中的三阴经与三阳经是相互对称的,又各一分为三而为多元,是为三阴、三阳。三阴即"名曰太阴……阴中之阴。名曰少阴……阴中之少阴。名曰厥阴……阴之绝阴。太阴为开,厥阴为阖,少阴为枢"。三阳即"名曰太阳……阴中之阳。名曰阳明……阴中之阳。名曰少阳……阴中之少阳。太阳为开,阳明为阖,少阳为枢"。太阳、阳明、少阳、太阴、厥阴、少阴按照开阖枢的位置又一一对称,以三阴三阳统领对疾病的认识和治疗。基于中医多元对称性思想,参合《伤寒杂病论》原文、文献考证、方义分析及现代研究佐证,大柴胡汤为治疗少阳腑证之方,而小柴胡汤为治疗少阳经证之方;若从方剂的对称性角度看,以大柴胡汤为对称中心,小柴胡汤和大承气汤为对称方,即少阳经证(小柴胡汤)-少阳腑证(大柴胡汤)-阳明腑证(大承气汤)。如此可以将大柴胡汤和大承气汤区别开来,大柴胡汤的主治病位是邪高(肝胆胰),而大承气汤的主治病位则是邪低(胃肠道),其兼杂症状或可难辨,但其病位高下有别,学者不可不知。

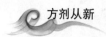

大柴胡汤是《伤寒杂病论》中的经典名方,因其在内、外、妇、儿等各科临床实践中应用广泛,且疗效确切而备受历代医家的推崇。大柴胡汤在《伤寒杂病论》书中共出现 5 次,分别是《伤寒论》中 3 条(第 103 条、第 136 条、第 165 条),以及《金匮要略》中 2 条。本文拟从中医学的多元对称性思想、仲景六经辨证体系、古代文献考证、方义分析及现代应用情况剖析大柴胡汤的证治。

1. 中医学的多元对称性思想

中医学理论体系的核心是以阴阳学说为指导的以脾胃为对称中心的多元对称生命观,具体表现为从解剖上以阴阳划分脏腑经络的上下、表里等,如五脏之心、肺居于上属阳,肝、肾居于下属阴,以脾胃为枢(中心),呈现出多元对称性的思想;从生理上看心、肺为阳宜降,肝、肾为阴宜升,脾胃气机升降的枢机所在,亦体现出多元对称性的思想。推而广之,在病理、治则、治法、方药等理论体系中无不体现出多元对称性的思想。

张仲景《伤寒杂病论》亦深刻地体现了中医多元对称性的思想。六经辨证是仲景学术思想的核心,而六经中的三阴经与三阳经是相互对称的,又各一分为三而为多元,是为三阴、三阳。三阴为"名曰太阴……阴中之阴。名曰少阴……阴中之少阴。名曰厥阴……阴之绝阴。太阴为开,厥阴为阖,少阴为枢"。三阳为"名曰太阳……阴中之阳。名曰阳明……阴中之阳。名曰少阳……阴中之少阳。太阳为开,阳明为阖,少阳为枢"。太阳、阳明、少阳、太阴、厥阴、少阴按照开阖枢的位置又一一对称,以三阴三阳统领对疾病的认识和治疗。

2. 大柴胡汤证治的原文考证

2.1 《伤寒杂病论》并未将大柴胡汤与少阳阳明合病相对应

通览《伤寒杂病论》原文,书中并未出现大柴胡汤主治少阳阳明合病之字眼,对于少阳阳明合病的解释,见于《伤寒论》原文第 179 条,在"辨阳明病脉证并治篇"对太阳阳明、正阳阳明、少阳阳明作了明确的论述:"太阳阳明者,脾约是也;正阳阳明者,胃家实是也;少阳阳明者,发汗利小便已,胃中燥烦实,大便难是也。"文中提到少阳阳明合病产生的前提是"发汗利小便已",少阳病的治疗应当为和解法,而发汗利小便属于误治,此治法不仅使原少阳病不解,反而导致津液的损伤,致使胃中燥实。其症状应当不仅有往来寒热、口苦咽干等少阳病症状,又有心下急、烦躁、便秘的阳明病症状。而这一点在原文中是有直接描述的,即第181条:"问曰:何缘得阳明病?答曰:太阳病,若发汗,若下,若利小便,此亡津液,胃中燥,因转属阳明;不更衣,内实,大便难者,此名阳明也。"而对照原文中大柴胡汤诸条文,其中并无"便硬、不下利"之类的涉及便秘的字眼,反而在第165条文中有"呕吐而下利"的症状,参合前后文,我们认为是不能将大柴胡汤与少阳阳明合病对应上的。

2.2 大柴胡汤主治证是小柴胡汤证的进一步发展

《伤寒杂病论》白云阁藏本中言:"传阳明,脉大而数,发热,汗出,口渴舌燥,宜白虎汤,不差与承气汤;传少阳,脉弦而急,口苦,咽干,头晕,目眩,往来寒热,热多寒少,宜小柴胡汤,不差与大柴胡汤。"按照对称思想,由于经证与腑证是相对称的,如同白虎汤与承气汤主治对称一样,我们同样有理由推论大柴胡汤与小柴胡汤也是对称方,小柴胡汤主少阳经证,大柴胡汤主少阳腑证。因此,阳明病传少阳可以予大柴胡汤治疗,而非少阳阳明合病则以大柴胡汤治疗。

3. 大柴胡汤证治的古今歧见

3.1 争鸣自古未断

多数医家认可大柴胡汤主治少阳阳明合病,然而争鸣自古未止。认可者的依据是从大柴胡汤的组成上看,是小柴胡汤去人参、甘草,加大黄、枳实和芍药,结合原文中提到"下之则愈,当下之",所以认为此方中大黄、枳实为泻下之法,故而推论大柴胡汤是用于少阳表证未解而兼有阳明腑实证,此论也写在了教科书中。但自古仍有部分学者对此存疑,并提出不同的观点,如柯琴在《伤寒附翼·大柴胡汤》中道:"此方是治三焦无形之热邪,非治胃腑有形之实邪也……其心下急烦痞硬,是病在胃口,而不在胃中,结'热'在'里',不是结'实'在'胃'……大小柴胡,俱是两解表里之剂。大柴胡主降气,小柴胡主调

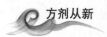

气。"陈修园在《伤寒医诀串解》中将大柴胡汤证归于少阳证范畴,书中言:"何谓少阳经症?曰:口苦、咽干、目眩是也。有虚火实火二症之辨。寒热往来于外,胸胁苦满,默默不欲食,心烦喜呕,为虚火症,宜小柴胡汤。寒热往来于外,心中痞硬,郁郁微烦,呕不止,为实火症,宜大柴胡汤。"

3.2　歧义于今未消

现代医家对于将大柴胡汤的典型表现部分归属于阳明病的主要疑点有三:其一是阳明腑实证是由于热邪入里,或邪入里化热致胃肠道津液亏损,表现应该是"身热、日晡潮热、腹满痛、大便硬",而大柴胡汤证条文中均与之不符,且大柴胡汤证病位在"心下",不在"腹",所以说大柴胡汤是少阳兼有阳明腑实证的说法依据不足。其二是有学者认为《伤寒论》原文第104条,仲景治少阳病兼治阳明之实,已创制有柴胡加芒硝汤这一专方,而按照张仲景的写作风格,大柴胡汤则不是用于少阳阳明证的方剂。其三为大柴胡汤中是否有大黄存在争议,许多版本的《伤寒论》中大柴胡汤无大黄,成无己《注解伤寒论》在大柴胡汤方后注解:"一方加大黄二两。若不加,恐不名大柴胡汤。"而现在大多数医家都赞同应当有大黄,之所以对方中大黄的有无持有疑问,是因为对兼有阳明腑实的说法持有疑问,若是此方中无大黄,那么对于大柴胡汤的方药配伍就容易解释,柴胡、枳实、芍药就是四逆散,用于疏肝解郁,那么此方就是针对肝胆疏泄失职的病症,而非单纯的少阳胆病。但即使有大黄,大柴胡汤的泻下作用与大承气汤还是相去甚远,原因在于大柴胡汤中的大黄并非如大承气汤证中那样写的"生用、后下",现代药理学发现久煎大黄其泻下作用反而减弱,说明此处即使有大黄,也并非单纯起到泻下的作用,这与大柴胡汤证"兼阳明腑实"的说法是相违背的。

4.　大柴胡汤的证治解析

4.1　大柴胡汤主治少阳腑实证

大柴胡汤主治当为少阳腑实证,其方证病机为"热结在里",病位在少阳胆腑。因病邪仍在少阳枢机,故热型同小柴胡汤证,是"复往来寒热"。胆为六腑之一,六腑以通为用,如胆腑受邪,胆汁排泄不畅,不通则痛,另外同时兼见胆气犯胃,引起"心下满痛"(这与临床上很多胆囊疾病的患者表现为胃痛的临床实际是相符合的),如胆腑邪热炽盛,迫胆汁外溢则可出现黄疸。因肝胆相照,互为表里,胆病必然会影响肝的疏泄,导致气机不畅,可见"郁郁微烦"。《黄帝内经》中言:"邪在胆,逆在胃……胃气逆,则刺少阳血络以闭胆逆却调其虚实,以去其邪也。"肝胆属木,木能疏土,胆受病必然影响胃土之和降,必然有"呕不止"这一关键症状,却不一定有便秘,而胆有邪而致胃反呕吐的治疗仍重在少阳。

李东垣在《脾胃论·脾胃虚实传变论》中指出:"胆者,少阳春升之气,春气升则万物化安……胆气不升,则飧泄肠澼,不一而起。"若邪热传入少阳胆腑,与胆汁互相结聚,影响胆腑的疏泄条达,胆热下迫肠道,也可出现下利。因此,如用少阳腑实证病机解释大柴胡汤证各条文证候表现皆为通顺,于医理亦可通。

4.2 大柴胡汤的方药解析

肝病当利胆,胆病必疏肝,故方中柴胡、芍药、枳实为四逆散去甘草,通过疏泄肝木以利胆;柴胡、半夏、黄芩是小柴胡汤和解少阳的基本配伍;木旺乘土,半夏、生姜、大枣意在和胃安中。三组药群配伍,疏肝利胆,和胃安中。然大黄所用为何?从生理上看,胆汁排到肠腑以助运化,故胆腑通于胃肠,如胆腑热结里实,单纯疏利肝胆恐怕难以去其结聚实邪。然肝胆并无真正意义上疏泄管道(肝主疏泄的途径还有月经和排精),唯有"假道阳明"以为实邪之出路,故方中大黄之用即是通过泻阳明而给邪气以出路。《神农本草经》记载:"大黄主下瘀血,血闭,寒热,破癥瘕积聚,留饮,宿食,荡涤肠胃,推陈致新,通利水道,调中化食,安和五脏。"同为泻下,此处用大黄而不用芒硝,是因为大黄可导少阳热邪而下,清利胆腑湿热以退黄,兼有活血化瘀的作用,这是芒硝与之无法比拟的。茵陈蒿汤中用大黄配伍茵陈以泻下瘀热、利湿退黄,此与本方使用大黄有异曲同工之妙。大黄之治偏在胆胃,长于泻下逐瘀;而芒硝之治偏在胃肠,长于软坚润燥通便,二者之治大不相同,不可等量齐观。

综上,大柴胡汤是疏肝利胆之方,其用大黄在于"假道阳明"以为邪气之出路,并非本方证中有阳明病也。

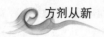

5. 大柴胡汤的现代证治

根据中国知网中检索主题词为"大柴胡汤"的发文量来看,有关大柴胡汤的研究呈波动性逐年上升趋势,其研究范围涉及临床各科,药理机制研究也愈加深入,越来越多的研究结果表明大柴胡汤的应用已经不局限于原方主治,而是以少阳胆腑实热证为核心,涉及心、肝、脾、胃等相关脏腑的病症,本着治病求本、异病同治的基本原则,大柴胡汤被广泛应用于全身各系统疾病。中医辨证论治重在医理(理法方药)的融通,才能在临床各种纷繁复杂的证候中抓住主证,准确辨证,提高疗效。

5.1 从"心下痞"到全消化系统疾病的治疗

结合原著可以推论大柴胡汤主证应当有心下急、痞硬或满痛症状,此处心下应当包括整个上腹部,包括胸胁和胃脘,或伴有呕吐下利、往来寒热等症状,所以各种肝胆、胰腺、胃等上腹部消化道疾病证属实热证候,如急性胆囊炎、胆囊结石、急性胰腺炎、胃十二指肠溃疡、脂肪肝、肝癌等均可用大柴胡汤治疗,且皆疗效斐然。研究表明,大柴胡汤能够显著降低急性胰腺炎患者炎症因子水平,具有抑制组胺和五肽胃泌素引起的胃酸分泌过多,从而降低胃酸反流对食管黏膜的损伤作用。现代应用大柴胡汤已不仅限于上腹部消化道疾病,对于粘连性肠梗阻、急性阑尾炎、功能性消化不良等,只要方证相应,均可收桴鼓之效。

5.2 "降胆火,利少阳枢机"治疗各种杂病

现代医家在原方主治基础上发挥,治疗多种疑难杂症亦获奇效。例如,自2002年仝小林在《中医杂志》发表《中医对代谢综合征的认识和治疗》一文以来,文中建议以大柴胡汤为主方治疗代谢综合征,扩大了大柴胡汤在代谢疾病中的运用,此后有关大柴胡汤治疗高血脂、糖尿病、肥胖的代谢性疾病报道不断涌现。其中凌云等据此将大柴胡汤治疗代谢综合征的病机详尽分析,认为代谢综合征可以归结为三焦气机失调、胆火不降、痰瘀互结,胆火不降又可看作痰瘀互结等病理产物的基础,降胆火无疑是釜底抽薪之治法,采用大柴胡汤治疗代谢综合征正是降胆火之法,并在此方基础上随证加祛痰化瘀之品,每获良效。另外,中医认为胆为中正之官,主决断而与中枢神经系统的功能关系密

切,因此大柴胡汤也被常常用于精神类疾病,包括抑郁症、精神分裂症等属少阳枢机不利、湿热蕴阻之实证者,疗效颇佳。

5.3 脏腑补泻法治疗"肝经火盛"诸症

肝胆两经相为表里,根据中医脏腑虚实补泻的原则,虚则补其脏,实则泻其腑,肝经实火则泻胆腑,因此大柴胡汤可广泛用于表现为肝经火盛证的各科疾病。中医认为甲状腺疾病与肝经关系密切,李宝华等采用大柴胡汤加味治疗激素依赖性亚急性甲状腺炎近期疗效显著,远期疗效肯定,可减少激素依赖性亚急性甲状腺炎的复发率。此外,根据少阳经脉循行于头侧部,大柴胡汤也可以用于治疗偏头痛。陈凯明等认为高血压证属肝火旺盛者,大柴胡汤可通过疏肝泻火,通腑泄热,有效降低血压,同时改善患者的生活质量。因肝开窍于目,大柴胡汤亦可用于眼科疾病的治疗,如魏春秀等着眼于肝胆热郁、气滞血瘀的病机,将大柴胡汤用于七大类眼病,包括糖尿病视网膜病变、玻璃体出血、感染性角膜炎、急性虹膜睫状体炎、急性青光眼(含青光眼睫状体炎综合征)、前房积脓、前房出血的治疗,也取得了较好的临床疗效。张海文等发现大柴胡汤能显著改善风火上扰型缺血性脑卒中患者神经功能缺损和日常生活能力,缓解失眠、便秘症状,降低患者血液黏稠度,并有一定的降脂效果。《太平圣惠方》言:"若肝气有余,胆实。实则生热,热则精神惊悸不安。"研究显示大柴胡汤能有效改善肝郁化火证失眠患者的睡眠状况,提高患者睡眠质量,且在远期疗效上较西药组更具显著优势。

综上,结合现代研究佐证,基于中医多元对称性思想和方剂的对称性,大柴胡汤为治疗少阳腑证之方,而小柴胡汤为治疗少阳经证之方;若从方剂的对称性角度看,以大柴胡汤为对称中心,小柴胡汤和大承气汤为对称方,即少阳经证(小柴胡汤)-少阳腑证(大柴胡汤)-阳明腑证(大承气汤)。如此可以将大柴胡汤和大承气汤区别开来,大柴胡汤的主治病位是邪高(肝胆胰),而大承气汤的主治病位则是邪低(胃肠道),其兼杂症状或可难辨,但其病位高下有别,学者不可不知。

(琚婉君)

参考文献

陈凯明,2021.大柴胡汤治疗高血压病肝火亢盛证的临床观察及网络药理学研究[D].济

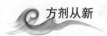

南：山东中医药大学．

陈阔，侯东升，张涛，2017．《伤寒论》第165条之我见［J］．环球中医药，10（1）：108－109．

丁德正，2017．大柴胡汤治疗精神疾病验案举隅［J］．河南中医，37（9）：1518－1519．

高阳，2017．大柴胡汤治疗失眠症（肝郁化火证）的临床疗效研究［D］．长春：长春中医药大学．

郭蕾，李强，都广礼，2016．论方剂的对称性［J］．中医杂志，57（14）：1177－1180．

雷磊，2015．大柴胡汤治疗急性胰腺炎40例［J］．河南中医，35（10）：2323－2325．

李宝华，王晓楝，胡思荣，2017．大柴胡汤加味治疗激素依赖性亚急性甲状腺炎30例［J］．现代医院，17（1）：115－116，118．

李登岭，赵红霞，李乔，2017．就"论少阳腑实证和仲景用大柴胡汤"一文与郝万山教授商榷［J］．国医论坛，32（5）：1－2．

凌云，崔德强，2017．大柴胡汤加味治疗代谢综合征验案2则［J］．中国中医药现代远程教育，15（24）：140－142．

王美玲，崔文成，2021．大柴胡汤治疗消化系统疾病应用［J］．辽宁中医药大学学报，23（1）：163－166．

魏春秀，罗旭昇，杨薇，2017．大柴胡汤在眼科疾病治疗中的运用［J］．广州中医药大学学报，34（2）：290－292．

吴晓珺，顾铁保，程翔，2003．大柴胡汤药理作用与临床运用综述［J］．湖北中医杂志，25（8）：54－55．

杨学，姜建国，2005．再论大柴胡汤证之归属［J］．河南中医，25（7）：6－7．

张海文，孙敬青，张娆，2017．大柴胡汤治疗风火上扰型缺血性脑卒中35例［J］．环球中医药，10（2）：225－227．

张静华，杨军，2012．大柴胡汤加减治疗内科杂证［J］．实用中医内科杂志，26（16）：71－72．

赵世同，王梓淞，王佳，等，2023．大柴胡汤现代文献可视化研究及其临床配伍分析［J］．中国临床研究，36（5）：704－709．

朱瑄，2010．大柴胡汤药理研究及临床新用［J］．中国中医药现代远程教育，8（17）：272－273．

第三节　黄芪桂枝五物汤的证治分析

　　黄芪桂枝五物汤出自张仲景《金匮要略·血痹虚劳脉证病并治》，有益气温经、和血通痹之功效，为治疗血痹之方。黄芪桂枝五物汤是在调和营卫的桂枝汤基础上加减变化而来，为何变为治疗血脉闭阻的血痹证？这其中必然涉及营卫和气血的关系辨析。营卫和气血都是构成人体和维持人体生命活动的基本物质，但是营卫和气血一直分别描述，二者之间的关系缺乏系统阐述。综合梳理古今文献和基于黄芪桂枝五物汤的方义解析,我们认为营卫和气血的关系如下:一是同宗同源,生化于中焦而变化于上焦;二是宣达于上焦,布散于全身,同源而不同质;三是异名而同类,卫和气同类,有温煦、防御、推动、气化、固摄等作用,强调其能量属性。营和血同类,有濡养之作用,强调其物质属性。基于营卫和气血关系的解析,可以推导黄芪桂枝五物汤的证治如下:一是治疗腠理不固,易于外受风寒而致的营卫不和病证(气虚外感证);二是治疗腠理不固,风寒外袭而致血脉不和的病证(血脉闭阻的血痹证)。从这个意义上看,桂枝汤调和营卫的实质就是调和气血,非别有一名耳。

黄芪桂枝五物汤出自张仲景《金匮要略·血痹虚劳脉证病并治》,具有益气温经、和血通痹之功效,主治血痹证。黄芪桂枝五物汤是在调和营卫的桂枝汤基础上加减变化而来,为何变为治疗血脉闭阻的血痹证? 这其中必然涉及营卫和气血的关系辨析。关于营卫和气血的论述,古今颇多,然对其关系的描述却乏善可陈。如果不能明晰营卫和气血的关系,黄芪桂枝五物汤的证治也就难以厘清。

1. 营卫和气血的关系

《灵枢·营卫生会》曰:"营卫者,精气也。血者,神气也。故血之与气,异名同类焉。"《难经》云:"血为荣,气为卫。"经文中,常以气血与营卫相互替代,说明营卫与气血密切相关却有所不同,我们认为营卫和气血之间的关系如下。

1.1　源于中焦而变化于上焦,同宗且同源

分析营卫与气血的关系首先要明确营卫、气血从何而来?《灵枢·营卫生会》记载:"谷入于胃,以传与肺,五脏六腑,皆以受气,其清者为营,浊者为卫,营在脉中,卫在脉外。"这里明确提出了营卫之气来源于人的饮食,饮食经脾胃运化先传到心肺,经心肺输布五脏六腑发挥其生理作用。

《灵枢·营卫生会》指出:"中焦亦并胃中,出上焦之后,此所受气者,泌糟粕,蒸津液,化为精微,上注于肺脉,乃化而为血,以奉生身。"可以看出,中焦所受纳的水谷经过泌别糟粕,蒸化津液,变化成精微的物质,然后注入肺脉,变化为血,濡养全身。脾胃为营卫气血生化之源,无论营卫还是气血的物质基础都

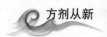

来源于水谷,经脾之运化而上输心肺,上焦气化而为营卫和气血,即"中焦受气取汁,变化而赤,是谓血"。因此,二者之间是同宗同源的关系,源于中焦而变化于上焦。

1.2 宣达于上焦,布散于全身,同源而不同质

中焦所化生的水谷精微,通过脾的转输而上达上焦心肺,经心肺气化作用而变为营卫和气血。经肺之宣发者为营卫,经心之通达者为气血。肺主气,肺气宣发,将卫气外输,以发挥卫气的防御作用;将水谷精微化生的营气外输,发挥其濡养、滋润的作用。心主血脉,饮食水谷所化精微在心阳作用下化赤为血,而后心气推动和调节血液循行于脉中,周流全身,发挥营养和滋润作用。

1.3 异名而同类:卫和气同类,偏重能量属性;营和血同类,偏重物质属性

《灵枢·悬解》言:"营卫者,经络之气血,气行脉外为卫,血行脉中曰营。"说明营卫即是气血,营卫是运行于经络中的气血。黄元御在《四圣心源》中进一步阐述:"水谷入胃,化生气血,气之慓悍者,行于脉外,命之曰卫;血之精专者,行于脉中,命之曰营。"

气中慓悍者是为卫气,血中精粹者是为营气。气血充足则可充盈脉道。《医宗金鉴》又云:"卫即气中慓悍者也,营即血中之精粹者也,以其定位之体而言,则曰气血,以其流行之用而言,则曰营卫。"所以,"营卫"是从功能方面定义,强调其"用","气血"是从形质方面描述,强调其"体"。《素问·疏五过论》云:"病深者,以其外耗于卫,内夺于荣。"这里荣卫就是气血之意。诚如胡希恕所言,营卫本体上就是血与气,气血作用方面就是营和卫。

综上所述,卫和气同类,有温煦、防御、推动、气化、固摄等作用,强调其能量属性;营和血同类,有濡养之作用,强调其物质属性。营卫气血异名而同类,有时候营卫也是气血之代称,并非真的荣和卫的意思,只是因存在于不同部位而功能、名称不同,因此,调营卫即是调气血,营卫和气血异名而同类。

2. 营卫和气血失调的病理变化

一般而言,中医将营卫气血失调的病理变化归于以下两种。

2.1 营卫不和,腠理疏松,感受外邪

《素问·调经论》云:"五脏之道,皆出于经隧,以行血气,血气不和,百病乃变化而生。"气血生成之后,在体内循行不已,无处不到,以发挥其正常的生理作用。外感六淫、内伤情志、饮食、劳倦等病因可致气血的生成、运行、功能等发生异常以致疾病的产生。《金匮要略》中有关于血痹证的论述:"夫尊荣人,骨弱肌肤盛,重因疲劳汗出,卧不时动摇,加被微风,遂得之。但以脉自微涩,在寸口、关上小紧,宜针引阳气,令脉和紧去则愈。"尊荣之人,养尊处优,外表丰腴但内里虚弱,稍动则汗出,稍受风则血痹。即卫强营弱,卫气浮盛于外,肌表不固,容易感受外邪。

2.2 气血不和,气不行血,血脉痹阻

《灵枢·悬解》言:"营卫者,经络之气血,气行脉外为卫,血行脉中曰营。"周东浩总结营卫与经脉的关系:经脉为营卫运行之通路,营行脉中,卫行脉外,皮肤之中,分肉之间,营卫各从其道。营卫二者以气血之体,作流通之用,维持着人体阴阳的动态平衡。《濒湖脉学·四言举要》云:"脉乃血脉,气血之先,血之隧道,气息应焉。"认为经脉是气血的通路,营卫气血是一体化的,营卫是气血的一种功能属性的描述而已。所以,经脉不仅是气血,也是营卫运行的道路。故《伤寒论·平脉法》云:"营卫不通,血凝不流。"又有《金匮要略·脏腑经络先后病脉证》曰:"血脉相传,壅塞不通。"气为血之帅,血为气之母,气血不和则血脉不通,血流凝滞,就会阻滞脉络。

3. 基于药群法解析黄芪桂枝五物汤证治

药群是指体现一定治法,针对某证或某病药物的集合。方(药群)证相关,证与方(药群)合,从系统论的观点出发,方剂就是一个在组方原则指导下建立的有机整体,其各部分就是一些药物的集合或基础方剂,它们功效上相近或相反,但同一药群内的药物为同一主治所服务。我们认为,基于药群是建立方解的方法更符合方剂制方本意和临床需要。黄芪桂枝五物汤出自《金匮要略·血痹虚劳病脉证并治》,主治素体气虚,外受风(寒)邪,入于血脉,血脉凝涩而肌肤麻木不仁之血痹。基于营卫气血关系的论述,黄芪桂枝五物汤的主治应

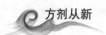

包括两个方面:一是治疗膝理不固,易于外受风寒而致的营卫不和病证(气虚阳虚外感证);二是治疗膝理不固,风寒外袭而致的血脉不和病证(血脉闭阻之血痹证)。

3.1 黄芪桂枝五物汤证治古今争鸣

其一是认为此方为阴阳并补之方,主治"阴阳形气俱不足"之证。此说以尤怡为代表,其认为此方主治"阴阳俱微,该人迎、跌阳、太溪为言。寸口关上微,尺中小紧,即阳不足而阴为痹之象。不仁者肌体顽痹,痛痒不觉,如风痹状,而实非风也"(《金匮心典》)。指出黄芪桂枝五物汤证病机不在风,而是"阴阳形气俱不足"的虚证。

其二是认为此方祛风散邪,主治风湿痹阻阳气之证。此说为徐彬倡导,其在《金匮要略论注》中云:"此由全体风湿血相搏,痹其阳气,使之不仁,故以桂枝,壮气行阳,芍药和阴,姜、枣以和上焦荣卫,协力驱风,则病原拔,而所入微邪,亦为强弩之末矣。"认为本方立法之意,在于温阳以通经脉,经脉得通则微邪自去。正如魏荔彤《金匮要略方论本义》所载:"黄芪桂枝五物汤,在风痹可治,在血痹亦可治也。以黄芪为主固表补中,佐以大枣;以桂枝治卫升阳,佐以生姜;以芍药入营理血,共成厥美。五物而营卫兼理,且表营卫里胃肠亦兼理矣。推之中风于皮肤肌肉者,亦兼理矣。固不必多求他法也。"

其三是认为此方补气调血,治疗气虚血滞之证。此说以陈元犀为代表,其在《金匮方歌括》中云:"此即桂枝汤去甘草之缓,加黄芪之强有力者,于气分中调其血更妙,倍用生姜以宣发其气,气行则血不滞而痹除。"

其四是认为此方养血祛风,治疗气血不足兼外受风邪之证。此说为曹颖甫倡导,其在《金匮发微》中云:"此证治法,以宣达脾阳俾风从肌肉外泄为主,故用解肌祛风之桂枝汤,去甘草而用黄芪者,正以里阴之虚,而达之表分也。""里阴之虚"并不是指阴虚,此处曹颖甫以"里阴"指代营血,是"营为阴,卫为阳""气为阳,血为阴"之故。因此,认为此方是从解表以散风邪和补虚以通经脉两方面进行论治的。

3.2 基于营卫气血关系的黄芪桂枝五物汤证治解析

《金匮要略·血痹虚劳病脉证并治》云:"血痹,阴阳俱微,寸口关上微,尺中小紧,外证身体不仁,如风痹状,黄芪桂枝五物汤主之。"脉象上浮沉具微,微在寸关,指的是气血不足在表;尺以候里,尺中小紧则风寒入里但不甚。《素问·逆调论》云:"营气虚则不仁,卫气虚则不用,营卫俱虚则不仁且不用。"营卫气血不足,不能荣养肌腠,虚邪贼风入中血脉,气血运行不畅,故肌肤麻木不仁。

黄芪桂枝五物汤原方组成为黄芪、桂枝、芍药各三两,生姜六两,大枣十二枚,以水六升,煮取二升,温服七合,日三服。依据前文所述之"药群"法,方剂的主治应为"药群"主治的集合,故可将此方药分"气"和"血"两个子系统进行解析。其一为"气"的药群,《药性赋》论黄芪:"味甘,气温,无毒。升也,阳也。其用有四:温分肉而实腠理,益元气而补三焦……外固表虚之盗汗。"即黄芪补表里之气,又血得温则行,故又以桂枝、生姜温经通痹。三者相伍,补气温经以活血;其二为"血"的药群,即以芍药、大枣养血和营。"气血"药群配伍,共奏益气温经、养血通脉之功。根据以方测证的理论,可以推测本方的主治病证为两个,其一是营卫不足之表证,再造散即本方之衍化方;其二是气虚血少,血脉闭阻之血痹证,补阳还五汤可视为本方之衍化方。

3.3 黄芪桂枝五物汤现代证治梳理

一是气虚风客,血脉痹阻之中风后遗症。中风后遗症乃营卫气虚、风邪入中所致。《灵枢·刺节真邪》曰:"虚邪偏客于身半,其入深,内居营卫,荣卫稍衰,则真气去,邪气独留,发为偏枯。"气血不足,脉道不能充盈,正气损耗,气血运行不畅,血脉痹阻,发生肢体麻木,半身不遂,口眼㖞斜,言语不利。由于营卫即是气血,方用黄芪桂枝五物汤益气活血,温经通络,驱散外邪。大量临床实验表明黄芪桂枝五物汤可降低神经功能缺损,改善症状、日常生活活动能力及血液流变学指标,提高患者生活质量。

二是气血不足,风中经络关节之产后痹证。黄芪桂枝五物汤加减也广泛运用于治疗产后身痛。产妇在产后出现肢体或关节酸楚、疼痛、麻木、重着,甚至肿胀等主要临床表现,称为"产后身痛",又称"产后遍身疼痛""产后关节痛""产后痹证""产后痛风",俗称"产后风"。产妇生产后,气血大伤,正气不足,气血阻滞,筋脉失养,又腠理疏松,极易感受外邪,营卫气血失和,故见肢体麻木、关节冷痛等。

三是气虚风客于肌肉腠理之慢性荨麻疹、干燥综合征等。黄芪桂枝五物

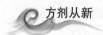

汤也用于治疗病因复杂、病程迁延的过敏性疾病如慢性荨麻疹,其病机为平素体弱、久病气血耗伤,风邪乘虚而入。韩国昌根据"邪之所凑,其气必虚"的病机特点,运用黄芪桂枝五物汤加减治疗慢性荨麻疹取得了良好效果。仝小林教授通过对燥病病因的剖析,认为采用黄芪桂枝五物汤治疗干燥综合征有效,临证亦证实干燥综合征患者服用黄芪桂枝五物汤后关节疼痛明显减轻,血沉、C反应蛋白亦有所下降。

综上所述,黄芪桂枝五物汤虽为治疗血痹之常用方,根据中医辨证论治的原则,在临床中广泛用于治疗气血亏虚而致经脉痹阻之中风、半身不遂、肌肉消瘦、乏力,或气虚导致的产后、经后身痛等血脉病,对气虚感邪营卫不和的外感病证亦有较好疗效。综合梳理古今文献和基于黄芪桂枝五物汤的方解,我们认为营卫和气血的关系如下:一是同宗同源,生化于中焦而变化于上焦;二是宣达于上焦,布达于全身,同源而不同质;三是异名而同类,卫和气同类,有温煦、防御、推动、气化、固摄等作用,强调其能量属性;营和血同类,有濡养作用,强调其物质属性。营卫气血虽为同宗同源,然营卫必须通过心肺气化而变为气血,从这个意义上看,营卫和气血同源不同质;桂枝汤调和营卫的实质就是调和气血,非别有一名耳。

(刘宛欣)

参考文献

常成成,李红蓉,刘红利,等,2017.脉络学说营卫交会生化理论探讨[J].中医杂志,58(1):2-5.

陈博,2010.加减黄芪桂枝五物汤治疗缺血性中风恢复期气虚血瘀证临床观察[D].武汉:湖北中医药大学.

陈少丽,文小平,陈德兴,等,2017.试论"药群法"建立方剂方解的可行性[J].上海中医药大学学报,31(4):4-7.

邓中甲,2017.方剂学[M].北京:中国中医药出版社:143.

都广礼,2010.方剂学"药群"概念的提出及意义[J].中国中医药信息杂志,17(8):3-4.

韩国昌,2009.黄芪桂枝五物汤治验4则[J].陕西中医,30(10):1405-1406.

胡希恕讲述,2012.胡希恕金匮要略讲座[M].北京学苑出版社:223.

黎丽娴,谭景光,黄斯琪,等,2017.黄芪桂枝五物汤配合中药热封包治疗气虚血瘀型中风后遗症临床观察[J].新中医,49(6):31-34.

李冀,2012.方剂学[M].3版.北京:中国中医药出版社:111.

李彣,2007.金匮要略广注[M].2版.杜晓玲校注.北京:中国中医药出版社.

刘汉祥,1983.说杏苏谈凉燥[J].中医杂志,24(11):77-78.

马林,张佳玉,孔连委,等,2018.中医药治疗慢性荨麻疹的研究进展[J].黑龙江中医药,47(5):103-104.

聂惠民,张吉,张宁,1999.经方方论荟要[M].长沙:湖南科学技术出版社:351-352.

孙广仁,2017.中医基础理论[M].北京:中国中医药出版社:106.

王小艳,丑花兰,2018.黄芪桂枝五物汤加减治疗产后身痛的临证体悟[J].中医临床研究,10(7):49-51.

夏菲菲,刘震超,周明爱,等,2018.近十年营卫学说研究进展[J].中华中医药杂志,33(4):1474-1477.

殷彩梅,2014.黄芪桂枝五物汤加减治疗产后痹30例疗效观察[J].中国医学装备,11(S2):410.

于晓彤,郭允,2015.仝小林教授凉燥治验初探[J].环球中医药,8(4):478-480.

张玉珍,2007.中医妇科学[M].2版.北京:中国中医药出版社:286-287.

第四节 肾气丸的证治解析

肾气丸是出自张仲景《伤寒杂病论》的经典名方,古今应用仍十分广泛,现代多认为其作用是温补肾阳,主治肾阳虚证。但值得注意的是,肾气丸中温阳的药物附子与桂枝所占比例不足全方的十分之一,其余6味为钱乙据仲景肾气丸化裁而成的经典的滋阴剂六味地黄丸,这样的配伍比例对于补阳显然是力所不逮的。另外,桂枝和附子也非补阳药而是温里药(温阳药),且方中用量最多的是补肾中阴精之药!因此,从温阳和补精之间的关系即精能化气的精气学说理解肾气丸的证治应该是必然之路。附子、桂枝与传统滋补性补阳药不同,并非真正意义上的补阳药,也与补阳剂的定义相去甚远!因此称肾气丸为补阳剂甚至将其列为补阳剂的代表方,值得商榷和思考。《金匮要略》肾气丸在原文中共出现5次,考据其主治均与水液代谢有关,皆是痰饮水湿病证,而用肾气丸治疗属于异病同治,也说明《金匮要略》中用肾气丸治疗的5种疾病与肾主水的功能紊乱密切相关。参合各家方论和考据原文,肾气丸的主治应为精不化气而致之水湿痰饮证,其病机关键在于精不化气,肾气气化失司而水湿痰饮遂生。而肾气丸中将阴精(物质)转化为肾气(功能)的关键正是少量附子、桂枝所产生的微火,此即《黄帝内经》所谓的"少火生气",也体现了仲景所谓"病痰饮者,当以温药和之"的治则。肾气丸原为温精化气之方,主治

165

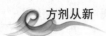

应为精不化气而致的痰饮水湿病证,从条文的记载来看这或许是仲景立方的原意,至于补阳之说,原书难稽,《伤寒杂病论》中的肾气丸主治确实不是明显的寒证。自明代温补学派兴起,遂将改变药物或剂量后的肾气丸作为补阳祖方,导致现代的教科书仍将原版的肾气丸误认为是补阳剂甚至补阳剂的代表方,岂不闻先贤柯琴云"意不在补火",高明如陈修园曰"八味丸补肾气,而其妙在利水"乎? 或许,教材应当将原版肾气丸与衍变后的肾气丸分别列出并作出解释说明更为妥善,如此方能让后学者更加了解肾气丸立方本旨以明其临床运用。

肾气丸出自张仲景的《伤寒杂病论》,广泛应用于内、外、妇、儿等临床各科。目前多数医家及现代教科书认为其主治为肾阳不足证。这种说法虽为公认,却有歧义,值得探讨,主要原因是肾气丸中温阳的药物附子和桂枝所占比例不足全方的十分之一,其余 6 味为钱乙据仲景肾气丸化裁而成的经典的滋阴方剂六味地黄丸,这样的配伍比例对于补阳显然是不恰当的。另外,桂枝和附子也不是补阳药而是温里药,且方中用量最多的是补肾中阴精的药物! 因此,从温阳和补精之间的关系即精能化气的精气学说理解肾气丸的证治应该是必由之路。因此,拟从中国古典哲学和中医学的精气学说出发,梳理《伤寒杂病论》原文主治及参考各家方论,从精气互化角度对肾气丸证治进行解析。

1. 中国古典哲学中的精气学说

精气学说是研究精气的内涵及其运动变化规律,并用以阐释宇宙万物的构成本原及其发展变化的一种古代哲学思想,是中医学精气学说的主要理论基础。

"文以载道",文字是传承了中国古典优秀文化的重要载体,其构成有象形、指事、会意、形声、转注、假借六种,某些文字本身就有指代其原始含义的功能且蕴藏着丰富的中医学知识。例如,心字,篆文心字只是一倒着的火焰,与中医学心火宜下降的生理状态相符合。又如,繁体字的风中乃是一个虫字,说明自然界中风像虫类一样善于爬行而致人皮肤瘙痒,故中医学中风邪也有善于游走的特征,风邪侵犯皮肤也多呈瘙痒症状,因此治疗风邪致病的病症也常选用虫类药物追风止痒。

　　研究肾气丸亦可从文字本义的角度来探索精、气的原始指向。我们先分析精字，段玉裁《说文解字注》曰：“精，择米也 …… 择米谓导择之米也。”《康熙字典》引《广韵》载：“熟也，细也，专一也。”意思即为挑选过的上等米，可以用来泛指精细的物质。而气字有多种异体字，最常见的为氣和炁。段玉裁《说文解字注》载：“气，云气也……气本云气。象云起之皃。”又如《康熙字典》引《礼·月令》曰：“孟春之月，天氣下降，地氣上腾。”《说文解字注》记载：“氣，馈客之刍米也。”而《康熙字典》记载：“炁，并同氣。”又曰：“按天地人物之气虽别，而气、氣字义实同，分属则泥矣。”氣用来表示云气的气，氣被假借作气之后，气字就不常用了。可见在古代气的概念已用氣来替代，而炁则多用于道家术语，如《康熙字典》引《关尹子·六匕篇》曰：“以一炁生万物。”由古代文献可知，气在当时人们的观念中是一种天人感应的介质、构成万物的质料、万物变化的途径和天地的框架。因此，从文字本义可以看出，精指的偏向有形的精粹物质，而气指的偏向无形功能态的运动能量。

　　参稽古典哲学名著《道德经》，其在第二十一章中云：“孔德之容，唯道是从。道之为物，惟恍惟惚。惚兮恍兮，其中有象；恍兮惚兮，其中有物。窈兮冥兮，其中有精；其精甚真，其中有信。”《老子白话今译》解释：“精，指极细微的物质实体。”《道德经》第五十五章曰：“含德之厚，比于赤子。蜂虿虺蛇不螫，攫鸟猛兽不搏。骨弱筋柔而握固，未知牝牡之合而朘作，精之至也。”《易传·系辞下》又载：“男女构精，万物化生。”进而《管子·内业》云：“凡物之精，此则为生。下生五谷，上为列星。”由此可见，在古典的认知体系中精是构成万物的物质，也可以直接指代生殖之精，其特点是具备有形的物质属性。

　　《道德经》第四十二章曰：“道生一，一生二，二生三，三生万物。万物负阴而抱阳，冲气以为和。”《道德经》第十章云：“抟气致柔，能如婴儿乎？”《庄子·知北游第二十二》载：“通天下一气耳。”《管子·内业》曰：“饱不疾动，气不通于四末。”以上可见，古典哲学中的气既可以指联系万物的介质，也可以指人体之气，而多属无形的功能状态。

　　联系精气的本义，精为择米，气为云气，则可以合理猜测古人观察到蒸米时锅中会冒出源源不断的热气，于是联想到人体内的精华物质亦可以转化为人体内的气，以维持人体各项生理功能，此启发了中医学“精能化气”的理论形成。

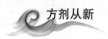
2. 中医学的精气思想分析

古代哲学精气思想对于中医学精气学说的构建产生了深刻的影响,而在中医学中精与气的概念与关系也更为明确。

《灵枢·本神》曰:"故生之来谓之精,两精相搏谓之神。"精是生命之源,是构成人体和维持人体生命活动的基本物质,源于先天,又依赖于后天充养。正如《医宗金鉴》所云:"先天之精秉父母,后天之精水谷生。"由中医古籍对于精的论述可以推断精指有形之物质。

《素问·阴阳应象大论》曰:"阳化气,阴成形。"生命就是生物体的气化运动,气化运动的本质就是化气与成形。气属阳而无形;精属阴而有形。而阴精和阳气可以互相转化,即"气生于精,精化为气""气聚为精,精散为气"。从这个意义上看,气偏重于功能属性,而精偏重于物质属性。《黄帝内经》根据气的来源又将其分为真气、营卫之气、宗气等,不论何种气均注重功能状态。

在中医学中,精偏向于有形的物质基础,而气则偏向于功能状态,那么精和气的关系是什么呢?物质状态的精与功能状态的气有何联系呢?《素问·阴阳应象大论》曰:"精化为气。"由此可知,精正是化生气的物质基础,而气又是精化生后的功能表现。正如汪绮石《理虚元鉴》指出:"以先天生成之体论,则精生气,气生神。以后天运用之主宰论,则神役气,气役精。精气神养生家谓之三宝,治之原不相离。"

《黄帝内经》虽未明确提及肾精,但已有"肾者主水,受五脏六腑之精而藏之"(《素问·上古天真论》)和"肾者,主蛰,封藏之本,精之处也"(《素问·六节藏象论》)的记载。肾精有广义、狭义之分,广义肾精是指肾中所藏精微物质的总称,狭义肾精是指生殖之精,两者都不外乎物质基础。

"肾气"之名在《黄帝内经》中多次出现,如《素问·上古天真论》云:"女子七岁,肾气盛,齿更发长。二七,而天癸至,任脉通,太冲脉盛,月事以时下,故有子……岐伯曰:此其天寿过度,气脉常通,而肾气有余也。"这一段原文中所说的肾气,指的是肾的促进生长发育的功能。肾气盛、肾气实的特征是齿更发长、女子月事以时下、男子精气溢泻、阴阳和而有子;肾气平均的特征是筋骨劲强、筋骨坚、真牙生而长极、筋骨隆盛、肌肉满壮;肾气衰的特征是发堕齿槁,重一些就会女子地道不通、男子精少、形坏而无子,再重一些就会形体皆极而齿发去;肾气有余的特征是年已老而有子。又《灵枢·脉度》云:"肾气通于耳,肾和则耳能闻五音矣。"表示了肾气对听力的影响。这两节论述了肾气具有促进生长发育、繁殖及维持人体正常生理功能的作用,明确地揭示了肾气属于功能状态的一种描述,以盛衰描述;如果肾气为物质,恐怕应该以盈亏更为合理。

既然精可以转化为气,那么肾精又是通过何种机制转化为肾气呢? 下面,我们可以通过分析肾气丸的证治而推导"温精化气"的理论依据。

3. 肾气丸原文证治考证

肾气丸的主治在《金匮要略》中总共出现了 5 次:① "虚劳腰痛,少腹拘急,小便不利者,八味肾气丸主之"(《金匮要略》第六篇小建中汤方下);② "夫短气有微饮,当从小便去之,苓桂术甘汤主之,肾气丸亦主之"(《金匮要略》第十二篇茯苓桂枝白术甘草汤方下);③ "男子消渴,小便反多,以饮一斗,小便一斗,肾气丸主之"(《金匮要略》第十三篇第三条);④ "问曰:妇人病,饮食如故,烦热不得卧而反倚息者,何也? 师曰:此名转胞,不得溺也,以胞系了戾,故致此病。但利小便则愈,宜肾气丸主之"(《金匮要略》第二十二篇肾气丸方);⑤ "崔氏八味丸:治脚气上入,少腹不仁"(《金匮要略》第五篇附方)。

从原文可看出肾气丸主要为仲景治疗内科、妇科方面疾病的方剂。其中第①条,虚劳腰痛,指的是由于五脏气血阴阳不足所导致的虚性腰痛,与瘀血、寒湿所导致的腰痛有本质区别;少腹拘急,指的是小腹拘挛紧张等不适的感觉;而小便不利直接指出患者由于肾气衰惫导致水液代谢不利的问题。第②条为患者短气不足以息,与体内的痰饮阻滞气机有关系,肾气丸可使痰饮从小便排出以使水消则气畅。第③条为消渴病,患者饮一斗水,小便一斗,可见肾主水的正常代谢过程紊乱,导致水液耗散流失,无法储藏津液而口渴多饮。第④条则是妇人转胞,不得溺,也出现了小便不利的症状。第⑤条为脚气病,"脚气之病,湿伤于下,而气冲于上",可见脚气亦是由水湿代谢紊乱所致。

上述《金匮要略》肾气丸在原文中的 5 次出现,其主治均与水液代谢有关,皆是痰饮水湿病证,而用肾气丸治疗属于异病同治,也说明其与肾主水的功能紊乱密切相关。

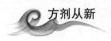

4. 肾气丸主治及方义解析

肾气丸一方,至今仍多认为其作用是补益肾阳,教科书将其列为补阳首方,如《方剂学》第五版教材肾气丸功效为温补肾阳,其主治为肾阳不足证。再如《方剂学》新世纪二版教材亦对其定义为补肾助阳,主治肾阳不足证。中医药学高级丛书《方剂学》中所提功效主治均同上。但细察其原文主治,与同为温补肾阳之右归丸大有出入,肾气丸主治多为阳虚气化不利的痰饮水湿病证,也没有明确的阳虚寒象,不是典型阳虚的表现。而右归丸主治为畏寒肢冷、阳痿、遗精、腰膝酸软等典型阳虚精亏症状。由此可以存疑,肾气丸是否为典型的补肾阳方有待商榷。

4.1 各家方论分析

《医宗金鉴·删补名医方论》引柯琴之论:"肾气丸纳桂、附于滋阴剂中十倍之一,意不在补火,而在微微生火,即生肾气也。故不曰温肾,而名肾气。"柯琴此论诚为正旨,指出肾气丸中大剂量的滋阴剂中配伍少量的桂枝和附子,其目的并非在于补阳,而是用微微生火以生肾气,所以此方才名为"肾气丸",而非肾阳丸。

张山雷在《小儿药证直诀笺正》中亦云:"仲师八味,全为肾气不充,不能鼓舞真阳,而小水不利者设法……立方大旨,无一味不从利水着想。方名肾气,所重者在一气字。故桂附极轻,不过借其和煦,吹嘘肾中真阳,使溺道得以畅遂。"此论亦认为肾气丸乃为肾气不足、水液代谢失常所设立,"所重者在一气字",剂量极轻的桂枝、附子之功在于通阳化气,而非用以补阳,实为利水而设。

伤寒大家尤怡于《金匮要略心典》云:"男子以肾为事,肾中有气,所以主气化,行津液……肾气丸中有桂、附,所以斡旋肾中颓堕之气,而使上行心肺之分,故名曰肾气。不然,则滋阴润燥之品,同于饮水无济。"尤怡指出肾气丸之所以为肾气丸,皆在于以桂枝、附子斡旋肾中衰败之气,使之发挥其气化行津液的功能。而方中滋阴填精之药,亦须得桂枝、附子之力方能转化为肾气,不然反有滋腻之嫌也。

参合各家方论和考据原文,肾气丸的主治应为精不化气而导致的水湿痰饮病证,其病机关键在于精不化气,肾气气化失司而水湿痰饮遂生。而肾气丸中将阴精(物质)转化为肾气(功能)的关键正是少量附子、桂枝所产生的微火,此即《黄帝内经》所谓"少火生气",也体现了仲景所谓"病痰饮者,当以温药和之"的治则。

4.2　肾气丸方义解析

肾气丸一方可以分为三层进行解析。

一为填补肾精药群:肾气由肾之阴精所化生,方中干地黄益髓填精、强壮身体,可治疗男子五劳七伤,补五脏内伤不足;又肝肾同源,故加山茱萸补肝肾涩精气、强阴益精,共补肾精;脾为后天之本,故加山药健脾益气并固肾精,起到补虚劳、充五脏的作用,三药共成补肾填精之功。

二为温精化气药群:方内配伍桂枝、附子,即于大剂量的补益阴精药中加入少量温阳药,以此来激发肾精转化肾气(蒸精化气)的过程,使物质层面的肾精转化为可发挥功能的肾气,促使肾气逐渐充实,此即柯琴所谓"微微生火",而非能温补肾阳。此两组药群先补以肾精,继加以微火,则肾气之化生方有源头活水、源源不断矣,此治其本也。

三为利水通阳、复阳药群:茯苓、泽泻、牡丹皮活血利水渗湿以治其标,茯苓、泽泻均为典型的利水渗湿药,茯苓利水而祛脾湿,泽泻利水可泻肾浊,而牡丹皮一味,后人多以三补三泻敷衍之,谓其能清肝火以制山茱萸之温,不知其用正是活血行滞以利水也,即《金匮要略·水气病脉证并治》所言"血不利则为水",此三药共成拨乱反正之功,即叶天士所谓"通阳不在温,而在利小便",蕴含着利湿以达通阳之意;又水本阴邪,戕害阳气,故水邪去而阳气自能恢复。全方配伍严谨,填精固本、温精化气、气以行水、水去阳复,以达治疗痰饮水湿病证之目的。

4.3　肾气丸的处方衍变与主治

肾气丸在《金匮要略》中的药物组成为干地黄八两,山茱萸、薯蓣各四两,泽泻、茯苓、牡丹皮各三两,桂枝、附子(炮)各一两。在晋唐时期,明显增加了方中温阳药物桂枝、附子的剂量,如《外台秘要》中附子为二两、桂心为三两。至宋代《太平惠民和剂局方》,药物亦发生了变化,将干地黄易为熟地黄,出现了久服壮元阳的功效描述。而在明代以薛立斋、张景岳等为代表的温补学派

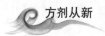

所用的熟地黄、肉桂版本的八味肾气丸其主治为命门火衰,不能生土,以致脾胃虚寒,饮食少思,大便不实,脐腹疼痛,夜多漩溺等症,此其补阳的基调基本确立。清代医学教科书《医宗金鉴》将其命名为桂附地黄丸,并解释道此方即所谓益火之源,以消阴翳者是也,至此,肾气丸基本已演变为补肾阳方。可见,后世使用肾气丸,将干地黄换成了熟地黄,将桂枝改成了肉桂,增强了全方的温补性,且后辈医家在使用肾气丸时往往加大肉桂与附子的用量,因此可用于寒象明显的肾阳不足证,但已经与原方肾气丸药物组成、剂量及主治均不同。但是,方中诸药毕竟不如右归丸之纯补无泻、补肾填精壮阳,二者仍然不可等量齐观,其中差别亦可了然于胸。

综上所述,肾气丸原为温精化气之方,主治应为精不化气而致的痰饮水湿病证,从条文的记载来看这或许是仲景立方的原意,至于补阳之说,原书难稽,《伤寒杂病论》中的肾气丸治疗的确实不是明显的寒证。然自明代温补学派兴起,遂将改变药物或剂量后的肾气丸作为补阳祖方,导致现代的教科书仍将原版的肾气丸误认为是补阳剂甚至补阳剂的代表方,岂不闻先贤柯琴云"意不在补火",高明如陈修园曰"八味丸补肾气,而其妙在利水"乎?或许,教材应当将原版肾气丸与衍变后的肾气丸分别列出并作出解释说明更为妥善,如此方能让后学者更加了解肾气丸立方本旨以明其临床运用。

(冯沛之)

参考文献

邓中甲,2017.方剂学[M].北京:中国中医药出版社:171.

韩立平,2014.周易译注[M].上海:上海三联书店:267.

李山,2016.管子[M].北京:中华书局:270,275,278.

饶尚宽,2006.老子[M].北京:中华书局:24,53,105,133.

汪绮石,2006.理虚元鉴[M].北京:人民卫生出版社:11.

王冰,2012.黄帝内经素问[M].北京:人民卫生出版社:3-4,22,23,46.

王加锋,展照双,2012.肾气丸从"平补肾气"到"温补肾阳"演变之由探析[J].江苏中医药,44(9):62-63.

王新华,2001.中医基础理论[M].北京:人民卫生出版社:43.

许飞,2002.方剂学[M].北京:人民卫生出版社:942,946,948.

许济群,1985.方剂学[M].上海:上海科学技术出版社:112.

许慎,1981.说文解字注[M].段玉裁注.上海:上海古籍出版社:20,331,333.

叶天士,薛生白.2013.温热论[M].李顺保点校.北京:学苑出版社:6.

佚名,2012.灵枢经[M].北京:人民卫生出版社:23,49.

尤怡,2008.金匮要略心典[M].山西:山西科学技术出版社:90.

张忆,1992.老子白话今译[M].北京:中国书店:42.

张玉书,1980.康熙字典[M]北京:中华书局.

张仲景,2005.金匮要略[M].北京:人民卫生出版社:20,23,45,50,54,86.

支伟成,1988.庄子校释[M].北京:中国书店:166.

第五节　半夏泻心汤的证治分析

半夏泻心汤为仲景治疗小柴胡汤证误下而成心下痞之方,然仲景只言其病而未言其机,遂成疑案,存惑颇多。后世医家结合自己临证经验推导了"痞"之病机,至清代柯琴于《伤寒来苏集》中首倡"痞因寒热之气互结而成",故而"用黄连干姜之大寒大热者,为之两解"。自此,"痞"之病机为"寒热互结"遂成公论,推测柯琴可能据半夏泻心汤方中药物寒热并用而推论之。以药固可测证,然方剂作为一个由多种不同性味归经药物组成的有机整体,倘若简单以方中两味药物的药性来推论其机,未免偏颇。倘若如此,其类方如生姜泻心汤、甘草泻心汤、黄连汤,甚至附子泻心汤的用药亦为大寒大热之配伍,也是因寒热之气互结而成?显然并非如此。那么其寒热互结指向为何?若从寒热之邪互结于中焦来阐释方解,那么清热为何用黄芩、黄连而非石膏、知母?温中为何以干姜而非桂枝?如果从湿热蕴结中焦而非寒热互结中焦解释似乎更为恰当。因为湿热蕴结中焦,脾胃气机升降反作,故以半夏和胃降逆,胃气降则脾气得升;《黄帝内经》中有"苦先入心""以苦泻之""辛走气""辛以散之"之言。黄芩、黄连针对病因,清热燥湿则泻利得止;黄芩、黄连苦寒伤阳,阳伤则湿不化,故以干姜温中以制芩连之苦寒,其温性又可温散湿邪,如此则湿热俱去,若单用苦寒和辛热之药均不能照顾到湿热之邪的特点;又实则阳明,虚则太阴,此虽为心下,但亦可累及脾,故以人参、炙甘草和大枣补气健脾,以杜生湿之源。如此解释,于方理、医理亦一气贯通耳。因此,半夏泻心汤之痞因"寒热之气互结"所指不明,据此无法推导其脉象、舌苔、泻利之特点等其他临床表现,也不能反映半夏泻心汤的配伍用药和组方思想。如以"湿热之气互结"替代"寒热之气互结"则更近仲景立方原旨,也能推导出大便黏滞不爽、舌红苔黄腻、脉滑数等代表性的临床表现。可见,对经方与时方的解读,不但要因"症"

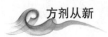

推机,因"药"推机,更要因"因"推机,把"症""因""机""药"统一在理法方药辨证论治体系中,最终以方药为准绳,解析经方或时方,才能使经方或时方活在当下!倘若胶柱鼓瑟,必致"古方今病不相能",学者尤必慎之。

半夏泻心汤为仲景心下痞之治方,后世对其病机阐释较少,迨至清代柯琴首倡其痞因"寒热之气互结而成",故"用黄连干姜之大寒大热者,为之两解"。自此,"寒热互结"之机遂成公论。此观点应该是基于方中药物寒热并用的用药特点推导而出的,但是方剂配伍作为一个复杂系统,仅凭方中两味药物的药性而推论其病机未免过于牵强。倘若如此,其类方如生姜泻心汤、甘草泻心汤、黄连汤,甚至附子泻心汤的用药亦为大寒大热之配伍,也是因寒热之气互结而成?显然并非如此。那么其寒热互结指向为何?笔者拟通过对病名、病因、病机、方药等之辨析,明其理,析其法,解其方药,实现理法方药一体化的解析以阐明其病机。

1. 痞之名辨

1.1 否与痞辨

在《周易》中,泰卦卦象为坤在上,乾在下,《周易·象传》曰:"天地交,泰。"若卦象为乾在上,坤在下,名为否卦,《周易·象传》曰:"天地不交,否。"

"疒"即"病",《说文解字》中解释:"疒,倚也。人有疾病,象倚箸之形。"《说文解字》中有 102 个单字以"疒"为部。在后续演变中,以此作为部首的汉字有 900 余个,多以疾病性质与"疒"组成半包围结构。

由此可见,"痞"即为人体的一种疾病状态,其病机为天地不交之"否"。《说文解字》中提到:"痞,从疒,否声,痛也。"《素问·五常政大论》中提到:"备化之纪,气协天休,德流四政,五化齐修。其气平,其性顺,其用高下,其化丰满,其类土,其政安静,其候溽蒸,其令湿,其脏脾,脾其畏风,其主口,其谷稷,其果枣,其实肉,其应长夏,其虫倮,其畜牛,其色黄,其养肉,其病否。卑监之纪,是谓减化,化气不令,生政独彰,长气整,雨乃愆,收气平,风寒并兴,草木荣美,秀而不实,成而秕也。其气散,其用静定,其动疡溃痈肿,其发濡滞,其脏脾,其果李栗,其实肉核,其谷豆麻,其味酸甘,其色苍黄,其畜牛犬,其虫倮毛,其主飘怒振发,其声宫角,其病留满否塞,从木化也。少宫与少角同,上宫与正宫同,上角与正角同。其病飧泄,邪伤脾也。"迨至《伤寒论》始明确提出"痞"之名,《伤寒论》第 149 条曰:"伤寒五六日,呕而发热者,柴胡汤证具,而以他药下之,柴胡证仍在者,复与柴胡汤。此虽已下之,不为逆,必蒸蒸而振,却发热汗出而解。若心下满而鞕痛者,此为结胸也,大陷胸汤主之。但满而不痛者,此为痞,柴胡不中与之,宜半夏泻心汤。"

1.2　痞之类辨

"否"在天地为上下不通,"痞"在人则为升降反作。《伤寒论》中并没有将"痞"列为一种疾病单独论述,但"痞"集中见于"辨太阳病脉证并治"篇中多个条文,为太阳病误下引起的变证,并列出了相应方剂。后世各医家在此基础上不断完善病因与理法方药,构建了相对完整的理论体系。

《伤寒论》第 149 条云:"若心下满而鞕痛者,此为结胸也……但满而不痛者,此为痞,柴胡不中与之,宜半夏泻心汤。"定义了"痞"的症状为但满而不痛,病位可发生于心下。《金匮要略·呕吐哕下利病脉证治》中提到:"呕而肠鸣,心下痞者,半夏泻心汤主之。"病位亦在心下,同时可伴有胃肠道症状,可以概括为"呕利痞"。

《伤寒论》第 151 条云:"脉浮而紧,而复下之,紧反入里,则作痞。按之自濡,但气痞耳。"条文当中没有给出具体方治,据其描述"气痞"为误下导致寒邪入里阴加于阳,后世医家推测应当以泻心汤治疗。

泻心汤见于《金匮要略·惊悸吐衄下血胸满瘀血病脉证并治》:"大黄二两,黄连、黄芩各一两。"《伤寒论》第 154 条云:"心下痞,按之濡,其脉关上浮者,大黄黄连泻心汤主之。"此为"热痞",金代成无己《注解伤寒论》中提到:"心下硬,按之痛,关脉沉者,实热也。心下痞,按之濡;其脉关上浮者,虚热也,大黄黄连汤,以导其虚热。"

《伤寒论》第 155 条云:"心下痞,而复恶寒汗出者,附子泻心汤主之。"承接上条"热痞",此条可概括为"热痞兼表阳虚",《医宗金鉴》云:"其妙尤在'以麻沸汤渍三黄,须臾绞去滓,内附子别煮汁',义在泻痞之意轻,扶阳之意重也。"

《伤寒论》第 157 条云:"伤寒,汗出解之后,胃中不和,心下痞鞕,干噫食臭,胁下有水气,腹中雷鸣下利者,生姜泻心汤主之。"可概括为"水饮食滞

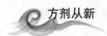

痞"，金代成无己《注解伤寒论》中提到："中焦气未和，不能消谷，故令噫。干噫、食臭者，胃虚而不杀谷也。胁下有水气，腹中雷鸣，土弱不能胜水也。"因此以泻心汤攻痞，重用生姜发散水气。

《伤寒论》第158条云："伤寒中风，医反下之，其人下利日数十行，谷不化，腹中雷鸣，心下痞鞕而满，干呕心烦不得安……此非结热，但以胃中虚，客气上逆，故使鞕也，甘草泻心汤主之。"下利日数十行由胃气虚所致，可概括为"胃虚痞"，重用甘草以补虚。

《伤寒论》第161条云："伤寒发汗，若吐若下，解后心下痞鞕，噫气不除者，旋覆代赭汤主之。"旋覆代赭汤主治为"痰痞"，《医宗金鉴》云："然治痞之法，无出诸泻心汤。故于生姜泻心汤方中，去芩、连、干姜，以病解无寒热之邪也。佐旋覆、代赭石者，所以补虚宣气，涤饮镇逆也。"

各条文关于"痞"的表述中，定位均居心下，具体分类有气痞、热痞、呕利痞、热痞兼阳虚、痰痞，甚至五苓散主治之水痞等之分。就其程度而言，轻者仅为"痞"，甚可兼"硬"，再甚为"痞硬满"，可与肠鸣、下利、呕吐、眩悸、胁下痛等全身多处症状同时出现，其中胃肠道症状居多。脉象多在浮位。可以概括为寒热、痰饮、水湿、食滞等邪气阻滞气机而导致胃气壅滞，出现上腹部满闷不舒而不痛的症状，医者切诊腹部多见柔软稍有抵抗感。

1.3 痞之因辨

痞病的形成原因有四：一为外受寒、湿、热所致，如《素问·异法方宜论》云："地高陵居，风寒冰冽，其民乐野处而乳食，脏寒生满病。"《丹溪心法·卷三·痞三十四》云："有湿热太甚为痞者。"二为内伤饮食，如《辨证录·卷之八·痞瘰门》云："有人过于贪饕燔熬烹炙之物，馨香甘肥之品，尽情恣食，以至食不能化，胸中饱闷，久则结成痞满，似块非块，似瘕非瘕，见食则憎，每饭不饱，面色黄瘦，肢体日削。"《诸病源候论·卷之二十·痞噎病诸候》云："痞者，塞也，言脏腑痞塞不宣通也，忧恚气积，或坠堕内损所致。"《类证活人书》云："中脘有痰，亦令人憎寒发热，胸膈痞满。"三为情志所伤，肝郁气滞，克脾犯胃，如《丹溪心法·卷三·六郁五十二》中越鞠丸主治证："郁者，结聚而不得发越也。当升者不得升，当降者不得降，当变化者不得变化也。"四为误治坏病而成，如《伤寒论》第131条所述："病发于阴，而反下之，因作痞也。"

2. 寒热互结辨

2.1　寒热互结之源辨

半夏泻心汤首载于《伤寒论》第 149 条,用于治疗小柴胡汤证误下而成的痞病。迨至清代柯琴所著《伤寒来苏集》首提"痞因寒热之气互结而成"。现今大多医家及各版《方剂学》教材都承认此观点,认为半夏泻心汤之痞病的病机为"寒热互结""寒热错杂",遂成公论。

2.2　寒热互结之因辨

《说文解字》中,"笃"中象人手所推握也;"结"缔也;"错"金涂也;"杂"五彩相会。可见无论是"互结"还是"错杂"均指向寒热二者融为一体难解难分。六淫之邪有风寒暑湿燥火,内生五邪有风寒湿燥火,亦有痰饮、瘀血等。其中有形有质者可互结,如痰瘀互结;无形无质者可结于有形有质,如水热互结、痰热互结、风湿、湿热等;无形无质亦可相兼,如风寒、风热、凉燥、温燥;唯有"寒"与"热"、"湿"与"燥"这类具有相反属性的邪气无法共存,只可抵消或转化,如寒邪可郁而化热、暑湿可化燥伤阴。

"寒热互结"之错的原因是"以方测证"法简单推导而致,不少人囿于"寒者热之,热者寒之"的治疗思维,见黄连、干姜并用,便觉半夏泻心汤证为寒热互结所致。然干姜辛热,黄连苦寒,并用之后寒热相抵,只留辛、苦,辛属阳主动,走而不守;苦属阴主静,沉降下行,气机郁闭非辛散不能畅通,气逆上冲非沉降不能下达。辛开苦降,邪气得舒,上下交泰,则痞满可消,于药理可通。

寒热互结若当作病因理解为狭义上的"寒邪"与"热邪"互结,显然在逻辑上有不通之处。将其归为广义上的病邪属性,似更合乎逻辑。湿为阴邪,其性为寒,热为阳邪,其性为热,寒热互结亦可视为阴阳之邪互结,即湿热蕴结。因此,"寒热互结"应该是病邪属性的概括而非指病邪本身。

2.3　寒热互结之机辨

正常情况下,脾以升为健,胃以降为和,"脾升胃降"源自古人对天地自然的观察和天人相应的体悟总结。《素问·经脉别论》曰:"饮入于胃,游溢精

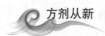

气,上输于脾。脾气散精,上归于肺,通调水道,下输膀胱,水精四布,五经并行。"说明了脾气主升的功能特点。《素问·逆调论》曰:"胃者六腑之海,其气亦下行。"说明了胃气主降的功能特点。后世医家对此进一步发扬,李东垣在《脾胃论》中有更为详细的论述,《脾胃论·卷下·天地阴阳生杀之理在升降浮沉之间论》云:"盖胃为水谷之海,饮食入胃,而精气先输脾归肺,上行春夏之令,以滋养周身,乃清气为天者也;升已而下属膀胱,行秋冬之令,为传化糟粕,转味而出,乃浊阴为地者也。"至清代叶天士在《临证指南医案》中提到:"脾宜升则健,胃宜降则和,盖太阴之土,得阳始运,阳明燥土,得阴自安。""脾宜升则健,胃宜降则和"高度概括了脾胃为人体气血生化的源泉和气机升降的枢纽这一生理属性。

反则为病,诚如《素问·五常政大论》云:"备化之纪,气协天休,德流四政,五化齐修,其气平,其性顺,其用高下,其化丰满,其类土,其政安静,其候溽蒸,其令湿,其脏脾,脾其畏风,其主口……其养肉,其病否。"脾喜燥恶湿,湿困脾土,《素问·气交变大论》云:"岁土太过,雨湿流行,肾水受邪。民病腹痛,清厥意不乐,体重烦冤,上应镇星。甚则肌肉萎,足痿不收,行善瘈,脚下痛,饮发中满食减,四肢不举。变生得位,脏气伏,化气独治之,泉涌河衍,涸泽生鱼,风雨大至,土崩溃,鳞见于陆,病腹满溏泄肠鸣。""岁水太过,寒气流行,邪害心火。民病身热烦心,躁悸,阴厥上下中寒,谵妄心痛,寒气早至,上应辰星。甚则腹大胫肿,喘咳,寝汗出憎风,大雨至,埃雾朦郁,上应镇星。上临太阳,则雨冰雪霜不时降,湿气变物,病反腹满肠鸣,溏泄食不化。"脾胃气机升降不及,甚至反作,在上为痞,在下为泄泻。《中藏经》云:"阳奔于上则燔,脾肺生其疽也。其色黄赤,皆起于阳极也。阴走于下则冰,肾肝生其厥也。其色青黑,皆发于阴极也。"《素问·六元正纪大论》云:"热病生于上,清病生于下,寒热凌犯而争于中。"上热下寒,胃热脾寒,寒热之气分别于不同脏腑共存于中焦。

《素问·至真要大论》云:"诸风掉眩,皆属于肝;诸寒收引,皆属于肾;诸气膹郁,皆属于肺;诸湿肿满,皆属于脾;诸热瞀瘛,皆属于火;诸痛痒疮,皆属于心;诸厥固泄,皆属于下;诸痿喘呕,皆属于上;诸禁鼓栗,如丧神守,皆属于火;诸痉项强,皆属于湿;诸逆冲上,皆属于火;诸胀腹大,皆属于热;诸躁狂越,皆属于火;诸暴强直,皆属于风;诸病有声,鼓之如鼓,皆属于热;诸病胕肿,疼酸惊骇,皆属于火;诸转反戾,水液浑浊,皆属于热;诸病水液,澄澈清冷,皆属于寒;诸呕吐酸,暴注下迫,皆属于热。"在病机十九条中,火热独占九条,其中冲上、腹胀、肠鸣、反酸、呕吐等症状都与火热相关，《金匮要略·呕吐哕下利病脉证并治》提到半夏泻心汤证为"呕而肠鸣"，呕多为热，火热之邪非有形之体，多与有形之邪互结才可长存，故此痞多因湿热蕴结。

2.4　寒热互结之药辨

湿困脾胃，偏于寒者为寒湿泻，大便呈水样；偏于热者为湿热泻，大便黏滞不爽。以方测证，从药群理论出发，可以将半夏泻心汤进行如下划分，即半夏和胃降逆，黄连、黄芩清热燥湿，干姜温中散寒，人参、炙甘草和大枣补脾益气四组药群。此泄泻如为寒湿泻，应该予温中燥湿或渗湿药物如白术、苍术或茯苓、泽泻配伍，显然于理不通；如为湿热泻，当为黏滞不爽泻，用黄芩、黄连清热燥湿止泻可谓恰当。

若从寒热之邪互结于中焦来阐释方解，那么清热为何用黄芩、黄连而非石膏、知母？温中为何以干姜而非桂枝？若湿热蕴结中焦，脾胃气机升降反作，故以半夏和胃降逆，胃气降则脾气得升；《黄帝内经》中有"苦先入心""以苦泻之""辛走气""辛以散之"之言。黄芩、黄连针对病因，清热燥湿则泻利得止；黄芩、黄连苦寒伤阳，阳伤则湿不化，故以干姜温中以制芩连之苦寒，其温性又可温散湿邪，如此则湿热俱去，若单用苦寒和辛热之药均不能照顾到湿热之邪的特点；又实则阳明，虚则太阴，此虽为心下，但亦可累及脾，故以人参、炙甘草和大枣补气健脾，以杜生湿之源。如此解释，于方理、医理亦一气贯通耳。

3. 小结

综上，半夏泻心汤之痞因"寒热之气互结"所指不明，据此无法推导其脉象、舌苔、泻利之特点等其他临床表现，也不能反映半夏泻心汤的配伍用药和组方思想。如以"湿热之气互结"替代"寒热之气互结"则更近仲景立方原旨，也能推导出大便黏滞不爽、舌红苔黄腻、脉滑数等代表性的临床表现。可见，对经方与时方的解读，不但要因"症"推机，因"药"推机，更要因"因"推机，把"症""因""机""药"统一在理法方药辨证论治体系中，最终以方药为准绳，解析经方或时方，才能使经方或时方活在当下！倘若胶柱鼓瑟，必致"古方今病不相能"，学者尤必慎之。

（徐定昌）

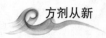

参考文献

巢元方,1982.诸病源候论[M].北京:人民卫生出版社:23.

陈德兴,文小平,2013.方剂学[M].北京:清华大学出版社:98.

陈广坤,佟琳,陈雪梅,等,2019.半夏泻心汤"寒热错杂"误解[J].时珍国医国药,30(11):2708-2709.

陈士铎,2007.辨证录[M].王小芸等校注.北京:中国中医药出版社:64.

都广礼,2010.方剂学"药群"概念的提出及意义[J].中国中医药信息杂志,17(8):3-4.

华佗,1985.中藏经[M].吴昌国校注.南京:江苏科学技术出版社:26.

黄建新,1987.张仲景痞证辨治[J].江西中医药,18(5):51-52,44.

柯琴,2020.伤寒来苏集[M].北京:中国中医药出版社:256.

李东垣,1982.脾胃论[M].北京:人民卫生出版社:70.

李心机,2018.张仲景论"痞"释义并"类似证"举隅[J].山东中医杂志,37(9):713-717.

唐迎雪,2012.类证活人书[M].天津:天津科学技术出版社:74.

吴谦等,2011.御纂医宗金鉴[M].太原:山西科学技术出版社:35-244.

许慎 2014.说文解字[M].马松源整理.北京:线装书局:28-1422.

佚名,2020.黄帝内经[M].张志聪集注.四川:四川大学出版社:134-432.

佚名,2011.周易.[M].杨天才,张善文译注.北京:中华书局:116,126.

朱震亨,2005.丹溪心法[M].王英,竹剑平,江凌圳整理.北京:人民卫生出版社:130,182.

第八章

方论附余

第一节　方剂与美学

中医美学是我国传统医学与美学的结合,是介于中医药学、美学、科学之间的一门新兴的综合性学科,是医学美学的重要组成部分。美无处不在,按其表现形式可分为自然美、社会美、艺术美和科学美四种。科学美往往通过研究探讨其内在规律而发现,中医学同其他自然科学一样,也有其自己的科学美。作为中医学重要分支学科的方剂学具有其独特的美学特点,主要有配伍美、结构美、变化美、简约美四种表现形式。此外,方剂的美学还包括方剂处方的书写美、制剂的味道美,以及剂型美、包装美等多个方面。美学是科学基础上的升华,美也是科学的一部分。方剂美学属于自然科学的美学范畴,因此方剂美学更多的是反映方剂配伍、结构、变化等方面的规律性,是深层次的美学。研究方剂美学,进而发现方剂美学,并不在于追求形式上的美,而在于保证甚至是提高方剂临床疗效的前提下,自觉地把方剂美学运用到方理阐述、方剂运用和新方创制中,以期指导方剂的教学、科研和临床等各个方面。

美无处不在,根据审美对象的不同,而表现出不同的形态,美学家将其分为自然美、社会美、艺术美和科学美四种形式。自然美反映事物的外在形态,如鲜花明月、小桥流水等;社会美是通过社会活动表现出来的,如和谐美、心灵美;艺术美是通过创造性的艺术劳动产生的,如绘画、书法等;科学美则是从本质上反映事物运动的内在联系,揭示美的自然规律,是美的深层形式。

很久以前,我们的祖先就对科学美有朴素的认识,认为美是部分同部分、

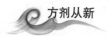

部分同整体固有的协调;或认为美根本不涉及部分,而是"统一、和谐"的永恒光辉透过物质现象而朦胧地重现。美是人类追求的最高境界,美无处不在,自然科学之美往往通过研究探讨其内在规律而发现。作为中国科学体系的重要组成部分的中医学,具有自己独特的美学思想和特点。

1. 中医美学

中医学同其他自然科学一样,也有其自己的科学美,如理论上的简明、和谐、对称和新奇之美,语言上的扼要、韵律和达雅之美。

中医美学是我国传统医学与美学的结合,是介于中医药学、美学、科学之间的一门新兴的综合性学科,是医学美学的重要组成部分。中医美学主要研究中医理论体系的美学特征、中医审美、中医美学方法,以及运用医学审美与中医药手段,以维护、修护与重塑人体美等方面问题,从中医学的角度去揭示人及人与自然关系中美的本质。中医美学除了具有和谐性、简单性、新奇性、对称性等普通美学的本质外,还强调人与自然和社会的统一性。

方剂学作为中医学的重要分支学科,是主要研究方剂的基本理论及其临床运用的一门学科;方剂是历代医家学术思想的载体,是实现辨证论治的重要工具,具有独特的美学特点。

2. 方剂美学的表现形式

科学美着重提示自然规律的内涵美,科学美的主要特点表现为以下几个方面。第一,自然科学的事实、规律和理论符合"对称、和谐、简洁、多样统一"等形式美的规律;第二,科学规律是客观世界正确的反映,是真和美的统一;第三,科学美只有在人们探索自然、改造自然的实践活动中,才会被感受、理解和评价;第四,科学美也具有愉悦人心的可感形象。科学的形象不同于艺术形象,它既有具体的直观性,又有抽象的概括性,它是经过思维加工的概念化形象。有些科学美是只有训练有素的人才能领会到的美,如宇宙中行星的椭圆运动轨迹、微观晶体的正六面体晶格结构等。因此,方剂美学也只有通过对方剂进行深入研究并临证使用才能发现其内在之美。方剂美学主要表现在以下几个方面。

2.1 配伍美

方剂不是简单的药物堆积或药效的叠加,而是各具特色药物构成的有机整体,药物之间存在着复杂的交互配伍关系,诚如清代名医徐灵胎所云"药有个性之专长,方有合群之妙用""故方之既成,能使药各全其性,亦能使药各失其性"。因此,配伍决定了方剂的效用,是方剂的核心和灵魂。方剂的配伍理论始于中药的"七情"理论和药对理论,在学科发展中,又加入了方剂学学科自身的理论特色。

方剂的配伍美主要表现为方中药物配伍的相互促进、相互制约的生克制化之美,反映了"无生则发育无由,无制则亢而为害"的基本规律。例如,同类相须如麻黄汤中麻黄与桂枝、大承气汤中大黄与芒硝的配伍;异类相使如当归补血汤中黄芪与当归、四逆散中柴胡与芍药的配伍;相反相成如寒热并用(左金丸中的黄连与吴茱萸、交泰丸的黄连与肉桂)、补泻同施(黄龙汤中大黄与人参等)、升降相随(血府逐瘀汤中的桔梗与牛膝)、散收同用(定喘汤中的麻黄与白果)、刚柔相济(黄土汤中的附子与阿胶)、通涩并行(十灰散中的大黄与棕榈炭)、制毒纠偏(小半夏汤中的半夏与生姜)和引经报使(龙胆泻肝汤中的柴胡)等,凡此种种,无不闪耀着配伍之美的光辉!

2.2 结构美

结构美主要表现在方剂中各个药物之间浑然一体的有机组合,即表现为组方的严谨性。我们常常形容张仲景的方剂组方严谨、用药精当、疗效确切,实际上组方严谨就是指结构美,当然也必然包含配伍合乎法度(即配伍美)。

一首好的方剂,除了有良好的疗效,一定具有浑然天成的结构美。例如,苏子降气汤的药物配伍结构上,其主治痰浊壅肺的有紫苏子、半夏、厚朴、前胡,重在降气化痰;治疗下虚肾元亏虚的有肉桂、当归,重在温阳化气与纳气平喘,其用肉桂固在温肾纳气,同时温肾助气化,既可以防痰饮之生,又可温化膀胱利水而使痰饮通过小水而解,此为不利水而利水、不治痰而治痰也,若替换为附子和沉香等温阳纳气药则均难胜其功。由此观之,方中配伍肉桂实为画龙点睛之笔,使整首方剂灵动起来。方中又在煎服方法中配伍苏叶和生姜,看似轻描淡写,实寓深意,喘之发多由"外有非时之感,膈有胶固之痰",故配伍苏叶、生姜恰为"外有非时之感"而设。上下肺与肾,表里寒与痰,如此配伍的结构,浑然一体,颇显结构之美。

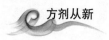

2.3 变化美

方剂之变化美主要表现在药味加减、剂量增减和剂型更换的三个方面，这种灵动的变化表现为方剂中一味甚至几味药的加减、药物组成不变基础上剂量的增减和药物组成不变基础上剂型的更换就可以使整个方剂的功效、主治等发生根本性的改变，这也反映了方剂配伍的灵活性，是配伍变化的一种表现形式。例如，从组成上看麻黄汤、麻杏甘石汤、麻杏薏甘汤三首方剂，虽然只有一个药物的变化，但是其功效、主治却发生了巨大的变化，充分体现了"药有个性之专长，方有合群之妙用"的方剂变化美。另外，从剂量变化上看，小承气汤和厚朴三物汤，由于方中大黄与枳实、厚朴用量的不同而使具有相同药物之方剂的功效与主治发生改变。从剂型上看，桂枝茯苓丸和催生汤虽然具有相同的组成，但是由于剂型不同，其功效、主治亦不相同。方剂的变化美，是中医高度个体化医疗模式中圆机活法的具体表现形式！

2.4 简约美

简约不是简单和数量少，简约美是指方剂用药简而精当、多而不庞杂，是合乎法度。经方的"用药精当"就是指简约美。"方从法出，法随证立，以法统方"，这十二个字概括了方与法的关系，也揭示了方与证相应的关系。方剂为证而设，即对证之方，方剂不是简单的药物堆积和药效叠加。方剂的简约美体现在药物的选择和使用上，多则无益，少则减效。不为追求增效而增加药味，不为追求简约而减少药味。例如，有些医生在药物使用上的堆砌，治疗外感发热时既选用金银花、连翘，又配伍板蓝根、大青叶；治疗缺血性心脏病时既使用桃仁、红花，又配伍丹参、川芎，用药庞杂而无法度，完全没有了简约美，当然也不会有好的疗效。追求简约美，不是追求药物数量少，如果确属证候需要，仍然不妨使用多味药物，如防风通圣散，方中药物虽多，但是有机地划分为发表、清热、泻下、利水、调和气血等药群，药物繁多而不庞杂，形散而神不散，颇具法度，疗效卓著，极言其功效之神，故曰"通圣"耳！

此外，方剂的美学还包括方剂处方的书写美、制剂的味道美，以及剂型美、包装美等多个方面，兹不一一列举。

3. 方剂美学的意义

美学是科学基础上的升华,美也是科学的一部分。方剂美学属于自然科学的美学范畴,因此方剂美学更多的是反映方剂配伍、结构、变化等方面的规律性,是深层次的美学。研究方剂美学,进而发现方剂美学,并不在于追求形式上的美,而在于保证甚至是提高方剂临床疗效的前提下,自觉地把方剂美学运用到方理阐述、方剂运用和新方创制中,以期指导方剂的教学、科研和临床等各个方面。

（都广礼 张军歧）

参考文献

陈棣沭,2008.科学美与艺术美的统一性及其对高教的启示[J].教育与现代化(2):21 -
25.

兰秀玲,孙瑛,2003.论物理学中的科学美[J].山东省农业管理干部学院学报(3):114 -
115.

宋琳,2010.论科学美在科学发现中的作用[J].北京科技大学学报(社会科学版),26(2):
140 - 144.

魏艳菊,姚汝良,2003.浅议中医理论的科学美[J].河南中医学院学报,18(1):12 - 13.

姚汝良,魏艳菊,2003.中医语言的美学特点[J].国医论坛,18(2):46 - 47.

第二节 血府逐瘀汤与"血府"

有关"血府"的记载,最早见于《素问·脉要精微论》,其云:"夫脉者,血之府也。"该篇主旨并非论血,而是论脉,但却奠定了后人对"血府"的基本认知。"血府"之名虽在历代中医典籍中有所提及,但从未成为一个独立的脏腑或病位,对其部位历来多有心、脉之争,并没有相应的理法方药一体化的系统阐释。迨至明后,西学东渐,西医解剖学对中医脏腑理论产生了巨大的冲击。至清代医家王清任始独辟蹊径,衷中参西,重新明确其具体位置,提出了"胸中膈上为血府"的理论,并创立了与此理论相对应的方剂——血府逐瘀汤,用以治疗血

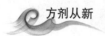

府血瘀的 19 种病证,后人对此"血府"之论颇有争议,但对血府逐瘀汤之疗效则众口交赞、少有非议。王清任的"胸为血府"理论是《医林改错》中甚为重要的观点,其所创制的血府逐瘀汤至今仍发挥着积极的临床效应。从组方用药来看,血府逐瘀汤是桃红四物汤和四逆散的合方,虽说王清任将其解释为治疗胸中血府血瘀,但从其加入了引经药柴胡来看,仍属从肝经论治血瘀病证,仍是对《素问·阴阳应象大论》中"血实宜决之"的应用与发挥,看似"离经叛道",实际上与中医经典理论殊途而同归。由于历史条件的限制,他的解剖观察没有得出真切的结论,因而也没有真正意义上达到"改错"之功,但他敢于向权威挑战、勇于破旧立新的精神值得我们学习。贾得道先生在《中国医学史略》中评价他说:"严格说来,真正开辟了我国解剖学途径的是清代的王清任。"张锡纯在《医学衷中参西录》中将《医林改错》对中医治疗学的影响概括为:"王清任著《医林改错》一书,立活血逐瘀诸汤,按上中下部位,分消瘀血,统治百病,谓瘀血去而诸病自愈。其立言不无偏处,然其大旨则确有主见,是以用其方者,亦多效验。"王清任所创"血府逐瘀汤"方效而论错,实为受解剖条件所限,结合此方由四逆散(疏肝)和桃红四物汤(活血)两个药群组成,更可力证其方取效实为从调肝入手。另外,也只有肝既能藏血又能调节血液运行,实为血之府库,故"血府"的真实脏腑归属应是肝,而非心或脉也。

血府之名虽在历代中医典籍中有所提及,但从未成为一个独立的脏腑或病位,也并没有相应的理法方药一体化的系统阐释。迨至明后,西学东渐,西医解剖学对中医脏腑理论产生了巨大的冲击,清代医家王清任始独辟蹊径,衷中参西,重新明确其具体位置,并创立了以血府逐瘀汤治疗血府血瘀的 19 种病证,对临床一些疑难杂症的诊断和治疗给出了很好的思路和治法。囿于认知条件,王清任对脏腑的认识仍有一定的局限,血府逐瘀汤虽能起到很好的临床疗效,但他所阐述的"血府"的具体位置仍备受争议,给人们学习和理解血府逐瘀汤等名方造成了一定的困扰。笔者通过梳理"血府"理论的源流,并结合相关理论的佐证,试图阐释对"血府"理论的新思考,以就正于同道。

1."血府"的提出与发展

有关"血府"的记载,最早见于《素问·脉要精微论》,其云:"夫脉者,血之府也。"该篇主旨并非论血,而是论脉,但却奠定了后人对"血府"的基本认知。自此以降,后世医家多依据"脉为血府"诊病论治,其间也有"心为血府""肝为血府"的记载散见于历代医书中,却并非主流思想,也未见与其理论契合的相关方剂。迨至清代医学家王清任提出"胸为血府"的新主张,并以血府逐瘀汤治疗血府血瘀的 19 种病证,血府之论方"名实相符"。

1.1　脉为血府,多有遵从

"脉为血府"是经典之原意。"府"者,"文书藏也",又引申为聚集之处。血脉为血液运行聚居之所,故后世医家多认为脉为"血府"甚为恰当。例如,李中梓在《内经知要·脉诊》中云:"营行脉中,故为血府。"李时珍在《四言举要》中言:"脉乃血派,气血之先,血之隧道,气息应焉,其象法地,血之府也。"黄宫绣在《本草求真》中将脉与血的关系归纳为:"脉为血府,诸脉皆属于心。"杨时泰在《本草述钩元》中有着相同的观点:"夫心主脉,脉为血府。"潘楫增注《医灯续焰》时补充道:"脉为血府,脉虚者血虚。"《医宗金鉴》总结道:"脉为血府,百体贯通。"柯琴在《伤寒来苏集》中援引《黄帝内经》之说:"夫脉为血府,实由气行,长则气治,短则气病。"此乃以脉之长短论气血之盛衰也。可见,后世医家大多在《黄帝内经》"脉为血之府"的基础上进一步阐发自己的思想,乃至今日,"脉为血府"仍为主流思想。

1.2　心为血府,始有歧义

不同医家对经典的理解不同,认识也有不同。有的医家基于《黄帝内经》中"诸血者,皆属于心"的理论,形成了"心为血府"的观点,最早可见于元代道士卫琪的著作中,其云:"心乃血府。"成书于光绪年间的《皇朝经世文四编》也有"血之运行,在脉管则赤,在回管则紫,其源发于心,其流亦归于心,故曰心为血府"的记载。随着西学东渐及近代解剖学的发展,人们对人体脏腑有了更为清晰的认识。唐宗海在《中西汇通医经精义》中有关心脏的记载已较为准确,其言:"心中有上下四房以存血,心体跳动不休,而周身血管应之而动,是为动脉,脉经云脉为血府即此之谓也。"解释了古人认为脉为血府的原因,同时又以方反推:"观仲景复脉汤,全补心血,可知之矣。"认为从复脉汤实补心血的角度来说,"心为血府"更为恰当。

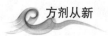

1.3　胸为血府,方证俱备

王清任因感于古籍所论之脏腑形态、功能及所绘图谱尚有不实之处,每于诊暇之时前往义冢、刑场,参看不同的尸体,绘成亲见脏腑图形以更正古医书中脏腑不尽翔实之处,著《医林改错》之书。他认为,"人胸下膈膜一片,其薄如纸,最为坚实,前长与心口凹处齐,从两胁至腰上,顺长如坡,前高后低,低处如池,池中存血,即精汁所化,名曰血府",提出了与"脉为血府"完全相左的新观点,并基于"胸为血府"的理论,创立了著名的血府逐瘀汤以治疗因胸中血瘀导致的多种疑难杂症,屡有奇效。后人在临床应用血府逐瘀汤时更是拓展了它的应用范围,使其成为治疗血瘀证的代表性方剂。

至此,关于血府到底居于何处,已有了脉、心、胸中三种说法,但纵观活血化瘀名方,并没有哪一味药是针对脉管或者心脏的,至于"膈膜以上,满腔皆血,故为血府",更是让人无法理解处方用药应该针对何脏、何腑、何经络。观王清任所立血府逐瘀汤之组成,乃由桃红四物汤合四逆散加桔梗、牛膝而成。桃红四物汤养血活血化瘀,四逆散行气疏肝解郁,全方用药多入肝经,养血乃养肝血,活血亦先活肝血,肝血得养则不至血瘀,肝血得活、肝气舒畅则血运于诸经。是故以方测证,血府血瘀证的实质是肝气郁滞,肝血瘀阻。笔者认为,王清任所说的"膈膜以上"或"胸中"定位模糊不清,如果将"胸中"的范围进一步扩大,将主"胸中"的肝作为血府(胸中为肝经所过之处),似乎更符合中医理论的实质,也只有如此,血府逐瘀汤所立之法才与血府血瘀之证相合。

2."血府"的实质

肝主藏血,是指肝具有贮藏血液、调节血量、防止出血的功能,因而肝被冠以"血海""血府""血室"等称谓。在中医理论不断发展完善的过程中,人们对上述名称所归脏腑的认识不一而足,然中医的辨证最终要落实到脏腑上,因此我们还需从字义上细细纠之。《说文解字》曰:"海,天池也,以纳百川者。"胃为水谷之海,而冲脉隶属阳明,又使十二经之气血得以蓄藏于冲脉,因此"冲为血海"有着较强的理论依据。《尔雅》释:"宫之谓室,室之谓宫。"室与子宫的宫微异而更近,又以子宫为胎元最宜居室,故以血室名子宫也是义明理顺的。府者,蓄也,养也,容也,成也。全身血液汇聚于肝,蓄而养之,使五脏六腑之血溢而有容,资用乏绝以成其全,实为血之府库。虽有"脉为血府"之说,但血府为病并不是全身脉管循行之处都有同等程度的邪,必因藏血之多少、司血之要辅而有所不同,若血府为脉,则血府逐瘀汤类方应有较好的治疗脉管疾病的作用,实则不然,血府血瘀的 19 种病证之病因皆与肝有关,因此"肝为血府"更为实际。

有关肝为血府的记载,散见于历代医书中,但多为注疏病证时一笔带过,并无详细阐释,如《医学原始》云:"右边有肝,肝有胆,肝为血府,胆有细络以通热气,以助胃。"描述了肝胆的相对位置及附属关系,却未说明肝为血府的原因。《女科经纶》言:"肝为血府,伤则不藏血,而为崩中漏下。"阐述了崩中漏下的病因在于肝不藏血,但也未说明肝为血府的原因。《医法青篇》又载:"肝为血府,又为风脏。"说明了肝的生理特性,仍未说明肝为何为血府。笔者亦从其说,认为"血府"的实质(或部位)为肝,并试从以下几方面论述肝为血府。

2.1　血生于中,气化于胸

中医认为,血的生成与脾胃、心肺有着密不可分的关系。《灵枢·决气》言:"中焦受气取汁,变化而赤,是为血。"指出脾胃为气血生化之源,饮食水谷经脾胃受纳腐熟化生津液,是血液生成的物质基础。津液化赤为血的过程又离不开心肺之参与。《灵枢·营卫生会》曰:"中焦亦并胃中,出上焦之后,此所受气者,泌糟粕,蒸津液,化其精微,上注于肺脉,乃化而为血,以奉生身,莫贵于此。"脾胃清气上输于肺,与肺中清气结合,共同完成血液的化生。由此可见,脾胃为气血生化之源,心肺为气血运行之原动力。

2.2　心主血脉,循行不息

血液的运行和脉道的通利有赖于心气、心阳的鼓动,也有赖于营卫的交会生化。《灵枢·邪客》云:"营气者,泌其津液,注之于脉,化以为血,以荣四末,内注五脏六腑,以应刻数焉。"营气的生理功能主要体现在化生血液和濡养全身两个方面,营气对脉管的濡养作用也是卫气发挥固摄作用的前提条件。营气不断渗出脉外,化为卫气,卫气也不断进入脉内,成为营气的一部分,营卫相互交会,推动气血运行循环不休。《灵枢·营卫生会》曰:"营在脉中,卫在脉外,营周不休,五十而复大会。"营卫按照一定的速度周行不息,通过脏腑经络,运行五十度为一周,而复会于手太阴(肺),进一步进行气血交换。因此,营卫

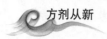

协调意味着气血运行正常,心脏推动血液在全身脉管中循环无端,周流不息。

2.3　肝主疏藏,行止有度

徐彦纯《玉机微义》云:"血受藏于肝。"《素问·五脏生成论》云:"人卧血归于肝。"王冰注曰:"肝藏血,心行之。人动则血运于诸经,人静则血归于肝脏,何者? 肝主血海故也。"说明血藏于肝,输布于心肺,心肺推动血液流注到四肢百骸,濡养脏腑,完成营养物质的交换后,又重新回到肝脏,故心受肝血滋养,若肝不藏血,则心无所主。严用和《济生方》言:"肝为血之库府。"后世还将肝喻为"血库""血府""血室"等,都是对"肝藏血"功能的形象描述。肝能藏血,则心有所依,肝的疏泄功能正常,则气机调畅,脉道通利,这是心主血脉的基础。

2.4　血府病证,皆因肝起

《血证论》云:"肝藏血,即一切血证,总不外理肝也。"血府逐瘀汤是治疗血府血瘀的名方,其应用广泛且疗效卓著,但王清任在《医林改错》中并未对其病机和组方进行分析,只用"治胸中血府血瘀"一语概之。纵观其所列19条主治症目中,头痛、天亮出汗、督闷、急躁、夜寐梦多、小儿夜啼、晚发一阵热、肝气病等症,似乎很难与王清任所说"胸中"的病位相关。通过分析其病证共同点,我们可以发现,这些病证都有肝之气机逆乱、气血瘀滞的表现,而肝主疏泄且能藏血,为气血运行之枢机,且肝为和畅气机首选脏腑,血府逐瘀汤能够治疗上述症状,本质也在于调肝。因此,所谓主治"胸中血府血瘀",其作用的病机病位应重点在肝。

3. 肝为"血府"的意义

3.1　治肝调血,内涵丰富

血行不畅,调肝以求之。《血证论·四物汤》引柯琴语曰:"心生血,肝藏血,故凡生血者,则究之于心;调血者,当求之于肝也。"肝藏血而司疏泄,调摄气血运行,因此治疗血证应当从调肝入手,通过治肝达到调血的目的。例如,王清任的血府逐瘀汤,以四逆散疏肝开郁,配枳壳、桔梗畅达肝气,以助宣畅血行,为疏肝活血之良方;《金匮要略》所载温经汤,以大队温补药配伍桂枝、当归、川芎活血祛瘀,共奏温经散寒、温肝活血之功;当归四逆汤以细辛、桂枝散寒通阳,温肝通络;补阳还五汤以大剂量黄芪补肝气以活血;逍遥散用当归、白芍补肝血,养肝阴。这些方剂虽都以调血为主,但都是通过治肝来调血,进一步说明了调肝在治疗血证中的重要意义,也是"肝为血府"理论的有力支撑。

3.2 衷中参西,发微古义

对肝与血的关系及"血府"的认识,不同时期的历代医家有着不同的理解。《黄帝内经》指出脉为血府、冲为血海,又首先提出了肝藏血的理论,但与血密切相关的血府、血海又与肝没有直接联系。有学者认为,《黄帝内经》中提出肝藏血理论是为了说明肝藏魂,然魂舍于血,是说明五脏藏神是有其物质基础的。宋明时期,引易入医的热潮推动了命门学说的发展,并把命门的功能归结于肝所代之相火,自此以后肝的藏血和疏泄功能联系在了一起。清末,随着西学东渐,西医的心脏循环理论打破了中医对气血的认识,一大批医家开始思考解决新知识与传统理论的矛盾与冲突,其中就以王清任的"血府"理论较为突出。王清任在结合中医经典理论与实际解剖的基础上,对脉为血府的传统理论进行"改错",认为"膈膜以上""胸中"为血府,而且以此理论为基础创立的血府逐瘀汤屡起沉疴,似乎以疗效证实了这一理论的正确。综合现代医学来看,我们认为可以将王清任"胸中"的范围稍作扩大,那么以经络循行于胸中的肝作为血府之脏腑本位更为恰当。

3.3 理法相合,方药效佳

王清任提出了"胸为血府"的新理论,创制血府逐瘀汤并列出病症19条以助医者,但并未清晰地解释血府病症的病因病机及治法,给后人留下了无限的疑问与遐想。笔者联系历代医家对肝与血的认识及现代解剖学知识,对王清任的理论进行一定的发挥,认为肝为血府更为符合临床实际,也能更好地解释血府逐瘀汤效果显著之缘由。血府逐瘀汤主治病症看似杂乱无章,实则都与肝郁血瘀有关,血府逐瘀汤通过疏肝理气、活血化瘀,使肝的疏泄功能正常,则病症自消。从肝论治血府血瘀病症,也升华了王清任的血府理论,更有助于我们理解血府逐瘀汤之精髓与实质并应用于临床实践。王清任方效而论错,为我们留下了更多的思辨空间。因此,要秉承"传承精华,守正创新"之中医现代

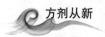

化主旨思想,也只有这样才能促使中医学在数千年的发展中不断完善,为我国乃至世界人民的生命健康做出更大的贡献!

4. 小结

中医理论在数千年的历史中不断演变、发展和进步,百家争鸣的发展历程成就了层出不穷中医理论,临床疗效也使得各种理论不断地被去伪存真。"脉为血府"一直是被大多数人遵从的经典理论,但在临床实践的过程中人们也渐渐发现无法在这一理论的指导下辨证遣药组方,历代医家也曾不断地提出新的理论,如"心为血府"等,由于没有相应的治法与方剂,故这些理论也多为昙花一现,难成正果!直至西医学理论对中医学传统理论产生了冲击,医家们才不得不在两者的矛盾中重塑理论,提出了"胸为血府"和"肝为血府"等新说。

王清任的"胸为血府"理论是《医林改错》中甚为重要的观点,其所创制的血府逐瘀汤至今仍发挥着极高的临床疗效。从组方用药来看,血府逐瘀汤是桃红四物汤和四逆散的合方,虽说王清任将其解释为治疗胸中血府血瘀,但从其加入了引经药柴胡来看,仍属从肝经论治血瘀病证,仍是对《素问·阴阳应象大论》"血实宜决之"的应用与发挥,看似"离经叛道",实际上与中医经典理论殊途同归。由于历史条件的限制,他的解剖观察没有得出真切的结论,因而也没有真正意义上达到"改错"之功,但他敢于向权威挑战、勇于破旧立新的精神值得我们学习。贾得道先生在《中国医学史略》中评价他说:"严格说来,真正开辟了我国解剖学途径的是清代的王清任。"张锡纯在《医学衷中参西录》中将《医林改错》对中医治疗学的影响概括为:"王清任著《医林改错》一书,立活血逐瘀诸汤,按上中下部位,分消瘀血,统治百病,谓瘀血去而诸病自愈。其立言不无偏处,然其大旨则确有主见,是以用其方者,亦多效验。"因此,我们在继承前人的经验时,也要师而不泥,积极在临证中验证理论,敢于质疑,勇于"改错",不断在实践中探求真知,实现"守正创新"!

(李春晖)

参考文献

北京中医学院,1978.中医基础理论[M].4版.北京:学苑出版社:112.
陈璞,陈玠,2015.医法青篇[M].张家玮,赵艳校注.北京:中国中医药出版社,196.

高伯正,孙慧玲,鲁献斌,1997.血室即子宫论[J].中医药研究(2):11-13.

郭明冬,翁维良,2014.《医林改错》活血化瘀方的组方规律浅探[J].中医药通报,13(5):25-26.

何良栋,1902.皇朝经世文四编[M].上海:鸿宝书局石印:105.

黄宫绣,2008.本草求真[M].2版.王淑民校注.北京:中国中医药出版社:322.

黄柳杨,张婷婷,瞿玉竹,等,2017.论"冲为血海"的理论依据及临床运用[J].辽宁中医药大学学报,19(6):86-88.

黄雄,崔晓艳,2009.《本草述钩元》释义[M].太原:山西科学教育出版社:459.

柯琴,2008.伤寒来苏集[M].3版.王晨,张黎临,赵小梅校注.北京:中国中医药出版社:241.

李耳,2021.道德经[M].北京:中华书局:136.

李时珍,2019.濒湖脉学[M].太原:山西科学技术出版社:112-113.

李月婷,刘新亚,2012.解卫气行篇中之疑[J].江西中医学院学报,24(4):1-4.

李中梓,2007.内经知要[M].胡晓峰整理.北京:人民卫生出版社:46-47.

刘秀华,汤朝晖,刘锋,2012.从肝"生血气"探讨气血化生[C]//中华中医药学会.中华中医药学会第十二届全国内经学术研讨会论文集.北京:中华中医药学会第十二届全国内经学术研讨会:179-181.

孙海娇,邱仕君,2012.试从阴阳、气血、经络论《黄帝内经》中心肝关系[J].辽宁中医药大学学报,14(4):110-112.

唐宗海,2023.血证论[M].魏武英,李佺整理.北京:人民卫生出版社.

唐宗海,1892.中西汇通医经精义[M].上海:袖海山房石印:129.

田洋,鲁明源,2018.鲁明源运用血府逐瘀汤经验[J].山东中医杂志,37(6):503-505.

王宏翰,2015.医学原始[M].张明锐,李鸿涛点校.北京:学苑出版社:156.

王清任,2005.医林改错[M].李天德,张学文整理.北京:人民卫生出版社:3-4.

王绍隆,2015.医灯续焰[M].潘楫辑注.北京:中医古籍出版社:106.

卫琪,2008.玉清无极总真文昌大洞仙经[M].上海:上海古籍出版社:211.

吴谦,2009.医宗金鉴[M].北京:中医古籍出版社:1696.

萧壎,2006.女科经纶[M].朱定华整理.北京:人民卫生出版社:241.

徐彦纯,2011.玉机微义[M].刘洋校注.北京:中国医药科技出版社:275.

杨兴智,王铀,陈乐意,等,2011.《黄帝内经》营卫初探[J].中医杂志,52(S1):30-32.

第三节　小柴胡汤与辨证论治

小柴胡汤是治疗伤寒少阳证的代表方,在《伤寒论》中共有 17 条原文提到了小柴胡汤,包括太阳病、阳明病、少阳病、厥阴病及阴阳易差后劳复病五篇,可见小柴胡汤的运用非常广泛,为异病同治之典范。对于具体如何在临床使

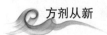

用小柴胡汤,《伤寒论》第 101 条仲景提出了"伤寒中风,有柴胡证,但见一证便是,不必悉具"的指针。然而,一证指何？何为一证？历代医家对于"一证"所指多有论述,难成定论,遂为争论。因此,必须从中医的诊疗模式,尤其是仲景的诊疗模式进行分析才可以推论一证何指。众所周知,辨证论治是中医临床诊疗疾病的基本模式,而仲景在《伤寒杂病论》中"辨××病脉证并治"当为"辨证论治"之滥觞。也就是说,仲景是先辨病后辨证的,即辨病是辨证的前提,辨病基础上的病证结合是仲景诊治疾病的基本范式;且辨证上仲景又非常重视辨"脉"证,故《伤寒杂病论》开篇即为"平脉法",而且每一篇都是以"脉证"名之。然需要指出的是,这里的"证"并不是证候的"证",而是证据的"证"。因此,据脉证(体征)、参他证(症状)的"以脉统证"的模式是仲景临床诊治疾病的基本程式。由此可以推论,小柴胡汤"但见一证便是"之"一证"当为脉证,即脉证基础上的综合征,而非指单纯的某一症状而言。

小柴胡汤是治疗伤寒少阳证的代表方,《伤寒论》共有 17 条原文出现了小柴胡汤,包括太阳病、阳明病、少阳病、厥阴病及阴阳易差后劳复病五篇,可见小柴胡汤运用广泛,属于异病同治之典范。《伤寒论》第 96 条云:"伤寒五六日,中风,往来寒热,胸胁苦满,嘿嘿不欲饮食,心烦喜呕,或胸中烦而不呕,或渴,或腹中痛,或胁下痞鞕,或心下悸、小便不利,或不渴、身有微热,或咳者,小柴胡汤主之。"这篇条文中明确列出了小柴胡汤证的四大主症和七个或然症。又《伤寒论》第 263 条云:"少阳之为病,口苦,咽干,目眩也。"此条文被后世作为伤寒少阳证的提纲,提纲证中的口苦、咽干、目眩合并前四大主症并称小柴胡汤证的七大主症。具体如何在临床使用小柴胡汤,《伤寒论》第 101 条"伤寒中风,有柴胡证,但见一证便是,不必悉具",即为仲景提出的使用指针。然仲景"但见一证便是"的一证指何？何为一证？历代医家对于"一证"所指多有论述,难成定论,遂为争论。

1. 开篇平脉法,开"脉"证先河

张仲景《伤寒杂病论》序曰:"感往昔之沦丧,伤横夭之莫救,乃勤求古训,博采众方,撰用《素问》《九卷》《八十一难》……并平脉辨证,为《伤寒杂病论》合十六卷。"并批评时医:"按寸不及尺,握手不及足,人迎、跌阳,三部不参;动数发息,不满五十。"又每篇著作的篇首皆冠以"病脉证并治"或"脉证治"的标题,足见仲景诊治疾病重视脉诊的程度,也反映出平脉辨证是仲景诊疗疾病主要诊察中"偏于客观"(相对于病者的主观描述而言)的手段。

仲景"平脉法"之"平",通"便""辨",为"辨明"之意。例如,《金匮要略·痉湿暍病脉证并治第二》曰:"太阳病,关节疼痛而烦,脉沉细者,此名湿痹。"《医门法律》中也有"湿流关节之病,脉见沉细者,则非有外风与相搏,只名湿痹"的记载,可见脉沉细为湿痹的辨病要点之一。

1.1 平病位(脏腑表里上下)

平脉可辨病位,如《伤寒杂病论·辨脉法》云:"寸口脉浮为在表,沉为在里,数为在腑,迟为在脏,假令脉迟,此为在脏也。"即表明浮脉主表,沉脉主里,数脉属腑病,迟脉多脏病。又"趺阳脉浮而涩,少阴脉如经者,其病在脾,法当下利",以趺阳脉与少阴脉合参明确病位在中焦脾胃,会出现下利的症状。《金匮要略·妇女杂病脉证并治》云:"少阴脉滑而数者,阴中即生疮,阴中蚀疮烂者,狼牙汤洗之。"根据少阴脉滑数推断湿热蕴结在下焦,会生阴疮,予狼牙汤外用燥湿清热。

1.2 平病性(虚实)

平脉可辨病性,如"脉来缓,时一止复来者,名曰结;脉来数,时一止复来者,名曰促。脉阳盛则促,阴盛则结",此以脉辨阴阳之盛衰虚实。"阳脉浮,阴脉弱者,则血虚"则是以脉辨气血之盛衰虚实。"风则浮虚,寒则牢坚;沉潜水滀,支饮急弦;动则为痛,数则热烦",此处不仅以脉辨病性之虚实,而且可以辨病邪之属性。

1.3 平病势(预后)

平脉又可辨病势顺逆及推断疾病的预后情况。例如,"凡阴病见阳脉者生,阳病见阴脉者死",即以脉之阴阳来辨病势顺逆。"病六七日,手足三部脉皆至,大烦而口噤不能言,其人躁烦者,必欲解也",根据脉象来推断,此为正气胜、邪气微、阳气复、寒气散的欲解之象,说明疾病向愈。《伤寒论》第140条云:"太阳病下之,其脉促,不结胸者,此为欲解者。"也是根据脉象推测疾病向愈。《金匮要略·呕吐哕下利病脉证并治》曰:"下利后脉绝,手足厥冷,晬时

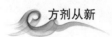

脉还,手足温者生,脉不还者死。"则是从脉绝后还与不还来论下利的预后。

1.4 平症状(推症)

平脉可推测出症状,确定疾病,或论治法方药。例如,"脉阳微阴弦,法当腹中急痛,"根据寸脉弱而关尺脉弦,推测患者会出现腹中挛急作痛的症状,当属阳气不足、里虚寒证。《金匮要略·肺痿肺痈咳嗽上气病脉证治》云:"寸口脉微而数,微则为风,数则为热;微则汗出,数则恶寒。"此为根据寸口脉浮数推测属风热袭表,当见汗出恶寒的症状。

1.5 平治法(根据脉象,推测其治法)

平脉可推论治法,以定方药。例如,"趺阳脉浮而涩,浮则胃气强,涩则小便数,浮涩相搏,其脾为约,大便困难,麻子仁丸主之",根据趺阳脉浮而涩,推测出患者会出现小便数、大便困难的症状,其病当属阴虚有热之脾约便秘,当用润肠泻热通便的麻子仁丸治疗。《金匮要略·疟病脉证并治第四》曰:"疟脉自弦,弦数者多热,弦迟者多寒。弦小紧者下之差,弦迟者可温之,弦紧者可发汗、针灸也,浮大者可吐之,弦数者风发也,以饮食消息止之。"此为通过脉象弦数、弦迟来辨疟病之寒热属性,提出相应的治疗方法,也是以脉论治的方法。

2. 辨病为先,寻证于后

2.1 辨病为先,寻证于后

中医学对疾病的认知,目前最早可追溯到商周时期甲骨文中有关疾病病名的记载,而最早确立辨病理论原则的古籍则是《黄帝内经》,且在该著作中初步产生了辨证论治的思想。因此,中医学中辨病论治是先于辨证论治出现的。

但由于后世对张仲景提出的"观其脉证,知犯何逆,随证治之"的辨证论治原则过度或片面解读,出现过于强调辨证而忽视辨病的现象。且因中医病名很多以症状来命名,如内科病症中的头痛、咳嗽、眩晕、水肿等;又有以综合征来命名的情况,《伤寒论》第2条云:"太阳病,发热,汗出,恶风,脉缓者,名为中风。"太阳病篇下,症状加脉证合参诊断为中风等。因此有人提出中医病名不科学,只需辨证,不必辨病的说法。而近年来随着西医学的深刻影响,中医学界形成了中医辨证与西医辨病相结合的模式,走入了"西医诊病、中医辨证、中药治疗"的误区。可以想象,一个腰痛的患者如果西医检查没有任何异常难道就不是病吗? 也就根本不需要辨证和治疗了? 一个脂肪肝的患者确实有西医学检查的血脂异常(西医认为有病)而没有任何症状(中医认为没病),就一定需要治疗吗? 这都是实实在在的实际问题,需要我们仔细思辨并权衡治疗策略。

中医辨病是指在中医学理论指导下,综合分析四诊资料,作出疾病的病种诊断,得出病名诊断的思维过程。辨病是探索疾病发生、发展、结局等全过程中的发展规律,是一个动态变化的过程。辨证则是对疾病发展过程中某一个阶段的原因、位置、性质等本质的概括,是疾病过程中的某一阶段的横断面或者时相的病理本质的概括。可见,"病"是"证"的载体,"有是病,才有是证",无病则无证,证不能脱离具体的病而存在,故中医临床是坚持辨病为先,辨证为后,辨病辨证相结合的诊疗模式。

2.2　先脉后症,以脉释症

先脉后症,如《素问·脏气法时论》载:"夫邪气之客于身也,以胜相加,至其所生而愈……必先定五脏之脉,乃言间甚之时,死生之期也。"即先以脉诊定病位在何脏,再结合季节推知其预后。又如《灵枢·邪气脏腑病形》谓:"按其脉,知其病。"亦表明脉诊的重要性。张仲景《伤寒杂病论》在诊疗中也一直是先脉后症,如《伤寒论》第1条云:"太阳之为病,脉浮,头项强痛而恶寒。"指出太阳病先辨脉象为浮脉,表明邪在肌表,卫阳郁遏,会出现头项强痛、恶寒之症。王叔和《脉经·辨脉阴阳大法第九》载:"寸口脉浮大而疾者,名曰阳中之阳,病苦烦满,身热,头痛,腹中热。"从寸口脉的浮大而疾,推断为阳热病,热扰心神则烦躁胸满,热邪充斥内外会出现发热、头痛、腹中热等症状。总而言之,先脉后症,可以克服患者主诉症状对医者脉象体察的干扰,避免"相对须臾,便处汤药"之全凭患者主诉诊治疾病,避免客体对主体"先有入耳之言"的思维过程的干扰,提高诊断的客观性。例如,倘若先听患者主诉胃脘痛,则在后续的诊脉过程中必然会潜意识地认为胃脉必有异常。

以脉释症,如《伤寒论》第166条云:"病如桂枝证,头不痛、项不强、寸脉微浮、胸中痞硬、气上冲喉咽不得息者,此为胸有寒也。当吐之,宜瓜蒂散。"此指出病虽如桂枝汤证,但脉象独见寸脉微浮,而非三部皆浮且见缓或弱之象,当

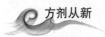

知并非外感风寒表虚证,而是病在上焦;故而症状中无卫阳郁遏之头痛、项强,却有胸中痞硬,气逆上冲咽喉堵塞感,属胸中寒邪(痰浊)上冲,应当顺其病势用吐法治疗,予瓜蒂散治疗。《脉经·扁鹊诊诸反逆死脉要诀第五》载:"病若腹痛,脉反浮大而长者,死。"腹痛为里证,脉象通常为沉、弦、紧、涩、结等,而今腹痛脉象为浮大且长,说明阳气浮越在外,是阴阳离决之象,故而为逆证、危象。由此可见,以脉释症的脉症合参模式也是仲景诊疗模式之一,有利于克服患者主诉的干扰,提高临床辨证论治的客观性和准确性。

2.3 病先证后,辨证论治

"病"是指对疾病发生发展的全过程特征与规律进行的一个概括,反映的是人体内外环境动态平衡失调的结果。凡"病"都有其发病原因、发病机制、证候表现、发展过程、转归变化及预后等内容。辨病的过程即认识疾病的过程,故辨病亦称识病,是对疾病的病种作出诊断的过程。"证"则是对"病"中某一阶段的特征与规律所作的概括,即"证"是某一疾病当前发展阶段的主要矛盾或矛盾的主要方面,反映当前阶段疾病的本质。故而"病"是"证"的载体,"有是病,才有是证",辨病是辨证的前提,无病则无证。一病可有多证,一证亦可对应多病,然病的某一阶段只能有一证,具有唯一性,因而"证"是"病"的病理本质,只有抓住疾病发生发展过程中某一阶段的"证",才能实现中医临床有针对性、高效地辨证论治。

中医学在诊疗中重视辨病的思想自古有之,如在商周时期的甲骨文上发现的有关于疾病名称的记载,内容涉及内、外、妇、儿等多个科别。1973年马王堆1号汉墓出土的《五十二病方》中正文部分共记载52种疾病,每种疾病下分列治疗的方剂,该书是目前最早的按病证分类的方书。《黄帝内经》中也记载了100多种疾病名称,并提出了13首治疗疾病的方剂,如治疗脾瘅的兰草汤、治疗女性血闭经枯的四乌鲗骨一芦茹丸及治疗胃不和则卧不安的半夏秫米汤等,载方虽少,却奠定了中医辨病、辨证论治思想体系的基础。东汉张仲景《伤寒杂病论》中外感病提到了40个左右的病名,且以病为纲,以证为目,确立了辨病与辨证相结合的诊疗模式。自此,中医学的诊疗模式一直秉承着辨病与辨证相结合的发展路径。

迨至明清时期,医家更是对疾病的诊断、相近似疾病的鉴别诊断进行了补充和发展,如清代医家喻嘉言《寓意草》第一篇即为"先议病后用药",言:"从上古以至今时，一代有一代之医，虽神圣贤明，分量不同，然必不能舍规矩准绳，以为方圆平直也。故治病必先识病，识病然后议药，药者所以胜病者也。识病，则千百药中，任举一二种用之且通神；不识病，则歧多而用眩……"喻嘉言明确阐述了中医临床先辨病后治疗的重要性。

及至现代，《中医病证诊断疗效标准》的制定，不仅规范了临床、科研与教学，而且能够提高临床疗效。例如，魏福良将辨病、辨经、辨证相结合，取穴治疗颈椎病，不仅能辨清病位所在、脏腑归属、经络定位、证候区别，使针灸操作应用更为规范；而且选取穴位更为精准，补泻方法更为明晰，疗效更为显著。赵进喜在诊治甲状腺疾病时，提倡辨体质、辨病、辨证"三位一体"的诊疗模式，认识到少阴体质及少阳体质之人更容易患甲状腺功能减退症，其中以阳虚证型、气郁证型为主，治疗善用二仙汤合四逆散加减，疗效甚佳。可见，自古以来辨病与辨证相结合就是中医学诊疗的基本范式。

3. 小柴胡汤之"一证"当为脉证

3.1 "证"非"证候"，实为证据

关于中医"证"的内涵，现代很多学者认为"证"即证候，是对疾病过程中某一（当前）阶段或某一（当前）类型的病理概括，包含了病变的部位、原因、性质和邪正盛衰的变化，反映了疾病当前的症状和体征，是对疾病当前本质所作出的判断或结论。然而纵观历代中医古籍，会发现古人"证"与"候"是分开论述的，以"证"来认识疾病的著作首推张仲景的《伤寒杂病论》，书中常以"辨××病脉证并治"或"××病脉证治第×"确立篇名的形式论述病证。此后明清时期也常出现以"证治"为标题的临床著作，如《证治要诀》《证治准绳》《脉因证治》《证治汇补》等。而以"证候"来认识疾病的著作当属隋代巢元方的《诸病源候论》，书中对疾病的症状或体征的描述均以"候"来展示，如卷一"风病诸候"中有"中风候""风癔候""风口噤候""风舌强不得语候""风失音不语候"等。由此，我们可以推断"证"与"候"的含义是不相同的，不能笼统地将两者并列组成证候，并将"证"等同于"证候"。

"证"的字面意思，我国首部现代汉语字典《新华字典》中有两种解释：一是用人、物、事实来表明或诊断；二是凭据，帮助断定事理或情况的东西。也就

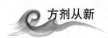
是说,在汉语中"证"字有证据之义。西医学中的循证医学,其英文为 evidence-based medicine,简写为 EBM,即意为"遵循证据的医学",故在港台地区循证医学也被称为证据医学,说明在医学上"证"字也具有证据之义。而临床诊疗的证据又有主观证据、客观证据之分。以中医而言,主观证据,即患者自己说的症状,包括主诉、所有不适感觉;客观证据,则是医者通过望、闻、问、切四诊所搜集的证据。无论是主观证据,还是客观证据,都是中医临床医生诊治疾病的凭证和依据,即"证"是"治"的依据。归纳起来,"证"应当是根据疾病所表现出来的症状和体征(即"候")作出诊断的依据,也就是说"证"是疾病的症状和体征反映出来的证据,包含主观和客观证据两个方面。

3.2 望闻问切四"证",仲景最重视脉"证"

脉诊是最具中医特色的诊断方法之一,是我国古代医家长期医疗实践的经验总结。脉诊源于扁鹊,即《史记·扁鹊仓公列传》所载:"至今天下言脉者,由扁鹊也。"《黄帝内经》中有"察色按脉,先别阴阳""能合脉色,可以万全"之言。《难经·一难》云:"寸口者,五脏六腑之所终始,故法取于寸口也。"张景岳云:"脉者,血气之神,邪正之鉴也。有诸中必形诸外,故血气盛者脉必盛,气血衰者脉必衰。"徐灵胎《洄溪脉学》也提出:"虚实之要,莫逃于脉。"不仅说明了脉诊的意义与重要性,也说明历代医家都十分重视并推崇脉诊。

张仲景云:"脉有三部,尺寸及关。荣卫流行,不失衡铨……审察表里,三焦别分。知邪所舍,消息诊看。料度腑脏,独见若神。为子条记,传与贤人。"其中明确反映了《伤寒杂病论》中"脉证并治""脉证治"的诊疗模式,可知张仲景临证以"脉证"为先,擅以脉辨阴阳表里、虚实寒热是其诊疗的最主要特色。故而脉证是医生排除患者主观论述症状干扰,收集全面、客观信息的主要手段,更是中医临床辨证施治的重要依据,中医临证当学仲景首重脉证。

3.3 小柴胡汤之"但见一证"当为脉证

《伤寒论》第 101 条云:"伤寒中风,有柴胡证,但见一证便是,不必悉具。"历代医家对于小柴胡汤"但见一证便是"多有歧义,有认为是少阳病提纲证之一的,有认为是四大主症之一的,也有认为是或然症之一的,或七大主症之一至数个等。众说纷纭,各有千秋,难成定论。然从众多医家的论述中不难发现,他们均忽视了仲景首重脉证的这一重要诊疗特色,即没有从仲景诊治疾病的模式来推测"一证"当指脉证,即脉弦。若无左关肝胆脉之弦,其他症状就没有任何诊断意义。这也在李东垣著述的《内外伤辨惑论》中有详细的阐发:"古人以脉上辨内外伤于人迎气口,人迎脉大于气口为外伤,气口脉大于人迎为内伤。此辨固是,但其说有所未尽耳……宿食不消,则独右关脉沉而滑。《经》云:脉滑者,有宿食也。以此辨之,岂不明白易见乎。但恐山野间卒无医者,何以诊候,故复说病证以辨之"。

辨脉可定小柴胡汤证病位在肝胆,如《伤寒论》第 265 条云:"伤寒,脉弦细,头痛发热者,属少阳。"由此可见,伤寒少阳证的脉证是弦细,那么作为治疗伤寒少阳证代表方的小柴胡汤,其脉证也应是一致的。又《伤寒论》第 100 条云:"伤寒阳脉涩,阴脉弦,法当腹中急痛,先与小建中汤;不差者,小柴胡汤主之。"《伤寒论》第 231 条云:"阳明中风,脉弦浮大,而短气,腹都满,胁下及心痛,久按之气不通,鼻干不得汗,嗜卧,一身及目悉黄,小便难,有潮热,时时哕,耳前后肿,刺之小差。外不解,病过十日,脉续浮者,与小柴胡汤。"这两条应用小柴胡汤的条文中均可见脉弦,与第 265 条相参,可推知小柴胡汤证其脉当弦,其病位核心属少阳,即肝胆。

以脉弦定病位于肝胆不独仲景有之,历代中医古籍著作中均有论述。例如,《素问·宣明五气》在五脉应象中指出:"肝脉弦。"《素问·玉机真脏论》云:"春脉者,肝也,东方木也,万物之所以始生也,故其气来,软弱轻虚而滑,端直以长,故曰弦,反此者病。"《素问·平人气象论》曰:"平肝脉来,软弱招招,如揭长竿末梢,曰肝平,春以胃气为本;病肝脉来,盈实而滑,如循长竿,曰肝病;死肝脉来,急益劲,如新张弓弦,曰肝死。"从上述《黄帝内经》原文论述可知,无论肝之平脉还是肝之病脉皆为弦脉。清代汪昂《医宗金鉴》曰:"疟脉之病寒热也,三阴三阳皆有之,因其邪伏于半表半里之间,故属少阳,脉自弦也。弦数者多热,弦迟者多寒,谓发作之时,多热为阳盛,多寒为阴盛也。"进一步阐述了脉弦的疟疾病属少阳,病位在肝胆,且临证可根据脉弦数还是弦迟来辨别阴阳属性,以便指导临床遣药用方。

辨脉可定小柴胡汤证病性之虚实,如《伤寒论》第 100 条云:"伤寒阳脉涩,阴脉弦,法当腹中急痛,先与小建中汤;不差者,小柴胡汤主之。"阐述了本为虚寒之体又兼少阳证的患者,其脉浮取则涩,乃平素气血不足、周流不畅之象;沉取则弦,沉者主里,反映阳气不足,而弦者主痛又主少阳。平素脾胃虚弱,气血化生不足,日久脾阳不振、温煦失职,寒自中生,凝滞气血,导致肝气不疏,故患

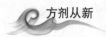

者应当出现腹中拘急挛痛的症状,宜先治里急,予小建中汤温里补虚、缓急止痛,补气血、复里阳、散寒凝、缓筋急。治疗之后仍然脉弦者,考虑邪在少阳,故再予小柴胡汤和解少阳则愈。

《伤寒论》第231条云:"阳明中风,脉弦浮大,而短气,腹都满,胁下及心痛,久按之气不通,鼻干不得汗,嗜卧,一身及目悉黄,小便难,有潮热,时时哕,耳前后肿,刺之小差。外不解,病过十日,脉续浮者,与小柴胡汤。"此条论述了三阳合病治从少阳,刘渡舟先生明确指出此条运用小柴胡汤的指征首先是脉弦病属少阳,其次是结合症状辨析本病属少阳湿热为主,选用小柴胡汤乃因方中柴胡、黄芩与半夏、生姜的配伍不仅能和解少阳,而且能清化湿热。

由以上两条条文可以看出,小柴胡汤所治病证并非虚证,即方中配伍人参并非是为补虚损而设,应是斡旋少阳机转、防邪内传太阴之意,是助柴胡、黄芩等调补正气,斡旋枢机,托邪出表,故此方被誉为"少阳枢机之剂,和解表里之总方"。

由此观之,临证运用小柴胡汤当首辨脉证,其次结合小柴胡汤的一两个主症,即小柴胡汤"但见一证便是"之"一证"当指脉弦这一主证,其次才是脉弦基础上的综合征,据此作为小柴胡汤临床运用的重要依据,方能不悖仲景原旨,灵活运用小柴胡汤。

(陈少丽)

参考文献

柴瑞震,陈业兴,2018."证"与"证候"[J].河南中医,38(8):1150-1151.

陈少丽,文小平,陈德兴,等,2017.试论"药群法"建立方剂方解的可行性[J].上海中医药大学学报,31(4):4-7.

成建军,张怡,赵允南,2020.证、症、征相关医学概念辨析[J].学报编辑论丛(10):311-314.

李灿东,2016.中医诊断学[M].4版.北京:中国中医药出版社:4,108-110.

李志明,2015."辨脉法""平脉法"学术思想浅探[J].贵阳中医学院学报,37(2):6-8.

刘渡舟,2013.伤寒论十四讲[M].北京:人民卫生出版社:52.

罗美,2018.古今名医汇粹[M].伊广谦,张慧芳校注.北京:中医古籍出版社:85.

彭勇,2016.中医辨病辨证治疗学在临床中的运用[J].中国中西医结合杂志,36(7):882-884.

乔德峰,范彦蓉,赵刘乐,等,2016.中医辨体辨病辨证模式联合西医常规治疗抑郁症60例临床观察[J].河北中医,38(4):522-524.

司马迁,2016.史记[M].文天译注.北京:中华书局:115.

孙奎,2020.魏福良采用辨病、辨经、辨证取穴治疗颈椎病经验[J].安徽中医药大学学报,39(5):39-41.

王国斌,2010.论"有柴胡证"与"但见一证便是"[J].中医药导报,16(5):11-13.

王庆国,1991.《辨脉法》《平脉法》作者考辨[J].北京中医学院学报,14(3):12.

王叔和,2018.脉经[M].北京:中国医药科技出版社:7.

王婷,叶小汉,2017.也谈中医辨病思想[J].内蒙古中医药,36(17):119-120.

魏昭晖,王晓丽,万生芳,2019.证及辨证思想的理论探讨[J].中医研究,32(7):4-6.

杨文铭,2012.白塞病的中医辨病辨证治疗研究[D].济南:山东中医药大学:6-7.

杨泽,王梦蕾,陈佳丽,等,2021.《金匮要略》脉症合参辨证方法探微[J].中华中医药杂志,36(11):6803-6805.

佚名,1991."平(píng)"字通假集释[J].盐盐城师范学院学报(人文社会科学版),11(2):120.

喻昌,2006.医门法律[M].史欣德整理.北京:人民卫生出版社.

翟优,赵英强,2020.浅析辨病和辨证在中医中的作用与联系[J].光明中医,35(12):1908-1909.

张湖德,王仰宗,曹启富,2017.中医脉诊秘诀:脉诊一学就通的奥秘[M].2版.北京:中国科学技术出版社,28-29.

张耀夫,赵进喜,蒋里,等,2020.赵进喜辨体质、辨病、辨证"三位一体"诊治甲状腺功能减退症经验[J].中华中医药杂志,35(4):1875-1877.

张业,王阶,陈恒文,2016.基于辨病、辨证、辨症的现代临床方药应用探讨[J].中医杂志,57(9):724-726.

张有芬,1977.也谈"辨证"与"辨病"[J].新中医(5):44-45.

赵芸,张义明,2020."有柴胡证,但见一证便是"浅析[J].中医临床研究,12(4):55-56.

中国社会科学院语言研究所,2020.新华字典[M].12版.北京:商务印书馆:631.

周慎斋,徐灵胎,管玉衡,2015.周慎斋·徐灵胎·管玉衡脉书合编[M].张斌仁等校注.北京:人民军医出版社:87.

朱水娣,2017.中医脉诊的临证思考[J].中国中医药现代远程教育,15(14):62-63.

第四节　煮散与茶饮——中药的药物经济学

煮散是在《伤寒杂病论》中经常使用,后经孙思邈正式命名的一种剂型,即将原药材制成粗粉,按处方称取,临用以水煎煮,去滓服用,其煎服法似传统汤剂,而传统茶饮是指仅用一二味中草药以沸水冲泡数分钟,代茶徐徐饮之。煮散因便于贮存携带、给药剂量小、疗效突出等诸多优点曾在历史上盛极一时,

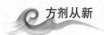

终又因质量难以控制等逐渐退出主流剂型。近年来,人们对于医疗保健的需求不断增长,国家在不断扶持中医药发展的同时,医保和中药资源保护的负担也在不断加重。煮散虽在质量控制、贮存运输等方面有一定的问题,但其用量少、疗效好、方便使用等优点却不容忽视。结合目前全国中药产量和需求量难以匹配的现状,以及患者对传统汤剂接受度较低的现实,笔者提出在现有饮片基础上,将饮片进一步"碎化",同时将"煮散"的煎煮法和"茶饮"的服用法相结合,以"代茶饮"替代"煮散",在确保疗效的基础上,发挥其简便廉验的优势,对于减少胃肠道刺激、提高患者用药依从度、降低医疗费用及保护资源与环境都具有重要的意义。

《圣济经》云:"流变在乎病,主治在乎物,制用在乎人,三者并明,则可以语汤醴散剂,疾徐缓急之用。"根据疾病轻重缓急及药材性质,古代医药学家发明了汤剂、醴剂、散剂等多种剂型,汤剂则是其中的主要剂型,即用药物煎汤,去滓取药汁而成。汤剂具有吸收快、作用强的优点,又可根据临床具体病症灵活处方,故临床上应用最广。远在仲景时期,被誉为方书之祖的《伤寒杂病论》中不仅有现代意义上的汤剂,还有煮散和研丸煮等类似汤剂的煎煮剂型。但在宋金元以后由于种种原因导致煮散逐渐退出了主流剂型行列,迨至今日已然多被其他各种剂型取而代之。相较于颗粒剂等现代剂型,煮散最大限度地保留了中药饮片药效成分共同煎煮可能产生的相互作用而保证了疗效,又比传统汤剂用量小而更符合药物经济学。因此,纵观煮散之兴衰,研讨"代茶饮"替代煮散之可能,这既是中医药问题,也是经济学问题;既是方剂学问题,也是药剂学和调剂学问题。

1. 煮散的起源兴衰与利弊权衡

1.1 煮散的起源

《伤寒杂病论》是理法方药集大成之作,开辨证论治之先河。在学习仲景先师对疾病的精准辨证时,书中有关方剂煎服方法的内容同样值得重视,每首方剂的不同煎服方法都蕴含着特殊意义,不同汤剂的煎煮要求皆不相同。例如,泻心汤类方"去滓,再煎"使药性合和,麻黄、葛根"先煎,去上沫"以去浊气,炙甘草汤水酒各半煎以温通心阳等。同类方剂也可通过调整煎煮方法取不同药效,如麻黄汤类方,需较强的发汗之力时可将麻黄"先煮减二升",需减弱麻黄发汗之力时可"先煮一两沸",方中麻黄主要作用若不取发汗可与他药同煎等。不同方剂的服用方法也大不相同:如桂枝汤借热粥以助发汗之力,"食远服""顿服""分温再服""日三服",更有黄连汤"昼三夜二"的服用方法,与现代仅重视先煎后下而不考虑药物其他特性和病症需要的中药煎服方法相比,古人对于中药煎服方法的慎重,更有利于方剂发挥事半功倍的疗效。

除传统汤方外,《伤寒论》中还记载了一类特殊的方剂类型——煮散,虽然仅有半夏散及汤、四逆散加薤白两方采用"煮散,不去滓服",但为后世煮散的盛行奠定了基础。所谓煮散是指将药材粗颗粒与水共煮去滓取汁而制成的液体药剂,属于汤剂的范畴。由于便于携带和服用,唐末至五代十国的战乱促进了人们对煮散的使用,如孙思邈在《备急千金要方》中首次以"煮散"直接命名的方剂就有 13 首。

1.2　煮散的兴盛

煮散兴起于唐末,盛行于宋金元时期。庞安时在《伤寒总病论》中记载了煮散兴起的原因:"唐自安史之乱,藩镇跋扈,至于五代,天下兵戈,道路艰难,四方草石,鲜有交通,故医家省约,以汤为煮散。"由此可见,唐末至五代十国的战乱,造成了药材的极度短缺,不少医家开始推崇使用煮散,一方面能较大程度减少药材的用量,另一方面煮散方便携带,便于行军驻营使用。

北宋立朝后与民休息,人口数量不断增长,经济发展也达到鼎盛水平;同时,国家重视百姓的卫生保健,实行仁政,免费提供医药等措施使得药材需求量大增,加之北宋庞大的军队系统,也使得全国出产药材难以满足如此大的需求,因此,量小而效同的煮散得到了大力推广,并以《太平惠民和剂局方》等御制方书的形式得以保障施行。煮散的应用在宋金元时期达到顶峰,形成了"以散代汤""汤散不分"的风气,沈括在《梦溪笔谈》中提到:"古方用汤最多,用丸者散者殊少,近世用汤者殊少,应汤皆用煮散。"说明煮散曾在宋金元时期得到空前的应用。煮散盛行的最根本原因是能显著减少药材的用量,宋代常用煮散所用药材的剂量与仲景时期比都有显著降低,这无疑是官方推行煮散的重要原因之一,且现代研究表明,将药材锉成粗颗粒,确有利于药材有效成分的煎出,煮散与传统汤剂饮片相比,能降低 1/2 以上的用药量,为煮散减少药量

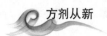

提供了理论依据。此外,将药材制成散剂,使得成药的售卖、运输、储存和携带都十分方便,且宋代以官方药局形式售卖"成药",也有药材质量的信誉保证。

1.3 煮散的衰落

金元以后,煮散又逐渐退出了历史舞台。究其原因,不少医家认为,煮散只适合疾病病势较轻者,不适合病势较重者。庞安时在《伤寒总病论》中说:"有不可作煮散者,是病势大,宜依古方行之。"《类证活人书》也有"寻常疾势轻者,只抄粗末五钱匕……未知再作,病势重者,当依古剂法"的记载,由此可见,宋代煮散虽然盛行,但在重病的治疗中仍需选择传统汤剂。明清时期,国家一统,天下安定,经济较为发达,药材供大于求,加之煮散原药材难以辨认而容易掺假、煎煮时也易于糊化等问题,在医家求效、病家求速、药商更需要展现自己药材质地的大环境下,饮片加工及汤剂煎煮又重新回到主流地位。

1.4 煮散的重提与现代研究

新中国成立后,蒲辅周、岳美中等一众国医大师也曾主张恢复煮散,蒲辅周老先生认为煮散乃"轻舟速行",具有药量小、煎煮快、起效快的优点,据《蒲辅周医案》记载,蒲辅周常在治疗急、慢性疑难症时嘱咐患者将药物"碾为粗末,纱布包煎",即让患者将饮片碾为粗颗粒,煮散服用,往往取得了良好的治疗效果;岳美中老先生也常运用煮散治疗慢性病,并把这种慢性病用小剂量的方法,称作"慢病轻治"。对煮散的药效及剂量的初步研究也发现煮散的确能在减少药物用量的基础上达到与汤剂相似的疗效,甚至优于汤剂的疗效。因此,以仝小林院士为代表的一批科学家提出了"恢复煮散,节约药材""开发散剂,振兴中药"的口号。

煮散具有用量小、疗效好等诸多优点,但在大量应用的过程中也逐渐暴露了许多弊端:第一是原药材质量不可控,俗话说,"丸散膏丹,神仙难辨",煮散特殊的制剂形式给不法分子以可乘之机,官方药局难以对市场进行有效监控,使得药材质量参差不齐;第二是部分药材不适宜打粉,如天麻、熟地黄等含水量较高、质地黏腻的中药材难以制成粉末,也在一定程度上限制了煮散方药使用的范围;第三是贮存流通过程中易变质,中药材制成粉末后,吸湿性大大增加,在古代没有真空、冷藏等条件的情况下,散剂在潮湿的江南地区及梅雨天气中容易结块、变质,很难长期保存,若因保存不当而使用变质的煮散,不仅不利于疾病的康复,反而会产生其他风险;第四是煮散的煎煮中的沉底糊化问题,散剂在煎煮过程中药材的细小颗粒十分容易沉底糊化,反而不利于有效成分的煎出。以上原因可能是金元以后逐渐又恢复使用传统汤方的原因,但传统汤方也有剂量过大而浪费药材、煎煮过程复杂、增加患者经济负担、口味差等不足之处,煮散的回归或者代之以"代茶饮"当是必然的选择。

2. 中药"代茶饮"与药物经济学

煮散是在《伤寒杂病论》中经常使用,后经孙思邈正式命名的一种剂型,即将原药材制成粗粉,按处方称取,临用以水煎煮,去滓服用,保存了一般散剂的简便和速效的特点,但服用法同汤剂,一般煎后一次性服下,下顿再煎;而传统代茶饮是指选用一两味中草药以沸水冲泡数分钟后,代茶徐徐饮之。

本文所述"代茶饮",即"煮散"的煎煮方法与传统"代茶饮"服用方法的结合,以粗颗粒加大量水煎煮,因提高了提取效率而可以减少药物用量,以大量水煎煮,汤液清稀可改善口感,少量频服代茶饮用可减轻对胃部的刺激,提高慢性病患者服药的依从性(表8.1)。

表8.1 煮散、传统代茶饮与新式代茶饮的比较

剂 型	原料药	煎煮法	服 用 法	优 缺 点
煮散	药材粗粉	水煎	一次性服下	方便煎服 粗粉易结块
传统代茶饮	饮片/粗粉	沸水冲泡	代茶徐徐饮之	方便煎服 仅能择一两味中药
新式代茶饮	药材粗颗粒	水煎	代茶徐徐饮之	结合煮散与传统代茶饮的优点,方便煎服,药物种类不受限,代茶饮用口味好、依从性高

近年来,人们对于医疗保健的需求不断增长,国家在不断扶持中医药发展的同时,医保和中药资源保护的负担也在不断加重。煮散虽在质量控制、贮存运输等方面有一定的问题,但其用量少、疗效好、方便使用等优点却不容忽视。目前,全国中药饮片的生产由各地饮片厂按照《中华人民共和国药典》与各省

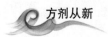

市炮制规范严格生产,国家通过飞行检查对中药饮片质量进行有效监控,因此质量已经大有保障。若能通过科学手段对煮散的粒径大小、煎出效率等进行评估,建立统一的监管标准,再对剂型进行一定的改进,如以中药粗颗粒"煎汤代茶饮"避免煮散粉末煎煮易糊化的问题,即以少于常用剂量的中药饮片碾成粗颗粒后加大量水煎煮,得到清稀的中药汤剂代茶饮用。在减少药材用量而又保证疗效的同时,改善了传统汤剂口味较差的缺点,将汤剂与煮散的优点结合起来,不失为一种可行之法。与传统煮散和汤剂相比,"代茶饮"的优势如下。

2.1 节约药材资源

从用药剂量看,宋代方剂的用药剂量明显低于其他时期,蔡光先等通过比较 28 味常用中药在《太平惠民和剂局方》《太平圣惠方》《证治准绳》《景岳全书》等重要医籍中的 400 余个汤剂和散剂处方的用量,发现这些药物在散剂中用量明显减少,约为汤剂用量的 1/5~1/3。王建农等通过比较五苓散、逍遥散和玉屏风散汤剂和散剂的药效发现,五苓散剂量仅为汤剂的 28% 就能取得优于汤剂的利水消肿作用;逍遥散用量为汤剂的 9% 时,对肝郁脾虚患者临床症状的改善优于汤剂;玉屏风散剂量仅为汤剂的 8% 时,达到了和汤剂相同的治疗效果。由此可见,煮散并没有因为剂量的减少而影响疗效,正如近代学者章太炎先生评价散剂:"故量虽轻,而效几相若,此其用之巧也。"煮散取炮制后的饮片碾成粗颗粒,虽不似煮散的粉末细小,但相较于汤剂也增大了饮片与水的接触面积,有利于有效成分的煎出,从而减少饮片的使用量。且就目前的处方看,大处方(药味)、超剂量的用药(药量)和不合理的搭配(配伍)是造成临床疗效下降的主要原因,而非单纯中药品质的下降。若能以中药"代茶饮"代替汤剂煎煮,将大大节约中药资源,同时节约国家医保费用。

2.2 保证临床疗效

仲景有言:"粗药煎之,使药水清,饮于腹中,易升易散。"表明将药材加工成一定的粗颗粒(即仲景书中提到的"㕮咀"),汤液才能澄清,有利于在体内发挥药效,中药"代茶饮"正是将饮片再加工,使其组织破碎而仍能保留饮片本身的辨识特点,一方面保证了药材质量的可控,一方面通过减少用量使煎液更加清澈,利于吸收和药效发挥。大量实验研究表明,煮散以较小的剂量取得了和汤方同样的疗效,且部分宜散的方剂具有同方汤剂不可替代的临床疗效。孙彩霞等通过比较五苓散方的汤剂和煮散对水湿内停水肿患者的疗效发现,虽然汤剂用量为散剂的 3.5 倍,但煮散的疗效仍优于汤剂;杨正腾等对麻黄汤方汤剂和煮散的药理学研究表明,麻黄汤煮散疗效明显优于汤剂,止咳效果更显著;彭智平等比较了干姜黄芩黄连人参汤不同浓度汤剂和煮散的药效,结果发现煮散的降血糖作用显著优于汤剂。综合分析有关煮散与汤剂量效关系比较的研究,发现同方煮散的效果普遍优于汤剂,且能降低药材用量。以中药饮片碾碎煎汤代茶饮,可以达到和煮散类似的效果,在减少给药剂量的同时又保证了疗效。

2.3 促进煎煮过程中有效成分的析出和简化煎煮难度

现代生活节奏加快,大部分患者选择代煎中药以方便服用,但临床"大处方"是常见现象,而饮片厂的代煎罐体积固定、加水量固定,这就导致大体积的处方在煎煮过程中甚至不能完全浸没于水中,其煎出效率不言而喻。部分选择自己煎药的患者,也会在煎煮过程中面临先煎、后下、部分种仁药材需要捣碎煎煮等诸多情况,煎药过程烦琐,不利于患者坚持服药。若能以中药粗颗粒代替中药饮片,则能大大减少处方用量,饮片厂代煎时也更容易把握加水量,不会产生药材不能浸没于水中的现象;对于自行煎药的患者,粗颗粒在煎煮过程中可以随水液上下翻滚,不似粉末易沉底糊化,而天麻、熟地黄这类不易制成粗颗粒的药材,以及需要先煎后下的部分药材,可以将其制成单味颗粒剂,在煎煮过程中兑入,为患者煎药省去了不少麻烦。

2.4 增强患者依从性

自古以来,中药汤剂的口感问题都是影响患者服药依从性的一大难题,且部分较为敏感的患者服用中药汤剂会感到胃脘不适,除了方剂配伍不甚合理的原因外,更重要的原因是处方剂量太大,脾胃虚弱的患者不能耐受。相较于汤剂,煮散因用药剂量的降低自然在口感上具有优势,而代茶饮一方面可以通过降低药量而改善口感,同时,也因药液体积的增加和以药代茶的服用方式,将汤剂的服用方式从日服二次改为一日内少量频服,使得脾胃不需一次性受纳太多药液,从而减少服药带来的不适感。对于慢性疾病需要长期服药的患者,并不需要将血药浓度始终维持在很高的浓度而"一剂起沉疴",将血药浓度

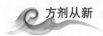

维持在一定水平即可较好的控制病情改善症状。故《新校备急千金要方例》云："昔人长将药者,多作煮散法,盖取其积日之功。"中药代茶饮在降低药物剂量且保证药效的同时,改善服用口感,能极大地提高临床顺应性。由于携带方便,可以旅途冲泡,非常适合经常出差或旅行的患者。

2.5 利于处方调剂

中药调剂是指根据医师处方将饮片或制剂调配成方剂以供应用的过程。传统的中药房以编排"斗谱"的形式最大限度地收纳药材且方便调剂人员调配处方,但若要满足医师常规的处方配伍需求,一家药房中药材种类为500~800种,对药房的占地面积及存货的仓储养护都有较高的要求。近年来兴起的颗粒剂及颗粒剂自动配方流水线值得我们参考学习,若将中药材制成具有流动性的粗颗粒,并加装重量传感器,可实现自动称重、自动配方。一方面,不仅减少了人为称重的误差,也可以将无人配方室的温湿度控制在最佳条件,减少污染和变质的可能,延长药物的保质期;另一方面,目前小包装饮片多为固定重量,临床医生在处方过程中不得不向固定剂量靠拢。例如,在幼儿患者的处方中本应减小药物用量,但小包装饮片的最小剂量仍高于医师需要的剂量,医师也只能以小包装的最小剂量为准进行处方,对医师的处方和配伍也有很大的影响。若以中药材粗颗粒进行配方,则不再受小包装饮片的重量限制,医生可以按需配方。

2.6 减少环境污染

近年来,为了便于调剂人员的处方调配,饮片厂大多将中药饮片包装成固定重量的小包装饮片。这虽然在调剂过程中有一定的便利,但却产生了大量的塑料包装,十分不利于环境保护;且小包装饮片按品种分类包装,患者需自行将各个饮片按照医师处方配成方剂再进行煎煮,实际上把调剂的工作转嫁在患者身上,而患者本身不具备相关专业知识,容易在配方过程中产生错误。且拆包后产生的塑料垃圾体积庞大,为垃圾回收工作增添麻烦,若不妥善处理,十分容易四处飘散而污染环境。若以中药材粗颗粒进行配方,则可以实现传统的"一帖药"包装,不仅节约调剂人员的劳动,也减轻了患者的负担,同时最大限度地减少了包装垃圾,有利于环境保护。

2.7 符合药物经济学理念

近年来,我国人均医疗费用涨幅较快。据测算,我国的医疗费用总支出年递增率为 30% 左右,大大超出了国内生产总值 10% 左右的增长速度。随着我国人口老龄化日趋加重,医保基金已经不堪重负。据调查,我国医保基金自2011 年起就出现了收益增幅低于支出增幅的情况,这不仅受我国人口老龄化现象的影响,更与医疗体系内的不合理用药甚至"以药养医"的现象息息相关。多年来,国家大力支持振兴中医药,促进中医药在优势病种的诊疗中发挥作用,但目前中医医生开方推崇"大剂量""多药味"的"大处方"现象也屡见不鲜,不仅浪费药材资源,且加重了患者和国家的负担。因此,若能选择合适的医院进行试点,在前期验证量效关系的基础上,采用随机对照试验(randomised controlled trial, RCT)对煮散和常用汤方进行疗效评价与药物经济学评价,对合理用药和科学分配有限医疗资源是大有裨益的。这一方面极大地减轻了医保负担,另一方面也保证患者在承担最小经济负担的同时得到最佳治疗效果,符合药物经济学理念。

3. 小结

煮散因其用药量少、便于携带等多种优点曾盛极一时,又因滥用和质量难以控制等逐渐退出主流剂型。传统汤方虽是数千年来的主流剂型,却也因煎煮过程费时费力、气味难闻、口感欠佳、不便于携带和服用等诸多原因不被当代年轻人接受。而中药"代茶饮"是将饮片制成粗颗粒后煎煮代茶饮用,兼具汤剂和煮散的特点,既保留了传统汤方混合煎煮过程以保证药效,又能减少药材用量,改善汤剂口感,减少副作用,增加患者依从性,适合在快节奏的现代社会推广。

当然,这种"代茶饮"的方式仍需要通过实验研究来支持其安全性、有效性、可行性。"代茶饮"与传统汤方的剂量替代关系、饮片粉碎粒度与有效成分煎出率的换算等,均需展开进一步研究。近年来,超微粉碎技术等新兴技术不断被应用于中药饮片的加工中,但需要注意的是,中药饮片的粉碎并不是越细越好,微小颗粒的表面积会增大,使其处于不稳定状态而容易因强烈的相互作用产生团聚现象,反而降低其溶出效果,粉末在液体中的溶出与吸附平衡也会影响其溶出效果,且需要考虑煎煮过程是否会糊化等问题。因此,不应当过度粉碎药材,应当进行具体的研究保证中药粗颗粒煎汤代茶饮的安全性、有效性、可行性,并以此发展为成熟的自动配方流水线,减轻人力负担。若能实现中药粗颗粒代茶饮的中药煎服新剂型,必将在保证疗效的基础上,最大限度实现药物经济学目标,为我国中药材资源的可持续发展做出应有的贡献!

(李春晖　董志颖)

参考文献

蔡光先,黄江波,王宇红,等,2011.中药超微饮片的研制及应用[J].中南药学,9(1):63-67.

陈少芳,陈少东,梁惠卿,2018.应用散剂破解中药"良药苦口"的思考[J].中国中西医结合杂志,38(5):618-620.

方静,傅延龄,2013.汉代、唐代、宋代煮散剂比较[J].中医学报,28(4):523-525.

傅延龄,2016.评2000年临床方药用量[J].中国科学(生命科学),46(8):1047-1050.

耿桂萍,吴晔,于大海,2008.药物经济学研究的现状及在我国药品监管中的作用[J].中国药物警戒,5(6):360-364.

金汝真,余仁欢,高辉,等,2012.五苓散与五苓汤治疗肾病综合征水湿内停证的临床对照研究[J].中医杂志,53(7):572-573,577.

俱蓉,李响,朱向东,等,2020.中药煮散的历史沿革、制备工艺及药效学研究进展[J].中国药房,31(23):2924-2927.

蓝青强,庞军,2000.对传统中药汤剂改革的思考[J].广西中医药,23(4):3-4.

李波,2019.中药煮散的临床应用价值探讨[J].当代医药论丛,17(9):195-196.

李俊,方鹏骞,陈王涛,等,2017.经济发展水平、人口老龄化程度和医疗费用上涨对我国医保基金支出的影响分析[J].中国卫生经济,36(1):27-29.

路立峰,闫方杰,胡高升,2021.中药煮散应用优势、质量控制、质量评价的研究进展[J].中成药,43(7):1830-1833.

庞安时,2007.伤寒总病论[M].王鹏,王振国整理.北京:人民卫生出版社:112.

彭智平,张琳琳,刘起华,等,2015.干姜黄芩黄连人参汤饮片与煮散干预2型糖尿病SD大鼠的药效学初步分析[J].浙江中西医结合杂志,25(12):1100-1102.

沈括,2017.梦溪笔谈[M].张富祥译注.北京:中华书局.

孙彩霞,杜肖,曹晓强,等,2019.五苓散同方汤剂缺失成分对大鼠肾脏AQPs的影响[J].现代中药研究与实践,33(3):20-23.

仝小林,张家成,穆兰澄,等,2012.恢复煮散节省药材[J].中国新药杂志,21(5):470-474.

王建农,张广德,余仁欢,等,2010.从同方汤散临床疗效差异思考传统中药剂型的深刻内涵[J].中国实验方剂学杂志,16(4):185-187.

吴谦等,2006.医宗金鉴[M].郑金生整理.北京:人民卫生出版社:358.

徐大椿,2015.伤寒论类方[M].李具双,赵东丽校注.北京:中国中医药出版社:34.

徐海波,1999.中药煮散源流考[J].河北中医药学报,14(4):11-13.

杨正腾,王力宁,张明,等,2017.麻黄汤其饮片汤剂与煮散剂止咳和抗炎药效比较研究[J].中医药导报,23(4):50-52.

尤怡,1992.伤寒来苏集[M].北京:中国中医药出版社:27.

原静崴,2014.《伤寒杂病论》方药煎服方法的研究[D].昆明:云南中医学院.

章丽农,夏容,1999.开发散剂,振兴中药[C]//中华中医药学会.中国中医药学会建会20周年学术年会专辑(下).北京:中国中医药学会建会20周年学术年会:1482.

章太炎,2009.章太炎先生论伤寒[M].伍悦,林霖辑校.北京:学苑出版社:133.

章霞,2017.宋以前煮散运用规律研究[D].兰州:甘肃中医药大学:17-26.

赵佶,1990.圣济经[M].吴禔注,刘淑清点校.北京:人民卫生出版社:181.

朱肱,2012.伤寒类证活人书[M].刘从明,魏民,于峥校注.北京:中医古籍出版社:57.

邹本良,张广德,顾士萍,等,2015.逍遥散汤剂和散剂治疗肝郁脾虚证临床疗效观察[J].中医杂志,56(3):216-218.

Zhao X Y, Du F L, Zhu Q J, et al., 2010. Effect of superfine pulverization on properties of astragalus membranaceus powder[J]. Powder Technol, 203(3):620-625.

下篇　医理篇

第九章

思 维 模 式

第一节　三进制与中医思维模式

中国古典哲学对宇宙万物的认知模式经历了"一""二""三"的发展阶段，即"道生一，一生二，二生三，三生万物"三个阶段，我们把这种古典哲学认知宇宙万物的"三元"模式称为三进制。"一"为本为原，阐释宇宙万物之"原"为气一元或精气一元；"二"分阴阳，即以二进制（二元论）阐释万物的两种不同属性；"三"生万物（多元论）阐释宇宙万物的多样性。多样性其实是宇宙万物最本质的属性，故"三"是多样性的原点，宇宙万物因多样性而丰富多彩。借用三进制的表达方式，我们把宇宙万物的多样性表达为(-1,0,+1)，即以"一"(0)言宇宙万物一元性或同一性，"二"(-1,+1)言宇宙万物二元性或两种不同属性，"三"(-1,0,+1)则言宇宙万物的多样性。中医学理论思想体系根植于中国古典哲学的深厚土壤，也同样经历了"一""二""三"认知模式的发展历程，并以三进制为最终认知模式贯穿于中医学理论体系的始终，以此阐释人体解剖、生理、病理、药理和疾病的预防治疗等各个方面。因此，三进制是中国古典哲学有别于西方哲学的根本特点，也是中医学独特理论体系的主要哲学思辨模式，是打开中医之门的钥匙。甚至，我们可以大胆预测，三进制也是打开未来科学之门的钥匙。

进制是计数的一种表示方法，其实也是一种数理逻辑思维的模式。二进制是最小的进制，即用0、1两个数字来表示一个数，逢2进1；三进制即用0、1、-1三个数字来表示一个数，逢3进1。将进制的表达方式借用到中国古典

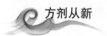
哲学认知宇宙万物的模式,即以"一"(0)言宇宙万物一元性或同一性,"二"(-1、+1)言宇宙万物二元性或两种相反的属性,"三"(-1、0、+1)言宇宙万物三元性或多样性。"二"进制到"三"进制转变有别于西方哲学的"混沌"一元论与非黑即白的二元论辩证思维思想,是中国古典哲学体系中最具特色的思维方式,即认为"三"才是宇宙万物的常态。中医学思想体系根植于中国古典哲学思想的深厚土壤,因此,三进制的思维模式也贯穿于中医学理论体系的始终。

1. 中国古典哲学的数理逻辑,经历了"一""二""三"的演变过程

1.1 万物起源于"一",即一元论,万物归一,一生万物

"一"指的是"无",即混沌状态(0),《道德经》第一章云:"无,名天地之始;有,名万物之母。"《道德经》第四十章又云:"天下万物生于有,有生于无。"可见宇宙万物是"无"中生有。《道德经》第二十五章又载:"有物混成,先天地生,寂兮寥兮,独立而不改,周行而不殆,可以为天下母,吾不知其名,字之曰道,强为之名曰大。"老子所言之"道"即气一元论,认为混沌之气是构成天地万物的本源,一而有万物,即一生万物。

《列子·天瑞》言:"有太易,有太初,有太始,有太素。太易者,未见气也;太初者,气之始也;太始者,形之始也;太素者,质之始也。气形质具而未相离,故曰浑沦。浑沦者,言万物相浑沦而未相离也。视之不见,听之不闻,循之不得,故曰易也。易无形埒,易变而为一,一变而为七,七变而为九。九变者,穷也,乃复变而为一。"此处明确提出了由一生万物,万物又归一的观点。

继气一元论之后,有学者又提出"精气"学说,即构成万物的本源为精气。精气虽以"无形"和"有形"两种形态存在于自然界中,但其本质仍是同一物质。例如,《鹖冠子·泰录》言:"精微者,天地之始也。"《管子·内业》云:"精也者,气之精者也。"故而精气学说的本质仍为气一元论,言万物生于气,气为世间万物之本源,即天地之间的万物,皆是由气所化生的。

巧合的是,古希腊哲学家也认为构成世界的本质是一种从混沌中产生的东西,如恩格斯在《自然辩证法》中指出:"在希腊哲学家看来,世界在本质上

是某种从混沌中产生出来的东西,是某种发展起来的东西,是某种逐渐生成的东西。"现代科学的"大爆炸宇宙论"也将宇宙的起源追溯到一个奇点。也就是说,无论是中国古典哲学思想的气一元论或精气学说,还是西方哲学思想抑或是现代科学都将宇宙万物的起源追溯到"一"的状态,万物归一,一生万物的零和状态。

1.2　从一到二,有而别之,是为阴阳,此为二进制(二元论)

《周易·系辞上》云:"是故易有太极,是生两仪,两仪生四象,四象生八卦,八卦定吉凶,吉凶生大业。"《有物混成赋》云:"原夫未辨两仪,中含四象。"从上述论著中可以看出古人多认为太极是宇宙未分化之前的原始统一体,即前述所讲的混沌之气。混沌之气经过不断运动变化一分为二,化生出"阴""阳"之"天地二仪",二仪再分阴阳,化生太阴、少阴、太阳、少阳四象,即春、夏、秋、冬四季,东、南、西、北四方,金、木、水、火四行;四象又分阴阳,化生天、地、水、火、风、雷、山、泽,即乾、坤、兑、艮、震、巽、离、坎八卦……可见从一到二,有而别之,是为阴阳。一分为二之阴阳具有对立属性,如《淮南子·天文训》云:"气有涯垠,清阳者薄靡而为天,重浊者凝滞而为地。"且由于阴阳有无限可分性,可依此厘定宇宙万物,故《周易·系辞上》云:"一阴一阳谓之道。继之者善也,成之者性也。仁者见之谓之仁,知者见之谓之知。百姓日用而不知,故君子之道鲜矣。"阴阳之"道"就是二元论,借用二进制的表达方式则为(-1,+1),即其是依照二进制生发的。中国古典哲学进一步认识到阴阳之间既对立制约又互根互化的属性,并以此来描述自然界各种事物发生、发展、变化的客观规律。

二进制(二元论)与西方哲学中辩证法思想非常吻合,如亚里士多德《形而上学》中说:"有一个东西,万物由它构成,万物最初从它产生,最后又复归于它,它作为实体,永远同一,仅在自己的规定中变化,这就是万物的元素。因此他们认为,没有一个物能生成或能消灭,因为同一自然界永远保存着。"毕达哥拉学派认为:"万物的本原是一。从一产生二,二是从属于一的不定的质料,一则是原因。从完满的一与不定的二中产生出各种数目……"可见古希腊的哲学家们对万物本原的认识即是本源为一、一分为二、合二而一的二元论。这种思想不仅是能量转化与守恒定律的萌芽,而且是西方哲学辩证唯物主义思想中对立统一和质量互变规律在自然界的具体体现。

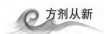

中医经典理论著作《黄帝内经》中将"四象"内应于脏腑,从阴阳的属性描述脏腑的功能,为藏象理论的形成奠定了基础。朝鲜李济马在《黄帝内经》阴阳理论的基础上,根据体质特征分成太阳人、少阴人、少阳人、太阴人四象人;并构建了独特的四象医学的辨象施治理论体系,然究其实质则是二进制在中医体质学说的应用而已。

1.3 二而三之,物始多之,此为三进制(三元论),"三"是宇宙万物多样性的起点

《道德经》第四十二章云:"道生一,一生二,二生三,三生万物。万物负阴而抱阳,冲气以为和。"老子所言之"道"是气一元论,即混沌之气通过运动、分化成阴阳二气,阴阳二气在运动过程中达到和谐状态时就会交感而生万物。较之阴阳二元论化生万物的理论,老子的理论强调阴阳氤氲和谐的第三种状态,即"冲气以为和"才是万物化生的必要关键条件,也就是说万物化生是依照三进制而发生的。简而言之,道生于一(0),化为二(-1,+1),阴阳和合而为三(-1,0,+1),此乃宇宙之常态。

严遵在《老子指归》中云:"一以虚,故能生二。二物并兴……二以无,故能生三。三物俱生,浑浑茫茫,视之不见其形,听之不闻其声,搏之不得其绪,望之不睹其门。不可揆度,不可测量,冥冥窅窅,潢洋堂堂。一清一浊,与和俱行,天人所始,未有形朕圻堮,根系于一,受命于神者,谓之三。三以无,故能生万物。"严遵将"三"视为始天地、宗阴阳、承运万物的本体,且详细描述了其具体演绎的生发过程,论述了"三"的存在样态是清上、浊下、和在中央;不仅充实了老子"道生一,一生二,二生三,三生万物"的命题,而且明确了"三"对万物的根本、普遍意义。

《管子·内业》记载:"凡人之生也,天出其精,地出其形,合此以为人。和乃生,不和不生。"这句话着重强调了"和"是"生"的前提条件,也就是说"和"是二进制(二元论)转变为三进制(三元论)的必要条件,只有"和"才能二而三之。《列子·天瑞》记载:"清轻者上为天,浊重者下为地,冲和气者为人;故天地含精,万物化生。"则更加明确地提出了清为天,浊为地,禀天地交感之后的冲和之气才能化生出人及万物,也就是说只有出现了阴阳合和的第三种状态,宇宙之中的物种才开始多样化。

西汉晚期学者扬雄撰写的《太玄经》是中国古代较早的一部运用"三"进

制计数方法的著作,学者研究发现其实际是按"九九"乘规来推演卦象,即其数理方法则是三进制。扬雄是仿《周易》而作《太玄经》,但其从《周易》之二进制另辟《太玄经》之三进制,以三进制的生发模式建立起严整纵深的玄首体系,贯天地人的恢宏内容,萌长盛消的变化安排。说明了数"三"才是万物多样性的初始之数,三进制才是多进制的开端,并由此衍化出宇宙万物的多样性。观西方哲学的辩证法思想可知中国古典哲学的三进制思想是中国哲学有别于西方哲学的本质特征之一。

2. 三进制是中医理论体系的独特思维方式

中医学是一门具有独特理论体系,是研究人体生理病理、疾病诊断与防治,以及摄生康复的中国传统医学体系。中医学思想根植于中国古典哲学思想的深厚土壤,是在借用中国古典哲学的精气学说、阴阳学说、五行学说等理论框架的基础上发展起来的独特医学体系。以进制观之,中医学的理论体系中蕴含着多种进制思想,如阴阳学说体现的是二进制;三因学说之内因、外因、不内外因,疾病病位之表、里、半表半里,三焦辨证之上焦、中焦、下焦等体现的是三进制;卫气营血辨证体系体现的是四进制;五行学说体现的是五进制;六经辨证、六气及六腑所体现的是六进制;七情体现的是七进制及十二经脉体系体现的是十二进制等,名目虽多,但总以三进制为基础展开,并以此认识人体的解剖、生理、病理、药理,以及疾病的诊断、治疗和预防等。

2.1　三进制思维模式阐释生命的发生

精、气、神学说是构成中医学基础理论的基石之一,精、气、神是构成人体的精微物质,是人体生理功能的物质基础。《素问·宝命全形论》曰:"夫人生于地,悬命于天,天地合气,命之曰人。"明确指出,只有天气与地气相互交感$(-1, +1)$,"和合"才能化生成人$(-1, 0, +1)$。故人之形,始于气,成于"三"。《灵枢·本神》记载:"人始生,先成精。生之来谓之精,两精相搏谓之神。"言明人是禀受父母之精而生$(-1, +1)$,即父母双方阴阳之精气$(-1, +1)$交合才能形成人之神$(-1, 0, +1)$。故人之生,始于精,亦成于"三"。一言以蔽之,人之生,始于精气,成于"三",即精气虽是构成人体形、神的物质基础,但只有当天地之气氤氲、父母阴阳之气合和、交感方能化生成人。

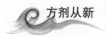

2.2 三进制思维模式阐释人体的解剖生理

中医学认为人体是由脏腑、经络等构成的有机整体,各脏腑组织协调合作,共同完成人体的各种生理活动。例如,《黄帝内经》结合五行学说解释人体五脏,即肝(木)、心(火)、脾(土)、肺(金)、肾(水),这其实也是三进制的思维模式,以脾(土)为中心(0),则肝心(木火)为阳(+1),肺肾(金水)为阴(-1),这种看似五行实则三行的脏系统,形象地将脾胃为后天之本、气血生化之源的生理作用凸显出来,明确了"调中"思想的重要性。

又如《素问·天元纪大论》曰:"阴阳之气各有多少,故曰三阴三阳也。"《素问·至真要大论》曰:"帝曰:愿闻阴阳之三也,何谓? 岐伯曰:气有多少,异用也。"三阴三阳在天化为寒暑燥湿风火六气,在地化为木火土金水五行。而应于人身,首先是与脏腑相应,其次内属于脏腑的十二经脉(手、足经)亦必随其所属脏腑而具有相应的三阴三阳之名。故三阴三阳不仅定义了经脉的命名,而且解析了十二经脉的空间区域划分,描述了经络系统的功能,即《灵枢·本藏》云:"经脉者,所以行血气而营阴阳,濡筋骨,利关节者也。"可见三阴三阳其实是"一分为三"思想理念,是三进制模式在中医理论体系中的具体体现。

2.3 三进制思维模式阐释病因病机

《素问·调经论》曰:"夫邪之生也,或生于阴,或生于阳。其生于阳者,得之风雨寒暑;其生于阴者,得之饮食居处,阴阳喜怒。"《灵枢·百病始生》云:"夫百病之始生也,皆生于风雨寒暑,清湿喜怒。喜怒不节则伤脏,风雨则伤上,清湿则伤下。三部之气,所伤异类。"可见《黄帝内经》中病因分类法是以阴阳二进制来统驭的,但伤人部位则是三进制的思维模式展开的。东汉张仲景将病因与发病途径结合,指出:"千般疢难,不越三条:一者,经络受邪入脏腑,为内所因也;二者,四肢九窍,血脉相传,壅塞不通,为外皮肤所中也;三者,房室、金刃、虫兽所伤。以此详之,病由都尽。"此后医家大多以"三因"来论病因,宋代陈无择根据张仲景的观点提出了著名的"三因学说":"六淫,天之常气,冒之则先自经络流入,内合于脏腑,为外所因;七情,人之常性,动之则先自脏腑郁发,外形于肢体,为内所因;其如饮食饥饱,叫呼伤气,尽神度量,疲极筋力,阴阳违逆,乃至虎狼毒虫,金疮踒折,疰忤附着,畏压溺等,有背常理,为不内外因。"由此,三进制的思维模式开始成为中医认识致病因素与发病途径的主流思维模式。

《黄帝内经》中三阴三阳表述的是自然界阴阳离合的六种状态,张仲景在此基础上,创立的"三阴三阳辨证论治"体系,又称"六经辨证"体系。"六经辨证"体系在中医辨证论治体系中占有极其重要的地位,其内涵丰富,可谓开辨证论治之先河。顾植山教授用"三阴三阳时相图"通过"开合枢"阐述了阴阳的互用关系、升降出入,以及与六经的联系,以说明《伤寒论》六经的实质是三阴三阳。赵进喜教授则认为《伤寒论》三阴三阳辨证的实质是参照患者的体质类型所进行的方剂辨证,即生理情况下,人体三阴三阳六系统的功能、气血阴阳盛衰不同,故三阴三阳可看作人体分六类体质,而每一类体质又可三分。例如,三阳可具体分为太阳体质、阳明体质、少阳体质,其中以太阳体质为例,又可三分为卫阳充实体质(+1)、卫阳不足体质(−1)、卫阳平和体质(0);那么病理状态下,太阳体质感受风寒,即太阳伤寒,卫阳充实体质者应用麻黄汤治疗,卫阳不足体质者应用桂枝汤治疗,而卫阳平和体质者则应用麻黄桂枝各半汤治疗。此即是三进制思维模式进行疾病辨证论治的具体体现。

2.4　三进制思维模式阐释本草理论

本草是中医治疗疾病所依赖的工具之一,中药的性能、功效等也是三进制思维模式指导下的具体体现。例如,本草的寒热温凉四气,温热属阳,寒凉属阴,中间还有一类本草寒热温凉偏性俱不明显,称为平性,用三进制表示则寒凉为−1,平为0,温热为+1。又如,从中药功效上看补血的熟地黄属性为阴(−1),气血双补的人参属性阳中有阴(0),补气的黄芪属性为阳(+1)。再如,同为血分药,将擅长滋补精血的熟地黄功效属性视为−1,既能补血又能活血的当归功效属性视为0,那么辛温走窜擅长活血行气的川芎功效属性则为+1。凡此种种,不胜枚举,不在言中,而在意外。

2.5　三进制思维模式阐释方剂理论

方剂是中医临床运用药物治疗疾病的最终表达形式,方剂的方解、配伍等也是三进制思维模式指导下的具体体现。例如,治疗卫阳不足体质的桂枝汤,方中以辛温实卫发表属阳的桂枝、生姜(+1),配伍和营养血属阴的芍药、大枣(−1),再以甘温和中之炙甘草(0)协调阴阳、调和营卫,成为"仲景群方之冠"。又如,调和肝脾的代表方逍遥散,主治证病机有血虚、肝郁、脾弱三个环节,血

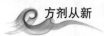

为阴(-1),气属阳(+1),肝为阳(+1),脾属中央(0)。方中以当归、芍药养血柔肝治疗血虚的病理环节(-1),以柴胡、薄荷疏肝解郁治疗肝郁的病理环节(+1),再以白术、茯苓、炙甘草、煨姜健脾助运治疗脾弱的病理环节(0),三者配伍肝脾同调、气血兼顾。

综上所述,"道生一,一生二,二生三,三生万物。万物负阴而抱阳,冲气以为和"的三进制思维模式概括了中国古典哲学对宇宙万物认知的基本思维模式。根植于中国古典哲学深厚土壤的中医学理论体系,也是借用三进制思维模式阐释人生始成、解剖生理、病因病机、防治养生、方药理论等。只有掌握了三进制思维模式,才能正确理解、掌握和运用中医学理论体系来解决中医临床问题,所以说三进制是打开中医之门的钥匙。

从1946年第一台电子计算机的诞生到现在,二进制比特位的计算机问世促使世界科技飞速发展,人类生活日益便捷、精彩。而学者江华等从数学角度、认识自然与社会知识角度及实现角度等论述了计算机运用三进制的可行性及优势。明亮等也对目前二进制表达的遗传算法模式理论存在的问题进行分析,并提出用三进制表示法能够准确地描述模式的变化情况。由此,三进制的表达方式能使世界呈现出多样性精彩画面,对人类未来科学发展的推动作用也更加不可估量。因此,我们甚至可以大胆地预测,三进制也是打开未来科学的钥匙!

（陈少丽）

参考文献

北京大学哲学系外国哲学史教研室,1981.西方哲学原著选读[M].北京:商务印书馆:20.

董胥琳,2016.当代二元论发展中笛卡尔思想的贯穿及其演变[D].苏州:苏州大学:2-10.

杜文东,2002.精气学说与《内经》中的医学心理思想[J].南京中医药大学学报(社会科学版),3(4):193-195.

恩格斯,1964.自然辩证法[M].北京:人民卫生出版社:155.

管仲,2016.管子[M].李山译.北京:中华书局:413,423.

江华,谭新星,2002.三进制的可行性探讨[J].电声技术,26(7):51-53.

姜青松,王庆其,2017.从天地人"三才"角度看中医学精气神学说[J].中医杂志,58(8):635-639.

姜元安,2016.脏腑经络之三阴三阳命名探讨[J].中华中医药杂志,31(8):2909-2913.

老子,2014.道德经[M].李若水译.北京:中国华侨出版社:8,127,200,210.

刘安,2015.淮南子[M].湖南:岳麓书社:41.

陆佃,2008.鹖冠子[M].中国古代文化全阅读全文注音版.长春:现代文艺出版社:35.

吕志杰,2010.伤寒杂病论研究大成[M].北京:中国医药科技出版社:2,3,477.

栾华,栾绪夫,2012.原宇宙形成之奥妙论人法自然之道理——读王曾状元卷《有物混成赋》[J].潍坊教育学院学报,25(5):6-8.

明亮,王宇平,2005.基于三进制表示的新模式定理[J].控制理论与应用,22(2):266-268.

潘晓慧,1999.唯物辩证法与能量转化及守恒定律的相互关系[J].黔南民族师专学报(4):30-33.

逄蓬,陈孝银,2016.阴阳与二阴二阳、三阴三阳关系浅析[J].山东中医药大学学报,40(3):215-217.

秦亚莉,帅月圆,史俊芳,2019.精气学说内涵探析[J].中医杂志,60(15):1348-1350.

王静,2006.黑格尔的"绝对理念"和老子之"道"[D].贵阳:贵州大学:17-21.

王雷,明子荐,2017.顾植山教授"三阴三阳太极时相图"的启示[J].中医学报,32(6):971-974.

王正山,张其成,2014."正统四象说"与"医家四象说"相关问题辨析[J].云南中医学院学报,37(2):24-27.

肖元宇,2016.张仲景六经辨证体系中医内涵浅析[J].中医临床研究,8(4):6-8.

许龙泉,2011."四象"源于《内经》八纲构筑"四象"[J].中国中医药咨讯,3(6):60-61.

许晓宇,2014.从二到三:《太玄》蜀学渊源浅探[J].商业文化(26):81,90.

亚里士多德,2016.形而上学[M].程诗和译.北京:台海出版社:9-11.

严遵,1994.老子指归[M].王德有点校.北京:中华书局出版社:17.

佚名,2015.黄帝内经灵枢[M].影印本.北京:人民卫生出版社:94,348.

佚名,2017.黄帝内经素问[M].田代华整理.北京:人民卫生出版社:28,82,153,165,211.

佚名,2018.列子[M].叶蓓卿译.北京:中华书局:3-4.

佚名,2017.周易[M].冯国超译注.北京:华夏出版社:366,382.

尹奈,1985.《太玄经》与三进制[J].图书馆学研究(4):99-103.

张维波,李宏彦,刘兵,2019.《黄帝内经》三阴三阳概念的空间解析[J].中医杂志,60(6):455-460.

赵进喜,张立山,刘宝利,等,2018.三阴三阳辨证,实为辨方证;《伤寒论》论外感,更可治杂病[J].环球中医药,11(9):1373-1375.

郑洪新,2016.中医基础理论[M].北京:中国中医药出版社:7.

第二节　物质能量与中药药性

物理研究发现,宇宙由5%的物质、能量和95%的暗物质、暗能量构成,即物质和能量是构成宇宙万物的基本要素。物质是构成宇宙间一切物体的实物

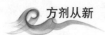

和场,是独立于人意识之外的客观存在;能量是物质运动转化的实现和量度,是物质在微粒子状态下温度和运动速度的总和。宇宙万物皆具有物质和能量两种属性,而作为宇宙万物的一部分,中药也应具备这两种属性。四气五味是决定中药药性的两个最关键因素,其中酸苦甘辛咸五味是药物起作用的物质基础,寒热温凉四气是药物起作用的能量表现,而四气五味即物质能量的协同并现,决定了中药的药性及功效。中药的物质属性和能量属性存在统一性、相对性和转化性的相互关系,二者须臾不可分离。中药物质属性和能量属性概念的提出有利于剖析以阴阳为总纲的辨证论治体系,有利于明晰方理,有利于破除中医"玄学论",对于在现代化的语境下实现中西医的融合发展,推进中医现代化和中西医结合,甚至构建新的医学体系等具有重要的意义。

物理研究发现,宇宙由 5% 的物质、能量和 95% 的暗物质、暗能量构成,即物质和能量是构成宇宙万物的基本要素。物质是构成宇宙间一切物体的实物和场,能量是物质运动转化的实现和量度。宇宙万物皆具有物质和能量两种属性,而作为宇宙万物的一部分,同时也是完成中医辨证论治的重要工具之一——中药,也应具备物质和能量双重属性。

1. 物质与能量

马克思主义哲学认为物质是世界统一的基础,是独立于人意识之外的客观实在。从物理学角度看,物质为构成宇宙间一切物体的实物和场(气、液、固态物体;光、磁场等);而能量则是指物质在一定构成中相互作用并在一定时空中产生的动力及运动,并以不同形式存在。

物质是世界之本原,世界统一于物质,宇宙中的一切物质都处于不断运动变化之中,而能量是各种运动的一般量度,是物质在微粒子状态下,温度和运动速度的总和。从静止的观点来看能量就是物质,从运动的观点来看物质就是能量。能量是极度活跃的物质,物质是极度惰性的能量。爱因斯坦质能守恒定律($E = mc^2$)也强调了物质的变化始终保持质量(量度物体惯性大小的物理量)和能量的守恒,凡是具有质量的物体一定具有能量,凡是具有能量的物体也一定具有质量。且当物体的能量发生转化或转移时,物体的质量也相应地发生转移。说明物质与能量紧密相连,交互影响。

2. 中药的物质能量属性

中药是指在中医理论指导下,用于预防、诊断、治疗疾病的物质。而中药的药性是药物在防治疾病过程中所体现的性质和功能,包括四气五味、升降沉浮、归经和毒性等方面的内容。

2.1　中药的物质能量属性与四气五味

四气五味是决定中药药性的最关键因素,升降沉浮、归经和有毒无毒是四气和五味组合作用于机体的具体表现形式。例如,"酸咸无升,甘辛无降;寒无浮,热无沉,其性然也"(《本草纲目·序例》),"气厚味薄者浮而升,味厚气薄者沉而降"(《本草备要·药性总义》),明确指出了中药的升降浮沉是由其气味所决定的;"酸入肝,辛入肺,苦入心,咸入肾,甘入脾"(《素问·宣明五气》),这种中药对人体脏腑经络具有选择性治疗作用的特性就是归经,可见归经或引经也是由中药四气五味决定的。引经是指处方中某些药物能引其他药物直达病变部位或脏腑、经络而起向导作用,是一种特殊的归经方式。其作用以"引药"实现,如升麻为阳明经引经药,柴胡为肝胆经引经药,头痛以川芎为引上达头目,上肢痹证引经药为姜黄,下肢痹证引经药为牛膝等。毒性是指药物作用于机体产生的毒副作用,如大辛大热的砒霜、巴豆、乌头,大苦大寒的水银、甘遂、大戟皆为大毒之药,可见"毒"为四气五味之极或偏。因此,四气五味应该是描述中药的物质和能量属性主要着力点。

中药的物质属性是指中药的五味,五味是药物的物质基础,具有滋补人体气、血、精、津、液、髓等精微物质的作用。五味能化生精血,滋养五脏,如《素问·阴阳应象大论》言:"味归形,形归气……精不足者,补之以味。"指出五味生精血以成形。又《素问·六节藏象论》云:"地食人以五味……五味入口,藏于胃以养五脏气。"阐明食物入胃后转化成的五种精微物质,经过脾之转输而营养五脏,可见五味为饮食(或药物)具有的对五脏起滋养作用的物质。现代医学研究也发现,辛味药多含挥发油,苦味药多含生物碱,甘味药多含糖类、蛋白质、维生素等营养素,酸味药多含有有机酸、鞣质,咸味药多含钠、钾、钙、镁、碘等无机盐,可见中药五味不同有其现代科学语境下的物质基础。

当机体气、血、津、液等精微物质不足时,当以具有偏重于物质属性的中药进行滋补,正如《素问·三部九候论》所言"实则泻之,虚则补之",《难经·十四难》所谓"损其肺者,益其气……损其肾者,益其精"。上述虚损补益法就是中药物质属性在临床实践中的具体运用(表9.1)。

表 9.1　五味的阴阳属性划分

五　　味	属　　性	阴阳多少
辛	阳	(++)
甘	阳	(+)
酸	阴	(−)
苦	阴	(−−)
咸	阴	(−−−)

注:有人提辛甘淡酸涩苦咸七味,其实淡是甘的衍化形式,涩属酸的衍化形式。"+"代表阳性,"−"代表阴性。"+""−"数量的增减指阴阳程度上的差异。

中药的能量属性是指中药的寒热温凉四气,中医治疗疾病除了借助中药的物质属性补充人体物质的不足外,还借助其能量属性调整人体的能量状态。例如,《素问·至真要大论》言:"寒者热之,热者寒之……治寒以热,治热以寒。"这其实就是通过评估人体的能量状态和邪气的有无,采用不同能量属性的药物来调节失衡的能量状态,并祛除体内邪气。现代研究发现,寒凉药对中枢神经系统、交感神经-肾上腺系统、内分泌系统等呈抑制性影响,表现为镇静催眠、降低体温、抑制心率和减缓代谢等;温热药则相反,表现为增强呼吸、加快心率、促进代谢等。

如果将药物按照能量属性予以分类,寒热温凉四气则代表了中药的四种能量级差,寒为凉之甚,热为温之极;现代也有人以"四气指数"作为寒热温凉的指标,药性属"温热类",则指数为正;药性属"寒凉类",则指数为负。因此,寒与凉、温与热从能量角度看并无本质上的差异,但是有程度上的区别(表9.2)。

表 9.2　四气的阴阳属性划分

四　　气	属　　性	阴阳多少
热	阳	（++）
温	阳	（+）
凉	阴	（−）
寒	阴	（−−）

注：大热、大寒、平性也是中药能量的不同级差,大热是较热更重的能量级,大寒是较寒更重的能量级,
而平性则是介于温和凉之间的能量级。

2.2　中药物质属性和能量属性的关系

第一,中药物质属性和能量属性的关系表现为统一性,即中药药性理论将性味统一于每一味药物中,正如李东垣所云,"夫药有温、凉、寒、热之气,辛、甘、淡、酸、苦、咸之味也……一物之内,气味兼有;一药之中,理性具焉。或气一而味殊,或味同而气异"。例如,麻黄辛(味)温(气),石膏辛甘(味)寒(气),黄连苦(味)寒(气),白术苦甘(味)温(气)。因此,药物的物质与能量属性具有密不可分的天然统一性,即每味中药都同时兼备物质和能量的双重属性,只是存在着某种侧重而已,并由此决定了其进入体内以后会产生相应的作用差别,如甘温(味厚气薄)的当归、熟地黄的补血作用(偏重物质属性),辛温(味薄气薄)的麻黄、桂枝的发汗解表作用(偏重能量属性)。因此,味之厚薄和气之寒凉的药性组合决定了中药物质和能量属性的偏重。

这种统一性不仅表现在中药的性味,还表现在中药作用于机体的效应中。一般来说气味相同则作用相似,如甘温多补益、苦寒多降泄、辛温多发散,故中药的物质与能量属性(性味)是相互依存、密不可分的。

第二,中药物质属性和能量属性具有相对性,即中药的药性是由四气五味组合的具体表现,但这两种属性又具有相对性,即某些药物偏重物质属性而某些药物偏重能量属性。即使性味相同或相近的药物也具有物质与能量属性的偏重。例如,人参和黄芪都属于甘温补气健脾药,人参益气生津养血,适用于气虚津血不足证,偏重于物质属性;而黄芪补气升阳利水,适用于气虚水停血滞,偏重于能量属性。又如,麻黄、桂枝同为辛温发汗解表药物,麻黄开皮毛达

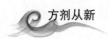

腠理,适用于太阳风寒表实证,偏重于能量属性;而桂枝补中益气、调和营卫,适用于太阳风寒表虚证,更偏重于物质属性。因此,中药的物质和能量属性是具有相对性的。

第三,中药物质属性和能量属性具有转化性,这种物质和能量属性的转化性可通过多种方式实现,如药物炮制、用药部位选择、遣药配伍等。例如,当归的不同用药部位经炮制后功效有别:(当归)头,止血而上行;身,养血而中守;梢,破血而下流;全,活血而不走(《药性赋》)。此外,当归酒洗长于活血,土炒专攻补血,炒炭则止血效佳。又如,地黄洗净切片晒干或烘干后,可"破恶血、溺血,利大小肠,去胃中宿食……"(《名医别录》),其活血逐瘀效强;经蒸晒后为熟地黄,可"填骨髓,长肌肉,生精血,补五脏、内伤不足……"(《本草纲目》),即补血填精力更胜。因此,在临床实践中药物炮制和用药部位选择可以实现药物能量和物质属性的转化。

配伍是方剂学的核心和灵魂,中医学常用配伍来实现中药物质和能量属性的转化,借以调整人体阴阳失衡的稳态。例如,《金匮要略》中的肾气丸,一般认为其具有补肾助阳之功效,主治肾阳不足证。但是从物质和能量的角度看,这其实是一首典型的通过配伍实现物质和能量转化的方剂,主治精不化气而致的痰饮水湿病证,诚如《金匮要略》言:"夫短气有微饮,当从小便去之,苓桂术甘汤主之,肾气丸亦主之。"方中桂枝、附子温助命火,干地黄、山茱萸、山药填补肾精,以少量桂枝、附子(能量属性)的温阳作用激发补肾填精药物(偏重物质属性)转化为能量,此即"少火生气""阴中求阳",使肾精转化为肾气,气化有权则肾可主水矣。

由此可见,通过药物用药部位的选择、不同炮制方法及遣药配伍等手段可实现药物能量与物质属性的转化。

3. 中药的物质能量属性提出的意义

3.1 有利于剖析以阴阳为总纲的辨证论治体系

八纲辨证是中医辨证的基础,统领其他辨证方法,而阴阳是八纲辨证的总纲,诚如《黄帝内经》所言"察色按脉,先别阴阳""凡阴阳之要……因而和之,是谓圣度"。《类经》也提到:"凡诊脉施治,必先审阴阳,乃为医道之纲领。"可见,阴阳为中医辨证论治体系的总纲。

中医认为疾病的发生发展是阴阳失衡的结果,故临证以首辨阴阳、调和阴阳为法度。我们认为从物质与能量的角度看,机体阴阳失调无非就是物质与能量失调所产生的各种病证。"阳胜则热,阴盛则寒",治当"损其有余",即治寒以热,治热以寒(能量调节);"阴虚则热,阳虚则寒",治宜"补其不足",即阴虚者补阴,阳虚者补阳(物质补充);虚实兼杂,则补虚泻实,调和阴阳(物质、能量共调)。以便秘为例,实热便秘常用大黄、芒硝等偏于寒凉的能量属性药物通肠泻热,而津亏便秘多用玄参、地黄、麦冬等偏重于物质属性药物养阴润燥,辅以大黄、芒硝等偏重于能量属性药物泻热通便。因此,辨证施治时当以物质和能量属性药物配伍成方,调整阴阳,以达机体"阴平阳秘""阴阳匀平"的阴阳调和状态。

3.2　有利于明晰方解

方解是按照一定的原则,对方中的药物进行地位划分和作用阐释。根据药物的物质和能量属性的关系,我们可以从新的视角阐释方解。以桂枝汤为例,"太阳中风,阳浮而阴弱,阳浮者,热自发;阴弱者,汗自出。啬啬恶寒,淅淅恶风,翕翕发热,鼻鸣干呕者,桂枝汤主之"(《伤寒杂病论》),方中芍药、甘草和大枣为物质属性药物,滋补营阴;桂枝、生姜为能量属性药物,发表实卫,物质补充和能量激发融于一方之中,以达"滋阴和阳,调和营卫"之作用。又如,"伤寒解后,虚羸少气,气逆欲呕,竹叶石膏汤主之"(《伤寒杂病论》),该方以人参、甘草、粳米、麦冬等物质属性药物益气养阴,而竹叶、石膏、半夏为能量属性药物清热泻火、燥湿和胃,故可主治热病之后,余热未清,气阴两伤之证。故从能量和物质的角度阐释方剂使得方解更加简单明了,也更容易被现代医学工作者和身处现代化语言体系内的人们接受和理解。

可见,通过引入中药的物质和能量概念后,可以简化方解、方理,不再局限于"君臣佐使"理论解读方剂,可谓义简而道同。

3.3　有利于破除中医"玄学论",在现代化的语境下实现中西医的融合发展

中医现代化不单纯是采用现代科学的研究手段阐明中医药的科学内涵,还包括用现代科学的语言体系诠释中医药理论。然而,玄学一直伴随着中医

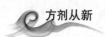

而存在,在100多年来的中西医论争中,"中医是伪科学"的言论从未停歇。事实上,大量的现代药理研究已证实,中药具有调节能量代谢、增强免疫、抗病毒等作用,是科学的。但是目前困境却是中医学理论体系蕴含着大量现代医学理论尚不能够涵盖或诠释的内容,其中不乏具有独创性甚至先进性的学说,但是由于两种医学体系所采用的思维模式和语言体系的差异,是长期以来两种医学体系的不兼容或者所谓的"中西医结合"貌合神离的主要原因。

因此,实现中医现代化、推进中西医结合,就要在把握中医核心价值的基础上,以现代的思维和语言构建中医体系,用现代语言描述中医理论,对接、沟通西医,以期实现中医的"现代话"和现代化,即"传承精华,守正创新"。

综上,中药的物质和能量属性的提出,是中药药性理论的现代化(话),对于阐释方解、指导临证组方和中医药科学研究,推进中医现代化和中西医结合,甚至构建新的医学体系都具有重要的意义。

(杨具洁)

参考文献

陈萌,都广礼,2019. 论方剂的配伍[J]. 山东中医杂志,38(10):916-920.

陈素红,吕圭源,2008. "性、味结合归经"层面研究中药药性[J]. 中药药理与临床,24(4):58-62.

程彬彬,张玉惠,2000. 中药四气定性定量方法初探[J]. 山西中医,16(2):46-47.

邓中甲,2017. 方剂学[M]. 北京:中国中医药出版社:171-173.

丁庆红,冯爽,2013. $E=mc^2$,我的所爱[J]. 物理教师,34(1):74-78.

都广礼,陈少丽,文小平,等. 论方剂的方解[C]//中华中医药学会. 中华中医药学会第十四次中医方剂学学术年会论文集. 北京:中华中医药学会第十四次中医方剂学学术年会:4.

方金苗,杜武勋,2015. 中药四气、五味药性物质基础研究[J]. 辽宁中医药大学学报,17(12):66-68.

冯沛之,都广礼,2019. 基于精气互化思想的肾气丸证治解析[J]. 上海中医药杂志,53(10):51-53.

和茗(整理),2009. 物质·暗物质·反物质[J]. 师资建设(2):103-106.

黄芳,2012. 中药学[M]. 北京:中国医药科技出版社:3.

姜云,2006. 从物质观疾病[J]. 医学与哲学(临床决策论坛版),27(323):55-57.

雷洪斗,2016. 物质能量循环理论——解读宇宙密码[J]. 科技视界(7):313.

冷静,邹亮,胡一冰,等,2011. 中药引经理论与药物靶向性的研究进展[J]. 中国实验方剂学杂志,17(13):277-280.

李文兰,张秀丽,隋峰,等,2015. 中药性味理论的现代研究进展[J]. 中国实验方剂学杂志,

21(12)：227－230.

刘昌孝,2020.传承精华守正创新[J].中草药,51(1)：2－3.

刘群,杨晓农,2006.中药四气五味的现代认识[J].西南民族大学学报(自然科学版),32
　　(5)：981－985.

刘雅静,鲁成波,2014.马克思主义哲学[M].济南：山东人民出版社：50.

孟长海,2012.发展中医先淡化玄学[N].中国中医药报,2012－06－21(003).

任秀玲,2008.《黄帝内经》建构中医药理论的基本范畴——阴阳[J].中华中医药杂志,23
　　(2)：143－146.

申俊龙,魏鲁霞,2006.论中医语境下阴阳范畴的特质与作用[J].哈尔滨学院学报,27(1)：
　　43－49.

盛良,2004.论中药矿物药四性与无机化学的结合——二论中药四性与现代化学的统一
　　[J].中国中医基础医学杂志,10(3)：24－26.

唐蜀华,2015.关于"中西医结合"若干问题的思考[J].中国中西医结合杂志,35(3)：272－
　　276.

宛金,周莎,王彦晖,等,2019.中医现代化新论[J].中华中医药杂志,34(1)：217－220.

王振瑞,李经纬,2007.两种错误的中国医学史观——评"中医超科学论"和"中医伪科学
　　论"[J].北京中医,26(6)：323－329.

吴娟,谢晋,张群林,等,2016.中药引经理论的现代研究进展和思路[J].中国中药杂志,41
　　(13)：2428－2434.

张广平,叶祖光,2014.有毒中药的"毒性"与毒性分级[J].世界中医药,9(2)：175－177.

张鹏杰,2016.宇宙是由什么构成的?[J].科学通报,61(16)：1754－1757.

张其成,2003.中医现代化＝中医现代科学化?[J].江西中医学院学报,15(1)：8－10.

张铁军,刘昌孝,2015.中药五味药性理论辨识及其化学生物学实质表征路径[J].中草药,
　　46(1)：1－6.

赵玛丽,赵国惠,2018.《黄帝内经》"五味"药物理论新探[J].国医论坛,33(2)：11－13.

赵学敏,赵永太,2019.中医"阴阳五行"学说体现的自然规律[J].世界最新医学信息文摘,
　　19(46)：244－246.

朱文锋,2002.中医诊断学[M].北京：中国中医药出版社：152.

左文,陆兔林,毛春芹,2010.中药的四气五味[J].中国药房,21(7)：653－655.

第三节　从物质能量看中西医差异

中西医两种医学体系是中国医学体系中并存的"两种不同语言",是世界医学体系中蔚然壮观的独特存在。中西医学虽然分属于不同的医疗体系,但两者都以人的生命、健康与疾病为研究对象,以提高医疗卫生服务水平为研究

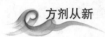

目标。根植于不同的哲学文化背景,中西医之间差异显著,各有所长,亦有所短。西医注重人体结构(物质)的精细分析,中医注重人体功能(能量)的宏观评估。但也需要指出的是,中西医并不是对立的,而是互相借鉴、相互补充的。那么,如何从合理的角度认识中西医之间的差异甚至整合中西医这两种医学体系?我们认为需要引进新的概念,首先在现代的语境下进行中西医的现代"话"结合,然后才会有理论体系上和具体实践上的结合,否则就会陷入中西医结合"貌合神离"的尴尬境地。本节尝试引入物质和能量这样一对概念阐释中西医之间的区别与联系,冀对未来中西医的有机结合起抛砖引玉之作用。

中西医两种医学体系是中国医学体系中并存的"两种不同语言",是世界医学体系中蔚然壮观的独特存在。医学和西医学虽然分属于不同的医疗体系,但两者都以人的生命、健康与疾病问题为研究对象,以提高医疗卫生服务水平为研究目标,由于根植于不同的哲学文化背景,两者之间差异显著。中西医各有所长,亦有所短,西医注重人体结构(物质)的精细分析,中医注重人体功能(能量)状态的宏观评估。中西医并不是对立的,而是互相借鉴、相互补充的,如现代医学的客观指标是中医望、闻、问、切的有效补充;中医学的整体观点是现代医学整合医学的发展方向,会促使现代医学从整体而非局部来认识疾病、治疗疾病。那么,如何从更高的层面辨识甚至整合中西医这两种医学?我们认为需要引进新的概念,在现代的语境下进行中西医的现代"话"结合是至关重要的。兹尝试引入物质和能量这样一对概念阐释中西医之间的区别与联系,冀对未来中西医的有机结合起抛砖引玉之作用。

1. 物质和能量是宇宙万物的基本构成和存在要素

1.1 物质与能量的概念

马克思主义哲学认为物质是标志着客观存在的哲学范畴,是对一切在生活实践中可从感觉上直接或间接地感知事物共同本质的抽象,包括一切可感知的自然事物。能量在自然科学中解释为物质和推动物质运动的动力,是指物质在一定构成中相互作用并在一定时空中产生的动力及运动,它具体表现在事物运行过程中的能量释放与消耗的过程。自然界的一切物质都有能量,并且能量具有各种不同的形式。随着哲学及科学的发展,现今科学家们对宇宙的构成有了更深层次的认识,认为宇宙由5%的物质和能量,以及95%的暗物质(27%)和暗能量(68%)构成,即物质和能量是构成宇宙、万物的基本要素。

1.2　物质和能量的关系

物质是世界之本原,具有多种形态,而从微观粒子到宇宙天体,从无机物到有机物等都是物质的表现形态,且宇宙中一切物质都处于不断的运动变化之中。而物质运动转换的实现及转化的量度,称为能量。物质在微粒子状态下,能量就是物质的温度和物质的运动速度的总和,所有的其他能量都是在此基础上转化形成的。物质的变化始终保持质量和能量的守恒,从静止的观点来看能量就是物质,从运动的观点来看物质就是能量。宇宙间物质作为能量的载体,不仅自身处于不断变化的循环中,同时也伴随着能量的流动。因此,物质和能量是密不可分的,两者是紧密结合在一体的。

1.3　物质和能量调节与宇宙稳态

宇宙万物处于不断的运动发展变化中,是物质与能量对立统一的产物。古人以阴阳学说来认识和解释宇宙及其稳态,我们可以用阴阳指代物质和能量这样一对概念,那么阴阳是宇宙万物存在的内在矛盾因素,宇宙在阴阳二气的相互作用下滋生、发展、变化以达“阴平阳秘”之态。物质与能量的相互作用是宇宙的存在形式,如昼夜之更迭、日月之相推、春夏与秋冬之交替。故《素问·脉要精微论》云:“冬至四十五日,阳气微上,阴气微下。夏至四十五日,阴气微上,阳气微下。”天地阴阳二气以冬至、夏至为节点,呈现周期性、节律性的变化,为阴阳消长转化的结果。如此阴阳之变,其实质就是物质与能量之变,阴阳有衡,稳态自调。

2. 物质与能量是构成人体和维持人体生命活动的基本要素

2.1　人体的构成及其生命活动

《素问·宝命全形论》曰:“人生于地,命悬于天,天地合气,命之曰人。”人

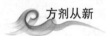

禀天地之气而生,但同样是由物质与能量构成的。《灵枢·经脉》云:"人始生,先成精,精成而脑髓生,骨为干,脉为营,筋为刚,肉为墙,皮肤坚而毛发长,谷入于胃,脉道以通,血气乃行。"中医认为构成人体的基本物质为气、血、津、液、精、髓等,而维持人体生命活动的能量则为阳气和元气等,具体表现为人之三宝"精、气、神",即物质之精、能量之气和精气化神。西医则认为脂肪、维生素、蛋白质、糖类、核糖核酸、酶、微量元素等是组成人体的基本物质,三磷酸腺苷(ATP)是人体功能活动的主要能量,包括从微观、宏观作用于组织结构系统的能量,如线粒体、各种酶释放的化学能,食物产生的热能等。中西医对人的认识虽然存在着巨大差异,但殊途而同归。虽然中医学中所述的五脏与西医学的五脏就是两个不同的概念,其主要区别在于中医对脏腑赋予了更多的能量(功能)元素,是功能脏腑,而非西医学上所讲的物质结构或组织形态学上的脏腑。中医藏象学说中的脏腑,不单纯是一个解剖学的概念,更包含了人体某一系统的生理和病理学概念。

2.2 人体内物质和能量的关系

《素问·宝命全形论》中有"人生有形,不离阴阳""阳化气,阴成形""阳动而散,故化气,阴静而凝,故成形"之言。中医学气化理论中气与形相互转化的观点,类似于现代医学人体内物质和能量代谢的全过程。"阳化气"即机体将摄入体的物质转化为精微物质,同时伴有能量释放的过程。西医认为此过程同时伴有交感神经兴奋性加强,内分泌系统功能活跃,循环系统功能增强等一系列功能亢进表现。"阴成形"机体将精微物质转化为自身物质,同时伴有能量储备的过程,如西医学中的糖原合成和贮存。在任何生命活体中,物质系统与能量系统同体、同步存在,如影随形。人体的一切物质结构组分都有其相应的能量运行组分,物质组分因能量组分做功而运动,形成功能,即人体的生命活动。物质匮乏则能量生成乏源,能量缺乏则物质生成不足,两者正常的生理功能不断促进着机体的新陈代谢,代谢一旦停止,生命就行将终结。

2.3 物质和能量调节与人体稳态

《素问·生气通天论》曰:"阴平阳秘,精神乃治;阴阳离决,精气乃绝。""阴阳匀平,以充其形,九候若一,命曰平人。"这说明人体处于气化运动的动态平衡中,气化功能升降有常,出入有序,方维持"清阳出上窍,浊阴出下窍;清阳发腠理,浊阴走五脏;清阳实四肢,浊阴归六腑"的正常生理活动,以维持机体内部气血脏腑经络系统的动态平衡。人体气化形,形化气过程包括气、血、精、津、液等物质的化生、利用、排泄过程。西医学则认为机体内环境的成分与理化性质在不断代谢条件下达到的相对稳定状态。人体内环境的稳态是正常生理情况下机体内环境的各种成分和理化性质在小范围内的变动,脏腑组织等有形的物质通过神经、体液、自身调节的方式与心跳、呼吸、肠蠕动、生物电等之间不停地发生物质与能量的转换,对体内细胞、组织、器官的功能进行调控,维持物质与能量的稳态。

3. 物质和能量调节紊乱与疾病的发生

3.1　物质调节紊乱与疾病

中医认为"血气不和,百病乃变化而生"《素问·调经论》,这里所说的是人体内气血之失常导致疾病的发生,如瘀血阻滞脏腑经络局部可见疼痛、癥瘕、面色黧黑等病变,很显然这种描述太宏观,甚至太粗犷了,很不精细,让人无从把握和接受。而西医则认为人体内维持生命活动的一些基本物质(如氧、水)和各种营养物质(糖、蛋白质、脂肪、维生素、无机盐等)的缺乏或过多会导致疾病的发生。例如,维生素 A 缺乏可引起夜盲症,血浆中过量的脂质,特别是胆固醇及胆固醇酯沉积于动脉内膜,进而引起巨噬细胞及血管平滑肌细胞增生而形成斑块是导致动脉粥样硬化症的主要原因,这样阐释疾病的发生则非常微观、具体,一目了然,让人非常容易接受和把握。

3.2　能量调节紊乱与疾病

《素问·举痛论》云:"余知百病生于气也。"中医认为气化功能失司,即能量代谢紊乱是人体最基本的病理改变。气化功能失常会影响气、血、津、液的新陈代谢,饮食物的消化吸收,汗液、尿液及粪便的排泄等。例如,"宗气走息道以行呼吸,贯心脉行以气血",凡语言、声音、呼吸的强弱,心搏的强弱及节律等均与之密切相关。西医认为能量在人体内表现形式为磷酸化合物,如 ATP 是生物体最主要的能量物质,人体能量的直接利用形式为 ATP,人体内各项功能均离不开 ATP 的参与,人体内能量不足时,会造成严重的细胞功能障碍,从

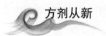

而引发一系列疾病。以心肌能量代谢为例,心肌能量代谢的任何环节障碍导致 ATP 不足均可导致心肌收缩力减弱。ATP 是物质跨膜转运中的钠-钾泵和钙泵正常运转的必要条件,若 ATP 生成减少,会引起钠-钾泵和钙泵运转能力下降,进而导致机体水、电解质代谢紊乱。

4. 物质和能量调节与疾病的治疗

4.1 物质调节与疾病的治疗

《素问·阴阳应象大论》言:"治病必求于本。"气血乃各脏腑及组织功能活动的物质基础,故气血失调时当以"有余泻之,不足补之"为治疗原则。在辨证论治的基础上,气血两虚者以补气养血为主;气虚血瘀者以补气行血为主,气滞血瘀者以理气化瘀为主,其核心在于调血(物质)。西医学以人体解剖、生理、病理等内容为主要研究对象,注重微观分解、定量分析,注重实验测定、元素分解,进而探究因果关系,并且把健康与疾病理解为有特定形态表现的正常与异常状态,健康与疾病都可以通过各种理化指标来加以反映。例如,高尿酸血症患者,西医诊断依据为正常嘌呤饮食状态下非同日两次空腹血尿酸水平,男性>7 mg/dL,女性>6 mg/dL,故针对血尿酸升高者酌情选用增加尿酸排泄的药物、抑制尿酸合成的药物、促进尿酸分解的药物等治疗手段。

4.2 能量调节与疾病的治疗

《素问·生气通天论》曰:"阴平阳秘,精神乃治。"中医非常注重能量(功能)的调节以建立能量稳态。病者乃失衡之态,证为其表。例如,中医消渴(相当于一部分 2 型糖尿病)是从脾瘅发展到消瘅,基于临床实践可将疾病演变过程分为郁、热、虚、损四个阶段,在每一阶段又分不同的证型以具体地指导临床。可以这样理解,郁和热应该主要是能量状态的变化,而虚和损则是物质结构的变化。而西医学对于糖尿病的治疗主要从物质结构调节入手,如调节糖尿病受体敏感性、减少肠道吸收葡萄糖等。应该指出的是,西医学目前也有能量调节的治疗方法,如调控 ATP 来提供能量和改善患者新陈代谢,常用于辅助治疗肌肉萎缩等疾病。另外,采用伽马刀治疗肿瘤也是采用能量治疗疾病的例证。

5. 物质与能量调节与中西医差异

5.1 侧重于物质调节的西医治疗

西医学认为疾病是机体在一定病因的损害性作用下,因自稳调节紊乱而发生的异常生命活动过程。现代科学技术如基因组学、蛋白组学、代谢组学等为探究人体的生理病理规律的奥秘做出了重大贡献。随着诊断技术的发展,理化指标的变化往往先于患者的主观感受而出现变化,是疾病诊断和疗效精准判断的重要依据之一。西医重视脏腑组织、器官等基本结构(物质)的改变,依靠B超、核磁、内镜等检查手段,并提取血、尿、便等有形物质进行生化分析,判断其物质变化,以作出诊断是现代医学的主要特征。故西医学治疗以物质调节为主,只要物质变化恢复正常,疾病就痊愈了,基本不会关注患者自身的主观感受,如怕冷、怕风、五心烦热等没有所谓客观指标的病理变化。

5.2 侧重于能量调节的中医治疗

病者乃失衡之态,证为其表。若机体的平衡功能失司,则会呈现出各种病"态"(如热态、寒态、湿态、燥态、虚态、实态、郁态、燥态等),而识态、调态、稳态则是中医独具特色擅长之处,利用药物的偏性调整疾病时的偏态,恢复常态。因此,中医治疗疾病的优势,不是针对疾病的靶标(物质调节),而是疾病的状态(能量调节)。这里讲的态,其实就是能量,这样的能量调节,其实是通过调节人体自身的能量场和能量代谢,恢复人体的稳态,从而达到治疗疾病的作用,也是中医治疗疾病的主要特征和优势。

综上所述,在物质和能量这样一对范畴里,西医更强调物质,中医则侧重能量,二者并非不可调和、互相对立的。如果能在物质和能量的范畴内整合中医学和西医学,必将出现一个全新的医学体系,服务于人类健康事业。

(都紫微)

参考文献

陈国强,冉丕鑫,2004.基础病理生理学[M].上海:上海科学技术出版社:1.
陈元,何清湖,孙贵香,等,2017.国医大师孙光荣论中西医学文化的比较[J].湖南中医药大学学报,37(11):1181-1183.

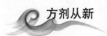

何莉莎,逄冰,叶茹,等,2016. 仝小林教授态靶结合遴选降压药经验[J]. 世界中医药,11 (10)：2069－2072.

姜云,2006. 从物质观疾病[J]. 医学与哲学(临床决策论坛版),27(323)：55－57.

雷洪斗,2016. 物质能量循环理论——解读宇宙密码[J]. 科技视界(7)：313.

刘天君,2017. 开辟人体"能量系统"研究领域[J]. 中国中医药报,12(7)：3.

罗国安,王义明,梁琼麟,等,2011. 中医药系统生物学[M]. 北京：科学出版社.

人民教育出版社生物自然室,2000. 生理卫生[M]. 北京：人民教育出版社：53.

宋清江,白晓莉,刘红燕,2007. "阳化气,阴成形"与现代医学的代谢观[J]. 中国中医基础 医学杂志,13(8)：572,607.

仝小林,2010. 论症、证、病结合辨治模式在临床中的应用[J]. 中医杂志,51(4)：300－303.

仝小林,2014. 糖络杂病论[M]. 2版. 北京：科学出版社：22－24.

王南湜,2006. 马克思主义哲学的物质概念[J]. 哲学研究(9)：3－8.

肖小芹,2004. 从思维方式看中西医的差异[J]. 湖南中医药导报,10(3)：2－4.

印会河,2015. 中医基础理论[M],上海：上海科技出版社：1,28,29,31.

Itoh H, Takahashi A, Adachi K, et al. , 2004. Mechanically driven ATP synthesis by F1－ ATPase[J]. Nature, 427(6973)：465－468.

Planck C, Ade P A R, Aghanim N, et al. , 2014. Planck 2013 results. XVI. Cosmological parameters[J]. Astron Astrophys, 571：A16－A81.

第十章
治疗思想

第一节　中医治疗学的多元对称
　　　　调中思想

中国古典哲学以"道"来认知世界,认为宇宙万物生于"道"。《道德经》第四十二章云:"道生一,一生二,二生三,三生万物。"由此,我们可以认为宇宙起源于0(混沌),然后衍生出2(-1,+1),再成3(-1,0,+1),这样就形成了以0为中心的多元(-1,0,+1)、对称(-1,+1)的自然之道,即《道德经》之"人法地,地法天,天法道,道法自然"。中国古典哲学的世界观主要包括形而上的阴阳之道和形而下的五行之器两个方面,即"形而上者谓之道,形而下者谓之器"。阴阳之道就是三进制的多元、对称和调中的思维模式;五行之器则是指世界是物质的,且物质世界是多样性的。"人法地,地法天,天法道,道法自然",由此推论,阴阳之道和五行之器二者之间的关系就是五行之器法于阴阳之道。根植于中国古典哲学思想的中医学阴阳五行医学体系最大的特点就是以脾胃为中心的多元对称生命观,并以此来认识人体的解剖、生理、病理等各个方面,本节拟从上述基本观点阐述中医多元对称调中的治疗学思想。

中国古典哲学以"道"来认知世界,认为宇宙万物生于"道"。《道德经》第四十二章云:"道生一,一生二,二生三,三生万物。"由此,我们可以认为宇宙起源于0(混沌),然后衍生出2(-1,+1),再成3(-1,0,+1),这样就形成了以0为中心的多元(-1,0,+1)、对称(-1,+1)的自然之道,即《道德经》之"人法地,地法天,天法道,道法自然"。众所周知,中医学的理论框架根植于中国古典哲

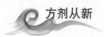

学的深厚土壤,中医学也同样经历了"一""二""三"的认知模式发展历程,以三进制为最终认知模式并贯穿于中医学理论体系的始终,以此阐释人体解剖、生理、病理、药理和疾病的预防治疗等各个方面。下面我们拟从中国古典哲学中关于宇宙的基本观点来阐释中医的生命观及其相应的多元、对称和调中治疗学思想。

1. 中国古典哲学的世界观——阴阳之道和五行之器

阴阳、五行学说是中国古典哲学中朴素唯物主义和自然辩证法的思想基础,是中医学的核心哲学思想,也是中医整体观、辨证思维的哲学框架。

1.1 形而上的阴阳之道——三进制思维模式

阴阳学说是中国古典哲学认识世界的思维方式,阴阳既代表事物的相反属性,也代表事物之间的内在统一,本质上是指事物的矛盾统一性和动态平衡性,而对立统一与动态平衡正是一切事物最基本的运行规律。三进制思维模式是中国古典哲学体系中最具特色的思维方式,其辩证思想有别于西方哲学的"混沌"一元论与非黑即白的二元论,认为"三"才是宇宙万物的常态,万物化生是依照"三"的进制而发生的。诚如《道德经》第四十二章云:"道生一,一生二,二生三,三生万物。"这个"道"在二进制层面就是阴阳之道。故《周易·系辞上》云:"一阴一阳谓之道。继之者善也,成之者性也。仁者见之谓之仁,知者见之谓之知。百姓日用而不知,故君子之道鲜矣。"由此,我们可以认为宇宙起源于 0(混沌),然后衍生出 2(-1,+1),再衍化为 3(-1,0,+1),这样就形成了以 0 为中心的多元(-1,0,+1)、对称(-1,+1)的宇宙自然之道,即《道德经》第二十五章所言之"人法地,地法天,天法道,道法自然"。这个道法自然乃自本如此之意,就是宇宙万物遵循着"多元、对称和调中"而存在。

1.2 形而下的五行之器——朴素的唯物观

五行学说是中国古典哲学对世界物质属性的界定。《尚书·洪范》云:"五行,一曰水,二曰火,三曰木,四曰金,五曰土。水曰润下,火曰炎上,木曰曲直,金曰从革,土爰稼穑。"这就是古代朴素唯物主义观最早关于五行的论述,认为宇宙万物皆由木、火、土、金、水 5 种元素构成,且都遵循生克制化的客观规律,并利用事物的五要素分类和生克法则来阐释事物之间的普遍联系及互生互克。因此,中国古典哲学首先认为世界是物质的、物质是多样的,且多样的物质是普遍联系的,这种普遍联系的物质又是遵循着生克制化这一基本规律的。两千多年的哲学认知,至今仍然闪耀着智慧的光芒,成为指导中华民族认识世界、改造世界的强大思想武器!

2. 中医学理论体系的阴阳之道和五行之器

根植于中国古典哲学思想的中医学视阴阳为"天地之道",认为人体是一个由阴阳二气组成的、既对立又统一的有机整体。例如,《素问·生气通天论》云:"生之本,本于阴阳。"

2.1 阴阳学说——中医学生命观之基本思辨模式

阴阳学说是中医学的核心思辨模式,是中医认识生命的基本思维方式。《素问·阴阳应象大论》云:"阴阳者,天地之道也,万物之纲纪,变化之父母,生杀之本始也。"从二进制(二元论)的角度奠定了阴阳在中医理论体系中的基本思辨模式,故诊疗疾病必须"察色按脉,先别阴阳"。阴阳学说认为,任何事物均可以阴阳属性来划分,但其阴阳属性又是相对的,且阴阳又具有无限可分性。例如,《素问·天元纪大论》云:"天有阴阳,地亦有阴阳,故阳中有阴,阴中有阳……阴阳相错,而变由生也。"这种划分基本不会超出阴(-1)、阴阳合(0)、阳(+1)三种状态。这也符合人类从一元论到二元论,再到多(三)元论的基本认知模式的演变路径。

2.2 五行学说——中医学生命观之物质基础

五行学说是中医基础理论的基本框架结构,是中医分析归纳人体脏腑、经络、形体和官窍等组织器官与精神情志等各种功能活动的指导方法。五行学说为中医药理论建立了一个以"五行"为思维起点,以自然界五方、五气,人体五脏为基础框架的天人相应理论,使中医学始终贯穿着以五脏为中心的多因素、多层次地考虑人体生理、病理活动的整体观念。自然界由五行构成,人体则以五脏为主,而五脏分别对应五行,如肝为木,心为火,脾为土,肺为金,肾为水。若按阴阳学说的三进制思维模式,则是金、水为阴(-1),土为阴阳合(0),

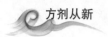

木、火为阳(+1)。由此可见,五行之器是遵循阴阳之道的。

3. 中医学理论体系的核心——以阴阳学说为指导的以脾胃为中心的多元对称生命观

中医学将阴阳与五行学说相结合,以阴阳之道驭五行之器,阐释人体的解剖、生理、病理,以及中药及药理等各个方面。

3.1 解剖上以阴阳划分脏腑经络的上下、表里等

在人体解剖结构中,脏与腑的关系,实际是阴与阳关系,如脏按上下(膈)划分:心、肺居于上属阳;肝、脾、肾居于下属阴。而各脏腑又能再分阴阳,如心之心阴、心阳。此外,脏腑一阴一阳,构成表里对称关系,如心与小肠互为表里,组成脏腑相合的功能单位。可见,人体的各组织结构之间,无不包含着阴阳的对立统一,呈现多元对称性的形式。

结合三进制思维模式,人体及宇宙万物都可归类为三,且遵循基于中心对称的法则。例如,人体上焦、中焦、下焦,以中焦为对称中心;表、半表半里、里,以半表半里为对称中心;五脏六腑则以脾胃(0)为对称中心,肝、心(木、火)为阳(+1),肺、肾(金、水)为阴(-1),这就将后天之本脾胃的中心作用凸显出来,充分体现了中(脾胃)在人体解剖上的重要地位——枢纽。

3.2 生理上以阴阳划分脏腑经络的气机升降、功能特点等

气机升降包含两种不同的运动形式,一是阳升阴降,一是阴升阳降。阳升阴降,是自然界事物阴阳属性的基本运动,是构成阴阳一切变化的始动因素。而阴升阳降则是在阴阳固有属性上的交游变化。《荀子·礼论》曰:"天地合而万物生,阴阳接而变化起。"正因为有阴升阳降,才能达到"天地氤氲,万物化生"。例如,五脏分阴阳,心、肺为阳而宜降,肝、肾为阴而宜升,脾为至阴,枢机所在,上下交环,因此,脏腑气机升降主要以阴升阳降为主。人体经络的循行流注次序也可归纳为阴升阳降。例如,《素问·太阴阳明论》言:"阴气从足上行至头,而下行循臂至指端;阳气从手上行至头,而下行至足。"若结合人体直立且双手上举的体位,则阴升阳降更为明显。

黄元御在《四圣心源》中提出"脾胃中气为肝心肺肾功能轴心"的观点,主

张脾胃为阴阳气机升降的枢轴,肝心肺肾四脏的生理功能在脾胃中气的协调作用下,使得脏腑气机阴阳升降有序,从而脏气相互滋生,功能相互引发。说明脾胃居于中焦,主持中州,安和五脏,对人体生理功能的调节具有重要意义,体现了中医在人体生理上的"调中"的思想。

3.3　病理上以阴阳划分疾病的寒热、虚实等

《素问·宝命全形论》曰:"人生有形,不离阴阳。"健康与疾病,都取决于阴阳的平衡与否,如《素问·生气通天论》之"阴平阳秘,精神乃治;阴阳离决,精气乃绝"。因此,诊治疾病尤为强调辨明其阴阳属性,即《素问·阴阳应象大论》所言:"善诊者,察色按脉,先别阴阳。"

阴阳是对病性从整体上作出的最基本概括,是辨证分类的最基本纲领,为八纲之总纲。这个总纲是"道"层面的思辨模式,并无具体之所指,又无物不从之。例如,疾病发于五脏,多属于阴;疾病发于六腑,多属于阳;热、实者为阳;寒、虚者为阴。《伤寒论》更是以阴阳作为寒热属性的归纳标准,谓:"发热恶寒者,发于阳也;无热恶寒者,发于阴也。"

3.4　药理上以阴阳划分药物的四气五味等

"四气五味"是中药最重要的药性理论之一,每味中药四气五味属性的偏差,都决定了其具有不同的治疗作用。例如,四气之中,"寒凉"(-1)与"温热"(+1)是两种不同属性,在药性上呈多元、对称关系,且以性"平"(0)为其对称中心。又如,五味与五行相对应,分别是酸、苦、咸(-1)与辛、淡(+1),故在药味上亦呈现出多元、对称关系,其中以"甘"(0)为对称中心。这就是中医药性理论多元、对称和调中的基本思想。

4. 基于中医生命观的多元、对称和调中治疗学思想

认知决定行为,中医对人体解剖、生理、病理及中药药理的认知模式决定了疾病治疗策略的选择。中医思维模式的阴阳之道(三进制思维模式)及中医理论体系以脾胃为中心的整体观,决定了中医治疗学以脾胃为中心的多元、对称和调中的根本特点。

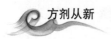

4.1 调理脾胃,治疗百病

中医认为,脾为后天之本、气血生化之源。《素问·灵兰秘典论》曰:"脾胃者,仓廪之官。"人以水谷为本,胃主受纳水谷,脾主运化精微营养物质,可见脾胃在人体中具有非常重要的地位。李东垣在《脾胃论》中指出:"内伤脾胃,百病由生。"《医林绳墨》亦提出:"人以脾胃为本,而治疗以健脾为先。"纵观治病之方剂,基本都含调理脾胃之药。例如,麻黄汤由麻黄、桂枝、杏仁、炙甘草组成,其主治病位虽在肺,但方中以炙甘草健脾益气。因此,在疾病治疗上应以中焦脾胃为中心,外调四脏五腑,这与黄元御《四圣心源》中"脾胃中气为肝心肺肾功能轴心"的观点相符。

4.2 以中为枢,多元调治

多元思想是中医学主要思维模式之一,存在并贯穿于整个中医学体系的始终。"同病异治、异病同治"是中医的重要治疗原则,首见于《黄帝内经》。"同病异治"是"一对多",即"一病多治"。例如,感冒之风寒、风热、暑湿等不同证型,治疗时应分别采用疏风散寒、疏风清热、祛暑化湿等不同治法。"异病同治"是"多对一",即"多病一治"。又如,泄泻、脱肛、胃下垂、子宫脱垂等不同的疾病,如同属中气下陷证,均可用补中益气汤治疗。再如,小便不利与小便频数、便秘与泄泻等互为相反的病证,皆可用五苓散治疗,方中用茯苓、白术以调中健脾,运化水湿。以上既体现了方剂在主治病证上的多元性,也突出了调中思想的重要性。因此,在疾病的治疗过程中,首要之处是在以脾胃为中心的基础上,以多元化的角度去辨证论治。

4.3 以中为枢,对称调治

对称性思维方式广泛应用于各种疾病的治疗,如《黄帝内经》之"寒者热之,热者寒之"的寒热对称治疗。方剂作为中医辨证论治的主要工具之一,同样存在着对称性。例如,阳虚水泛证之真武汤与阴虚水蓄证之猪苓汤,呈现出方剂在主治病证上的对称性。且方中均含调理脾胃之药物,如两个方剂中均有茯苓、白术,既阐释了方剂在主治病证上的对称性,也凸显了调中治法的中心地位,充分展示了对称性思维在疾病治疗与方剂运用中的具体表现。

总之,多元、对称和调中思想是中医治疗学的基本思想,是中国哲学多元、对称、调中基本思想在中医学理论体系的具体应用,即在人体解剖、生理、病理,以及中药药理与疾病治疗中的具体体现。因此,应用多元、对称和调中思想对认识人体的解剖结构、生理功能、病理变化,以及遣药组方而指导疾病的治疗大有裨益,对丰富中医基础理论、发展中医特色诊疗手段、提高中医辨证论治水平具有重要的指导意义!

（何　丹）

参考文献

柴瑞震,2005.阴阳学说是《黄帝内经》的基础理论核心[J].中医药学刊,23(8)：1384-1387.

常兴,张恬,隋雨言,等,2018.脏腑气机升降理论的渊源探析[J].时珍国医国药,29(6)：1397-1399.

陈少丽,都广礼,2020."三进制"——打开中医之门的钥匙[J].上海中医药杂志,54(11)：10-13.

董胥琳,2016.当代二元论发展中笛卡尔思想的贯穿及其演变[D].苏州：苏州大学：2-10.

冯兵,2010.黄元御《四圣心源》学术思想初探[J].中医杂志,51(S2)：59-61.

关卓骧,袁天慧,陈洁,等,2020."心与小肠相表里"理论内涵探析及临证应用[J].广州中医药大学学报,37(8)：1594-1598.

琚婉君,都广礼,2018.基于中医多元对称性思想的大柴胡汤证治解析[J].江苏中医药,50(11)：68-70.

李书楠,林平,2017.脾为后天之本与中医治未病[J].光明中医,32(3)：340-342.

李秀月,代民涛,柴可夫,2017.《金匮要略》同病异治和异病同治运用析述[J].中华中医药杂志,32(10)：4351-4354.

王静,2006.黑格尔的"绝对理念"和老子之"道"[D].贵阳：贵州大学：17-21.

王仲宗,2007.中医辨证论——兼论阴阳五行八纲辨证施治[J].中华实用中西医杂志,20(5)：369-370.

许晓宇,2014.从二到三：《太玄》蜀学渊源浅探[J].商业文化,(26)：81,90.

张冰冰,朱爱松,石岩,2017.对于"五脏相关"理论的科学内涵探讨[J].中华中医药杂志,32(7)：3259-3263.

朱俊秀,闻永毅,李亚军,2021.五行演化及其推演应用[J].长春中医药大学学报,37(3)：481-484.

左文,陆兔林,毛春芹,2010.中药的四气五味[J].中国药房,21(7)：653-655.

第二节　"主病"与"属病"的治疗思想

人体由气、血、津、液、精、髓等基本物质构成(本),形成了以五脏六腑为核

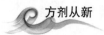

心（主），由经络相联（连）系的以皮肤毛窍、肌肉骨骼、四肢百骸、五官九窍、奇恒之腑等（属）构成的有机整体。这个有机整体在解剖结构上互相支撑、生理功能上互相协调、病理变化上相互影响，由此可以推论，人体的病变也必然是以气、血、津、液、精、髓等基本物质的变化为根本，以脏腑病变为核心（"主病"），以经络为传导通路，进而影响其连属的皮肤毛窍、肌肉骨骼、四肢百骸、五官九窍和奇恒之腑等（"属病"）。"主病"和"属病"的概念由此而生，同时衍生出"主病"的治疗以"本脏腑"的治疗为核心，同时兼顾其他"脏腑"及其"所属"；"属病"的治疗以"所主脏腑"为核心，并兼顾其他"脏腑"的治疗思想。从更高的维度看，"主病"和"属病"概念的提出，是中医整体观念在解剖、生理、病理和治疗上的具体体现，对于指导临床辨证、立法和治疗等具有重要的意义。

《灵枢·经别》云："夫十二经脉者，人之所以生，病之所以成，人之所以治，病之所以起，学之所始，工之所止也，粗之所易，上之所难也。"中医学认为，人体之构成以气、血、津、液、精、髓等为物质基础（本），以五脏六腑为生命活动的核心（主），以皮肤毛窍、肌肉骨骼、四肢百骸、五官九窍和奇恒之腑等为五脏六腑的附属（属），以经络为联（连）系全身的通路。根据其连属规律，所有组织、脏腑和器官等在解剖结构上相互支撑、生理功能上相互协调、病理变化上相互影响，即"主"与"属"通过经络而发生生理和病理上的联系，是中医整体观念在解剖、生理、病理和治疗上的具体体现。由此梳理而提出"主病"和"属病"的概念，进而剖析"主"与"属"的内涵和相互关系，有利于医者在临床实践中运用中医整体观而系统地把握疾病发生发展规律，摆脱扁平化、单一化的治疗模式，从而发扬中医整体观念指导下的治疗学优势。

1. 人体构成及内部联系的中医观

中医学认为人体由气、血、津、液、精、髓等基本物质构成，在此之上形成了具有一定生理功能的组织、器官，各组织、器官遵循特定的规律参与生命活动。同时，人体亦是一个结构和功能上协调统一的复杂系统，具有高度的整体性，体现在人体各组成部分之间为在解剖结构上互相支撑、生理功能上相互协调和病理变化上相互影响。

1.1　解剖结构上互相支撑

构成人体的根本物质基础是精,诚如《黄帝内经》所云"人始生,先成精,两精相搏谓之神"。父母的生殖之精相遇融合,待气血精髓完备,五脏乃可成形,进而精神萌发,形与神俱而成为人。把握人体基本结构是认识人体的前提,如徐灵胎之《医学源流论》在阐释人体的基本框架构成时,将其分为外构躯壳、内充脏腑和中贯经络三部分。皮肉筋骨以定人形为外在躯壳,能容纳脏腑充实内部空间,经络在内部脏腑之中和脏腑与躯壳之间贯行。文中言经络"为之道路,以传变周流者也",经络作为纵横人体的交通枢纽,起着人体各部分之间网络化联系的作用。经络的网络化作用以运载"经气"为概括,高秉钧《医学真传》指出:"夫五脏有形,形中有气,其气通于六腑,而行于经隧。"经络中运行的"经气"源于五脏而通于六腑;"行于经隧,则皮、肌、脉、筋、骨,为五脏之外合,如肺合皮,脾合肌,心合脉,肝合筋,肾合骨者是也"。故经络将五脏、六腑和躯体组织等对应连属,发生直接或间接的络属联系,以此广泛实现物质流、信息流和能量流的交通传输。

关于人体内的普遍联系现象,现代医学认为脏腑形体官窍间的沟通主要依赖血管、淋巴管等结缔组织和神经组织,但对具体的调控方式并未达成共识。有学者从胚胎学角度进行探讨,认为中医人体整体论具有现代科学支撑。从胚胎的发育过程来看,受精卵历经三个胚层、四大组织、各个器官、八大系统,形成完整的个体,三胚层首先分化形成心、肝、肺等脏腑,主持最初的生命活动,来源相同的器官存在某种共性,如心和肾共同来源于中胚层,起营养、支持和繁衍作用。根据三个胚层各部分的分化位置和时间相关性,脏腑、器官、官窍之间存在密切联系,如人胚肾的演化,在中肾接替原肾发育成泌尿器官时,中肾的部分结构分化成生殖结构(睾丸、卵巢和输精管等);从发育时间上来看,后肾的形成和肛门、尿生殖口的形成为同一时期,后肾初步建立的时间和女性胚胎的阴道开口时间大致相同,为中医"肾主水""主生殖""开窍于二阴"提供了发育生物学依据。可见中医学对人体整体性的阐释并非妄言,人体的生命发育学亦为"主""属"理论提供了有力支撑。

1.2　生理功能上互相协调

藏象学说是中医基础理论的奠基学说之一,其主要观点是以五脏为中心

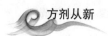

的整体观,阐发了人体生理病理的变化规律。五脏和六腑相表里,分别从"其华""其充""在体""在窍"等进行系统延伸,有纵向的直接络属,也有横向、斜向的间接关联,形成了主次分明、从属有别的网络系统。系统内部在生理功能上相辅相成,如心系心主血,脉行血,心之阳气推动脉管内的血周行全身;系统之间在生理功能上各司其职,如心主行血,脾主运化,肺司呼吸,而血行濡养周身又离不开脾胃运化水谷精微和肺朝百脉的作用。总体而言,人体每个部分均处于内环境这个有机整体之中,一个点的变化会引起本单元甚至其他系统的变化,故内环境稳态是五脏六腑各个系统协调运作的结果。这种纷繁复杂、丰富多彩、解剖结构精细支撑、生理功能上巧妙协调的系统就是人体的"形与神俱"。

1.3　病理变化上相互影响

既然人体内部有机整体在解剖和生理上相互支撑和协调,那么在病理上必然相互影响。例如,肝的生理失调可引起相关脏腑组织产生一系列的病理变化,由于足厥阴肝经"循股阴入毛中,过阴器,抵小腹,挟胃""上贯膈,布胁肋,循喉咙之后,上入颃颡",故肝疾常表现胸胁、颈项、头目不利的症状,并可引发男女泌尿、生殖、消化系统等功能障碍,故《灵枢·经脉》云:"是主肝所生病者,胸满呕逆飧泄,狐疝遗溺闭癃。"又如,太阳风寒束表之外感病导致恶寒发热、无汗等表证,亦可以出现喘满、泄泻、呕吐、心慌和厥逆等里证,由此可见外邪侵犯皮毛肌表,不但直接影响肺系统,亦可以累及脾胃、心、肝等多个脏腑系统。不论首要病变在脏腑还是脏腑之外的组织,其关联的脏腑组织亦可受影响。

2. "主病"和"属病"的提出

在中医的视角下,人体是一个普遍联系的有机整体,脏腑为这个整体的核心,统领各系统之下的子部元件。核心即中心,是事物关系中最主要的部分,为"主",依附于核心而存在的为"属"。在事物关系中,"属"不能离开"主"而存在,"属"也包含在"主"之中,二者之间虽有主从之分,但却表现为一种互相依存的共生关系。五脏六腑与皮肤毛窍、肌肉骨骼、四肢百骸、五官九窍和奇恒之腑等之间的关系可以看成"主"和"属"的关系,经络是联系"主"和"属"的网络。

2.1　主病与属病的概念

既然人体解剖、生理和病理上存在着"主""属"之分，那么理所当然在临床上可以将疾病划分为"主病"和"属病"。由此推论，脏腑病变为主病；连属于脏腑的皮肤毛窍、肌肉骨骼、四肢百骸、五官九窍和奇恒之腑等病变则为属病。这样全新的概念和划分方法的提出，对于指导临床实践无疑是大有裨益的。在中医学术史中"主病"和"属病"概念虽未明确提出，然而此概念于经典古籍中却有迹可循，并非"无中生有"。例如，《黄帝内经》条文中早有提及，"岐伯曰：从内之外者，调其内，从外之内者，治其外；从内之外而盛于外者，先调其内而后治其外，从外之内而盛于内者，先治其外而后调其内；中外不相及，则治主病"。强调根据疾病的病证主次，确定治疗的主次，从疾病发展的空间和时间上的三维立体度量，把握"主""属"关系。《伤寒杂病论》有关经证和腑证的论述可视为"主病"和"属病"概念的雏形，如太阳腑证的五苓散证和桃核承气汤证（主病），太阳经证的麻黄汤证、桂枝汤证（属病）。《医学心悟·经腑论》言："夫经者，径也。行于皮之内，肉之中者也。腑者，器也。所以盛水谷者也。""经"在此言经络，"腑"为三阳之腑，《奉时旨要》言："三阳有经又有腑，三阴有传更有中。"经证和腑证病理上相互联系，如"太阳经邪热不解，随经入府，为热结膀胱"，提示外邪从经入腑，有其传变规律。经证、腑证有病机症状上的区分，由此应当有不同的治疗策略，如"阳明病，汗出，谵语者，以有燥屎在胃中，此为实也，须过经乃可下之；下之若早，语言必乱，以表虚里实故也"。经证和腑证是伤寒六经辨证中对六经病发展和传变的病证分类，历经更迭，后世医家归纳为经证是外感邪气留于经脉，未及或犯及脏腑的病症，引发经脉气血津液运行障碍；腑证则指邪入体内，循经内舍于经脉所连接脏腑的病证，若邪气与腑内有形之物相搏结，则引发脏腑生理功能失常。另有学者认为经证、腑证拓展，可演化成经络病、脏腑病。

2.2　主病和属病的关系

不论如何，"经证""腑证"，"经络病""脏腑病"是对疾病形式上的划分，而非割裂。相比之下，"主病"和"属病"概念不仅认识到脏腑和经络疾病的差别，还重视两者之间的关联，从两者的关系把握疾病的主次轻重和传变因果。脏腑病变无疑在疾病发生发展中起着主导作用，是"主病"，因此《诸病源候

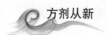

论》以脏腑为门类将疾病划分为五脏六腑病候。然十二经脉各有"是动则病"及"是主某所生病"的病症归属,即明代张三锡《经络考》所说之"脏腑阴阳,各有其经,四肢筋骨,各有所主",可见"主病"和"属病"的关系如同水之源头和支流,树之根基和枝叶,虽为一脉相承、同气连枝,但却从属有别。细化而言之,"主""属"之间,"主病"有主属和从属之分,"属病"有本脏之属和他脏之属之别。例如,肝为"主病",目可为"主属"之病,亦不排除皮毛、耳等"他属"亦受波及;或舌痛为"属病",本脏病变在心,也可能涉及脾胃、肝胆等他脏、他腑之病变。

再者,疾病发展有从"主病"到"属病",从"属病"到"主病"和"主属"同病的传变规律。例如,胃有积热("主病"),邪热循足阳明经脉上攻头面,引发牙痛、前额疼痛、面颊痤疮等"属病";风寒湿之痹证("属病")首先侵犯肢体关节经络,"病久而不去者,内舍于其合",向内引发五脏痹之害而引发"主病",有时往往出现"主属同病"的复杂证候,如胃痛和牙痛并存、体痹和脏痹同在的复杂临床表现。

总之,"主病"和"属病"的概念虽脱胎于伤寒外感病,然于内伤杂病中却更具有立体性和全面性,更能反映临床疾病的发生发展的复杂性和临床表现的多样性。

3. "主病"和"属病"概念提出的意义

"主病"和"属病"涵盖人体"里外上下""前后左右"之疾病,从疾病的概念分类上独辟蹊径,能起到纲举目张的统领性作用。"主病"和"属病"概念能使医者对于纷繁复杂的临床表现有一个提纲挈领的把握,尤其是对于审明病位、辨明病因、分析病机、确立治则治法,以及遣药组方和择经配穴组方等具有重要的指导意义。

3.1 明辨疾病"主属"之先后主次,实现立体化治疗

辨明"主病"和"属病"强调从相对独立的外在表象中把握内在统一性和病变本质,诊断疾病需要"明其部,以定经;循其流,以寻源"。例如,腰膝酸软多为肾之"属病",虽常从肾论治,然若伴随有"腰以下冷痛,腹重如带五千钱"的症状,则咎于寒湿侵及肌肉,病在脾而非肾,以甘姜苓术汤(肾着汤)治疗;反

之,当肾本身出现问题即肾为"主病"时,可出现小便不利等脏腑证候,伴有腰膝酸痛、足跟痛等少阴肾经循行部位发生病变时("属病"),其治又有所不同。总之,从"主病"和"属病"的角度辨证推究,既要把握"主病""属病"之先后,又要明晰"主病""属病"之主次,分清标本缓急,主次轻重,随证治之。

同时必须注意,"主病"和"属病"的联系性不可以机械地认为是一一映射的关系,即某脏腑病不一定只影响其"主属"部位,还有可能影响其"从属"部位,如脾胃湿热不仅能导致口臭,还可导致失眠;某部位病变不一定只关联其"本脏腑",还可能涉及"他脏腑",耳鸣不一定由肾虚引发,还可能从肝胆和脾胃病变而来。

人体各个部分均处于内在有机整体的环境之中,既有其相对独立性,又有普遍联系性。因此,在治疗上需要"统筹兼顾""瞻前顾后",由此确定以"主病"的"本主脏腑"或"属病"的"所属脏腑"为核心,兼顾其他脏腑和经络的治疗方法。例如,咳嗽病的"本主脏腑"为肺,治疗方法总体来说不离治肺,而不限于从肺论治,有从大肠论治之通腑泻肺者,有从脾论治之培土生金者,有从肝论治之佐金平木者,有从肾论治之金水相生者。目疾("属病")多以养肝明目为治(本主脏腑),而"五脏六腑之精气,皆上注于目而为之精",兼见眼睑下垂者宜补脾益气(分属脏腑),兼见瞳仁无神者宜补肾益精(分属脏腑)等。这就要求医者从临床实际出发,摆脱单向的刻板思维,遵循中医整体观的辨证原则,走向立体化、多元化、普遍联系化的治疗模式。

3.2 指导遣药组方和择经配穴,使治疗更有系统性和针对性

清代著名医家徐灵胎言:"故治病者,必先分经络脏腑之所在……然后择何经何脏对病之药,本于古圣何方之法,分毫不爽。"把握"主病"和"属病"之后,治疗上才能更有策略性。遣药处方绝不是将对症药物的简单叠加和堆砌,需要明晰"主""属"之差别,遣药组方才更加有针对性。例如,《内外伤辨惑论》的升阳益胃汤,主治"脾胃虚则怠惰嗜卧""时值秋燥令行,湿热少退,体重节痛,口干舌干,心不思食,食不知味,大便不调,小便频数""兼见肺病,洒淅恶寒,惨惨不乐,乃阳气不升也"。根据"主病""属病"的概念,本病的"主病"为脾胃虚弱,湿热内生("主病一"),故以黄芪、人参、半夏、炙甘草、泽泻、橘皮、茯苓、白术等补气健脾,除湿止泻;体重节痛为湿邪流注关节,外受风邪所致("属病"),故以独活、防风、羌活散风除湿止痛;口干舌干("属病")为肝胆郁

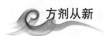

滞,又肝脾之间有密切关系,故以柴胡、白芍、炙甘草、黄连(四逆散减枳实)调理肝胆而清热;兼见肺病("主病二"),洒淅恶寒,惨惨不乐,乃阳气不升也,可用"主病"之药配伍柴胡、独活、防风、羌活等风药补气升阳实卫。从这个复杂病症的组方看,首先"主病"为脾胃虚弱和肺气虚弱(土不生金),"属病"为体重节痛和口干舌干,这样一个复杂病证的疾病网络,如果不能正确地采用"主病""属病"的概念及脏腑生克制化的关系进行分析,是没有办法进行高效、准确地遣药组方的。又如,麻黄汤主治太阳风寒表实证,"属病"为风寒束表,引发"主病"肺气失宣,故以发汗解表治其"属病",则"主病"之喘咳自然缓解,此即从"属病"治疗"主病"之方法。

"主病"和"属病"既明,遣方用药随之构架,有利于医者把握施治思路和优化处方,亦有利于学者以方测证,其适用性在针灸、推拿等物理性治疗中亦是如此。治疗中择经选穴同样遵循"主病""属病"的思路,如肝阳头痛可于头颈部近端取穴("属病"),同时泻肝经("主病一"),补肾经("主病二")远端取穴,即各种情况需要具体问题具体分析。

3.3 "主病"和"属病"概念的提出将诸多辨证方法统一于以脏腑辨证为核心的辨证体系中,实现了多种辨证方法的贯通和互相诠释

现行中医辨证体系呈现出多元化的趋势,然而辨证方法的多样化存在弊端,如选择方法不确定、概念抽象、重心各异等,容易使医者陷于迷茫,一定程度上阻碍了临床治疗学的发展。辨病辨证旨在认识疾病的本质基础上来治疗疾病,万卷不离其宗,病之本不外乎气、血、津、液、精、髓等物质的变化,但均不可能脱离以脏腑为核心的脏腑系统,离开了脏腑这一根本核心谈疾病的诊治必然是无本之木、无源之水。只有抓住"主病"和"属病"之间以经络相连这一基本事实,对于疾病的治疗我们才有了根本性的指针,否则就陷入各种不同辨证方法的攻讦和冲突中而没有了方向。例如,六经辨证中的太阳病初起,是足太阳膀胱经的"属病",与卫气营血辨证的卫分证(肺卫证)、脏腑辨证的肺表证、三焦辨证的上焦肺表证等都是肺的"属病",都是肺之皮毛的"属病",是一脉相通的,看似不同,实则为一也。例如,太阳蓄血证病变是六经辨证的太阳蓄血、卫气营血辨证的血热血瘀、脏腑辨证的膀胱瘀热、三焦辨证的下焦瘀热,其实质应统一在以脏腑辨证为核心的"膀胱蓄血"显然能够统一各种辨证方法,选药处方以桃核承气汤为主,则可力排众议!否则遣药组方难明!

临床所遇疾病往往纷繁复杂,"属病"概念的提出使难以归类治疗的皮肤毛窍、四肢百骸、五官九窍及奇恒之腑等病变归属于以脏腑病变为核心的体系中,规范"广而细"的"属病"治疗,为胞宫、精室、甲状腺、前列腺、脑等"属病"的诊治提供理论支撑,如对胞宫病("属病")应以厥阴肝系("主病")为主治疗,此与王好古的《医学全书·此事难知》亦所见略同。

总之,"主病"和"属病"的提出有利于把握疾病的病位和发生发展规律,拓展诊疗思路,摆脱扁平化、单一化的"目疾治肝"诊疗模式,充分发挥中医整体观念和辨证论治的优势,为我们解决复杂临床问题提供有力的理论依据和基本范式!

(曾耀莹)

参考文献

陈锦明,黄泳,王升旭,2010.胚胎学对经络实质的启示[J].上海针灸杂志,29(4):251 – 254.

郭万林,李润阳,朱小龙,等,2022.少阳病经证、腑证解析及临床应用[J].西南医科大学学报,45(4):364 – 368.

洪子云,梅国强,1979.论少阳腑证[J].湖北中医杂志,1(2):1 – 4.

蒋狄,胡卡明,胡婷,2009.从《内经》看脏腑病与经络病的异同[J].中医研究,22(5):1 – 2.

吕志文,2014.从三胚层演化探讨六经实质[D].北京:北京中医药大学:24.

罗正威,2002.中医五脏实质为三胚层说[J].中国中医基础医学杂志,8(9):3 – 6.

王全年,2007.论形态脏腑演化律[D].济南:山东中医药大学:3.

印会河,1984.中医基础理论[M].上海:上海科学技术出版社:54.

张栋,2018.藏象学说的胚胎发生学依据[J].中医杂志,59(10):811 – 815.

赵兴梅,刘炜,2018.从胚胎分化角度探讨脏腑经络形体官窍间的联系及其本质[J].中国中医药科技,25(3):368,378.

中国社会科学院语言研究所词典编辑室,1996.现代汉语词典[M].3 版(修订本).北京:商务印书馆.

周逸平,1999.经脉-脏腑相关是经络理论的核心[J].针刺研究,24(3):238 – 241,197.

第三节 新型冠状病毒治疗的古方与今病

2022 年年底新型冠状病毒感染的暴发流行引发了严重的公共卫生问题,

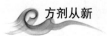

在这个暴发感染到消退及后遗症治疗过程中中医药都全程参与其中并取得了公认的疗效。因此,非常有必要回顾这个过程,且目前世界范围内还有持续不断发生的新型冠状病毒感染,探讨其发病与后遗症的治疗仍然是非常有必要的。本文从伤寒和温病角度对本病的初期暴发流行进行辨析,并且从其后续的病证演化和治疗等角度作系统的论述,以期为今后重大传染性疾病(如甲流)的防治提供理论支撑。本次 2022 年壬寅岁末新型冠状病毒感染和 2019 年己亥岁末新型冠状病毒感染,通过对《伤寒论》太阳病诸篇条文分析比较发现太阳伤寒证与新型冠状病毒在病时、病邪、病位、病机、病势等方面存在诸多一致,都属于伤寒的范畴,且为正伤寒。根据辨证论治的精神,伤寒法可以应用在新型冠状病毒感染的诊治上,初起治疗以仲景伤寒之法治疗,随着兼病、合病、直中、坏病、复阳等病情演化,则以伤寒、温病和杂病等不同辨证方法治疗,不必完全拘泥于伤寒和温病。

《伤寒论》是一部以治疗外感疫病为主的方书,《伤寒论》中的"伤寒病"是以病原命名的,属于冬春季节流行的具有寒属性的上呼吸道急性传染病。2019 年己亥岁末新型冠状病毒是传染性强、病情变化迅速、死亡率高的疫病,并而非一般的外感病,非常类似于仲景所言之"伤寒"。外感病发病及传变的关键是正气的强弱和邪气侵袭的强弱,正邪相争导致了疾病的动态变化,正邪双方根据相对力量的强弱发生着盛衰消长的变化,从而形成了兼病、合病、直中、坏病等病情变化。本文兹就新型冠状病毒感染的病性、疾病演化、治疗等这些基本问题进行详细分析如下。

1. 壬寅岁末新型冠状病毒感染初起为正伤寒而非温病

一以贯之,要厘清伤寒与温病之间的关系应该从三方面进行把握:其一是从病因学角度看,在辨析病因上是以阴寒邪气为主还是温热邪气为主;其二是从首先侵袭的病位角度看,是以太阳为主还是以太阴为主;其三是从治法上看,是以表散为主还是以清解为主。

新型冠状病毒感染属于伤寒范畴,且为正伤寒,而非温病。从发病季节看,2019 年己亥岁末新型冠状病毒和 2022 年壬寅岁末新型冠状病毒感染暴发的时间都是在冬季,这种暴发于冬季感寒而发的伤寒病为正伤寒。例如,《伤寒全生集》云："夫伤寒者,自霜降后至春分前,天令严寒,水冰地冻而成杀厉之气,人触犯之,即时病者,为正伤寒。"下面将从病时、病因、病位、病机、病势多角度论证《伤寒论》所讲伤寒病(寒疫)与 2022 年壬寅岁末新型冠状病毒感染多层面的相关性,为新型冠状病毒、甲流等急性传染性疾病提供病因、病机和治疗参考。

1.1　病时：太阳寒水司令之时

中国传统哲学认为,人是天地之气冲和孕育而成,天地人三气的气化实质是一气周流。根据五运六气推算,2022 年 12 月是壬寅年终之气(六之气),后半年的主气为太阳寒水,第五运为太羽水,客气为厥阴风木,中运为木太过,所以 2022 年冬季的主要特点就是寒水、风木太过,即天地间的风寒之气更盛,这种太过的风寒邪气侵犯人体而易变为伤寒病。仲景在《伤寒论》所论述的伤寒病主要发病时间在冬春寒冷季节,可见仲景所论之伤寒与 2022 年壬寅岁末新型冠状病毒感染在发病节气上也是颇为吻合的,为正伤寒发病之时。

1.2　病因：风寒或风寒湿邪

从大的气候背景来看,张仲景所生活的时代是我国有史料记载以来的第二次寒冷期,给人类带来了毁灭性的灾难。从症状表现来看,仲景所论伤寒初期以脉浮紧、恶寒发热、骨节疼痛、头项强痛等为典型风寒束表之症状;从方药使用来看,张仲景用麻黄汤等辛温发寒解表之方为治太阳病之首方,亦可用麻黄加术汤、葛根汤等治疗,以方测证亦可知其所治为风寒或风寒湿之邪致病为主,可见伤寒不单纯指所受为寒邪,亦指风寒湿等阴性邪气侵袭太阳之表而致的疾病。与伤寒不同的是,后世陈延之《小品方》记载温热邪气所致天行瘟疫的症状表现多以头痛壮热、四肢烦疼、发斑出疹、口渴欲饮为主症,并着重强调发病季节在炎热的夏季。病种已从仲景时期的寒性传染病变异为陈延之时期的温热性传染病,其治法也从辛温转为辛凉。

根据两次新型冠状病毒感染的发病特点,可知引起人体发病的病邪(寒邪)应当包括两层含义,其一为"暴寒时邪",如寒邪,其二是具有阴寒之性的邪气,如风寒之邪、风寒湿之邪或寒湿之邪。换句话说,病毒传染性虽强,但是若离开风、寒、湿三个时令之气的加持,则不足以让人发病,即使发病也不严重,这大概也是"无症状感染者"的由来。所以本次新型冠状病毒的致病邪气

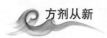

为风寒湿一体,统一于寒,以寒邪为主。这个从地域上也可以看出来,2022年壬寅岁末新型冠状病毒感染在温暖的南方病情的严重程度远远轻于寒冷的北方,进一步佐证了本病为阴邪(寒性)。

1.3　病位:首在太阳

寒邪致病首犯太阳经,出现《伤寒论》第35条所讲"太阳病,头痛发热,身疼腰痛,骨节疼痛,恶风无汗而喘者,麻黄汤主之"。这与本次新型冠状病毒感染的症状也是基本符合的。若体质素弱,虽有太阳病,抑或兼有基础病证,如"少阴病,始得之,反发热,脉沉者,麻黄细辛附子汤主之",即足太阳足少阴两感(同病),为素有肾阳不足,又外受风寒,表现为太少两感证。

1.4　病机:邪在太阳,营卫郁滞

病机是疾病发生、发展、变化的机制,是中医对疾病的认识方式,是辨证论治的核心。新型冠状病毒感染的早期病位在太阳,多表现为"脉浮,恶寒,发热,头项通,肌肉骨节痛"太阳风寒表实证,其病机为风寒(湿)客犯太阳,营卫郁滞。

1.5　病势:危急,传变迅速[太阳膀胱之表—太阴、少阴(心肺之里)]

病势是病情演变的发展趋势,是疾病发病缓急之势,是证候动态之势。林亿等在《伤寒论》序中提出"百病之急,无急于伤寒",认为伤寒病势危急。伤寒病传变较快,易于发展成危重症,《伤寒例》曰:"伤寒之病,逐日浅深,以方施治。"《伤寒论》第4条"伤寒一日,太阳受之,脉若静者为不传;颇欲吐,若躁烦,脉数急者为传也",说明"伤寒一日"就已经出现了呕逆的消化道表现。这种传变很快就可以由麻黄汤证转变为炙甘草汤证(少阴心)之心肌炎和小青龙汤证(太阴肺)之白肺等。

2. 新型冠状病毒感染的疾病演变

本次新型冠状病毒感染中可明显看出六经传变的痕迹,初始病位在太阳,可兼见本腑或其他经络脏腑同病,甚或脱离太阳本经病而完全传变至其他经

络脏腑。部分体质素虚的患者可由寒邪直犯脏腑和旁经,形成直中的经络脏腑相关疾病。若经失治、误治引发各种变证,甚至成为难治性坏病。

2.1 本病——本经病

太阳本经病是邪气侵袭太阳经引发的太阳本经的一系列疾病证候,根据感邪性质、感邪轻重和人体正气强弱之不同,太阳本经病又可分为太阳中风表虚证和太阳伤寒表实证。伤寒学认为太阳为六经藩篱,抵御外邪的第一道防线。当机体初感寒邪,会出现太阳病提纲证、麻桂汤证等病在太阳经的外感表现。这与临床中所见和《新型冠状病毒感染诊疗方案(试行第十版)》中提到的"新型冠状病毒初感者多表现发热、肌肉酸痛、鼻塞、流涕、咽不适、咳嗽等呼吸道症状"的表现基本相同,病机上都属于太阳本经病伤寒证的风寒外束、营卫郁滞。由于时令和病毒属性的影响,从新型冠状病毒的发病特点来看,其以太阳伤寒表实证为主,还有部分患者因为素体较弱表现为太阳中风表虚证,当注意辨别。

2.2 兼病——兼他经病、他脏病、他腑病

很多学者对合病、并病多有不同观点,这里以兼病作为合病和并病的总称。人体是一个完整的机体,由经络相连,各个脏腑之间常相互影响。经络脏腑表里内外上下之间相连,常常一经有病波及他经、他脏的情况出现。例如,太阳经受邪常常旁涉多经、多脏同病,其病状表现也多种多样,辨治也较为复杂。根据临床观察,部分患者除了"麻黄八证"以外,还伴有腹泻、纳呆、呕逆、口渴、小便不利、口苦等涉及太阴、少阴、阳明、少阳兼病等情况。由于新型冠状病毒病势变化较快,数日即可导致太阳本经病同他经、他脏、他腑病同时存在,病情轻者兼他经病,病情重者可兼他脏、他腑病,形成太阳兼病。其中以太阳兼太阴肺脾、少阴心肾为多。

2.3 传变——为本脏腑病和他脏腑病

这里的传变区别于合病、并病(兼病),受机体状态及感邪轻重等多方面因素影响,邪气已脱离太阳本经而由表传里形成本脏腑病,或者形成他脏腑病格局,即为传变。例如,尤怡在《伤寒贯珠集·太阳传本证治七条》中提到"伤寒之邪,有离太阳之经,而入阳明之腑者,有离太阳之经,而入太阳之本者",指出

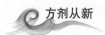

了太阳经邪气脱离本经传至本腑、他腑的病理衍变。伤寒的演变中常出现表证(太阳本经病)虽已痊愈,却又出现了脱离本经的一系列脏腑证候,这类患者常出现"口渴,小便利或不利"的足太阳膀胱本腑的太阳蓄水证和太阳蓄血证;"发汗后、腹胀满"的足太阴脾脏阳虚证;"发汗后,其人脐下悸"的少阴心、肾脏的阳虚水犯证;"伤寒解后,心下痞鞕,噫气不除"的足阳明胃腑的胃气虚逆之证。根据临床观察,新型冠状病毒感染一段时间后,恶寒发热的太阳本经病虽解,继而出现多系统的症状表现,如出现腹泻如水的太阳蓄水证、心悸心慌的少阴心气不足证和大便坚硬如球的脾约证等,在此不一一枚举。

2.4 直中——他脏腑、他经

历代医家对"直中"多持不同见解,多数医家认为直中为三阴病。临床实践发现外邪可直中阳经,也可直中阴经。寒邪侵犯人体可在少数情况下出现初发即为太阳经病以外的经脏病,如寒邪侵犯少阳出现"往来寒热"的少阳病、直犯阳明的"呕吐肠鸣腹泻"的胃肠腑病、直犯太阴的"下利腹胀满,身体疼痛,先温其里,后攻其表"的太阴经腑病,直犯少阴的"少阴中风,脉阳微阴浮"的少阴经病及"少阴病,下利清谷,里寒外热,手足厥逆,脉微欲厥"的少阴脏病,犯及厥阴的"寒热错杂、寒热胜复"的厥阴病等。

少数新型冠状病毒检测为阳性的患者初发症状并不是太阳本经病,而是发病初期即表现为他经及他脏腑的证候特点。据临床观察可以发现,新型冠状病毒(寒邪)直中所表现的病情更为复杂和严重。新型冠状病毒直犯他经、他脏腑出现他经病、他脏病、他腑病的疾病特点与《伤寒论》寒邪侵犯人体的发病表现基本一致。例如,《新型冠状病毒感染诊疗方案(试行第十版)》在重症阶段的描述"胸闷气促,乏力呕恶,汗出肢冷、烦躁谵语等",可知新型冠状病毒感染的重症表现与伤寒三阴病基本吻合。虽然六经皆可直中,临床直中三阴者病情更加危急。

2.5 坏病——失治、误治引发的各种变证

坏病是伤寒病证之一,一般认为《伤寒论》中的坏病是"变证""非六经"病,即经失治、误治而致病情发生变化,已无六经病证候可循的病证。《伤寒论》中的坏病从一定意义上来讲属于一种因误用汗、下、吐等法导致的"衰败性、难治性、危重性、复杂性"疾病,其症状表现多端,可见结胸、下利、眩冒、振

惕、谵妄、呕哕、烦躁等,难以用六经命名的一类疾病。纵观新型冠状病毒感染暴发以来的治疗现状,中医学界对新型冠状病毒的病邪属性认识不一,更有甚者辨为热性温病而大量使用苦寒、泻下等药,从而伤及人体阳气,汗不得越,闭门留寇致使病情加重,终致不治。西医在治疗上常规应用大量激素、抗生素,过量输液,加上呼吸机的使用,客观上加重阳气受损,各种变证丛生。失治、误治、过度治疗,使得正气亏虚、邪气因入,变为坏病。正如成无己在《注解伤寒论》中所言:"坏病,言为医所坏病。"值得注意的是,中西医不恰当的治疗虽然是形成坏病的重要因素,但不是唯一因素,一些胆囊炎、肝炎、肠梗阻等急慢性疾病多由疾病自身内在的转化发展而成,临证时见到坏病不可片面判断为医疗错误。总之,形成坏病的原因仍不离正虚邪盛为主导的病机本质。

2.6 伏邪与复阳

《中医大辞典》认为伏邪是伏藏于体内而不立即发病的病邪。有些患者虽然发生了上述完整的疾病演变过程,但是又发生了新一轮的感染,此为复阳。伏邪是导致复阳的关键,复阳是和伏邪有关。部分患者经服用特异性抗病毒药、对症治疗或未经治疗后核酸检测转阴一段时间再次进行复测转阳的病例较为多见。现代医学对于复阳的机制尚未明确,主要认为抗病毒治疗后转阴的机制可能是暂时抑制病毒复制使得症状改善、病毒载量下降,从而导致免疫逃逸,再次复阳可能与潜伏体内的病毒引起持续感染有关。现代研究的"病毒潜伏"说与中医学的伏邪理论有着极为相似之处。祖国医学认为"正气存内,邪不可干""邪之所凑,其气必虚",人体感受疫毒经过治疗后虽症状消失,然正气被伤,大部分人有"阳康"后乏力、困倦等正气不足的表现,这就为潜伏于体内的病邪(新型冠状病毒)提供了死灰复燃(复阳)的契机。

3. 新型冠状病毒感染的治疗

本次新型冠状病毒感染疫情为风寒湿一体,统一于寒。《伤寒论》中的伤寒病与新型冠状病毒在病因病机、症状表现和病情演变上基本一致。根据辨证论治的精神,二者在治疗上也互通互参。根据临床真实所见及参考《新型冠状病毒感染诊疗方案(试行第十版)》,参以《伤寒论》中方证对应思想并旁参八纲辨证等辨证方法,在太阳病阶段应当依从以风寒湿论治为主的正治之法,

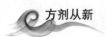

再根据患者正气之强弱、受邪之轻重、病机之演变行权变治疗。

3.1　太阳本经病：本经实证——麻黄剂为主

本经实证在《伤寒论》中指的是伤于寒邪的表实证。外感六淫之邪多与时令有关，春令多中于风邪、夏令多中于暑邪、长夏多中于湿邪、秋令多中于燥邪、冬令多中于寒邪，2019 年和 2022 年新型冠状病毒感染都暴发于冬季天气严寒之时，以寒湿为主，必须重视寒湿这一致病邪气。既已明确本次新型冠状病毒感染为寒疫，太阳病阶段则需用麻桂剂。正如蒲老所说"温疫最怕表气郁闭，热不得越"。麻黄可以发汗宣肺透邪，消散肺中寒饮。《温热经纬·仲景疫病》云："疫邪达表，当从汗解。"麻黄为开皮毛、达腠理的第一要药，必需善用。《存存斋医话稿续集》中提到"治病初、中、末三法，大旨初宜猛峻"，故在新型冠状病毒感染的太阳病阶段治疗应善于应用发汗峻剂，如麻黄汤、大青龙汤、葛根汤等。

除了"邪气在表，治以汗解"以外，还可以根据病情需要参用放血法。例如，《伤寒论》条文"伤寒脉浮紧，不发汗，因致衄者，麻黄汤主之""太阳病，脉浮紧，发热，身无汗，自衄者愈"，尤怡在《伤寒贯珠集》中解读为"阳气重者，须汗血并出，以泄其邪"。结合临床实际，放血疗法在发热性疾病中确有退热作用，所以对于新型冠状病毒感染高热不退者可配合针刺大椎、少商、商阳等穴位放血以退热。应当注意的是，这种麻桂剂的汗法、针刺的放血法主要用于太阳本经之伤寒表实证，不可触犯汗法禁忌。

《伤寒论》中和禁忌相关的条文多与失治、误治有关，汗法禁忌多为气血阴阳亏虚、温病、里热实证者，具体操作层面是对以上患者禁用峻汗，或辛温发汗，主要是出于恐伤及人体气血津液，经后世发展改良后，辛凉解表、滋阴解表、益气解表、养血解表等治法的提出，汗法已经不是绝对禁忌；《伤寒论》下法多治疗正气不虚的里实证，对于病在表者、里未成实者、脾胃虚寒者、气血阴阳亏虚者慎用攻下。例如，"太阳病，外证未解，不可下也，下之为逆""少阴病，脉细沉数，病为在里，不可发汗"，即是对于这种阴血不足的里虚者慎用下法，正如尤怡所说"病在里而汗之，是竭其阴而动其血，故曰不可发汗"。

3.2　太阳本经病：本经虚证——桂枝剂为主

本经虚证在《伤寒论》中指的是伤于寒邪的表虚证。太阳本经虚证的形成主要由风寒邪气犯表和营卫正气抗邪力量较弱两方面共同作用的结果。这类患者的主要证候特点是恶风寒发热、头项强痛、汗出、鼻鸣干呕、脉浮缓弱等，治疗上宜选用辛温的具有解肌发汗、扶正祛邪的桂枝汤及其类方进行治疗。

3.3　兼病治疗

兼病的治疗贵在分清主次，根据病势确定治疗方向。若兼病在演变过程中，表重里轻，则先表后里；里重于表，舍表攻里；半表半里之邪，则取之于少阳，和解表里。根据患者的临床表现，判断病在何经、何脏、何腑，再参以经络脏腑中邪气之轻重、病位之浅深、正气之强弱、病势之缓急等进行综合分析，并确立治则以随经选方或合方用药。例如，太阳少阳（经、脏）兼病可选用柴胡桂枝汤、黄芩汤；太阳阳明（经、脏）兼病可选用葛根汤、葛根加半夏汤等；三阳（经、脏）兼病可选用白虎剂或麻桂剂、柴胡剂、石膏剂等的合方；太阳太阴（经、脏）兼病可选用桂枝人参汤、桂枝汤、小青龙汤、小建中汤、四逆汤等；太阳少阴（经、脏）兼病可选用麻黄附子细辛汤、四逆汤，太阳本经、腑（膀胱）同病可选用五苓散等。

3.4　传变治疗

太阳病在传变过程中会受邪气强弱、体质虚实和基础病等多因素影响而传至易感脏腑，即病走熟路。当人体脏腑经络空虚时邪气更易脱离本经乘虚而入，形成他脏和他腑病。例如，对于既往患有呼吸道疾病如肺脏素虚者，感染新型冠状病毒后邪气滞留于太阳经而入里，肺气郁闭，失于宣降，水饮停肺，出现肺炎的症状和影像学表现如"白肺"者，治疗上可以予小青龙汤、苓甘五味姜辛汤治疗。平素脾胃虚弱的患者，在感染新型冠状病毒后更易于引发消化系统的问题，在治疗上"发汗后，腹胀满者，厚朴生姜甘草半夏人参汤"，轻者还可以使用理中丸，寒邪重者"当温之，宜服四逆辈"，或以桂枝人参汤治疗。平素胃火较盛的患者，感染新型冠状病毒后恶寒、脉浮、身痛等表证已解，出现腹胀、心烦、大便干结、口疮牙痛等胃火炽盛之症，这是邪已化热入阳明腑，正如仲景所言"太阳病三日，发汗不解，蒸蒸发热者，属胃也"，治以承气汤类方剂以通其阳明，或用东垣清胃散治疗。另外，还有用于少阴心肾阳虚的桂枝甘草汤、桂枝甘草龙骨牡蛎汤、炙甘草汤、真武汤和四逆汤等，太阳膀胱本腑的五苓散、桃核承气汤和抵挡汤，少阳胆腑的柴胡类方，厥阴肝的乌梅丸等，兹不一一枚举。

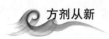

3.5　直中治疗

据前文论述,我们知道六经皆可直中寒邪而发病,寒邪直中于经腑者病情较轻,直中三阴脏者病情较为危重。中于经腑者,分经用药即可。中于脏者病情危急,特例而示之。分析《伤寒论》三阴病篇条文可知,太阴病可见腹痛呕逆、自利不渴;少阴病可见厥逆、但欲寐,厥阴病可见烦躁、脉微细,皆呈现一派阴寒病机为主导的表现。在治疗大法上,火神派郑钦安提出"但凡三阴病,以温补为要"。用药也是以温阳、扶阳为首务。若深入少阴厥阴者,急当开闭固脱;内闭外脱证选用四逆加人参汤、麻黄附子甘草汤、麻黄附子细辛汤、苏合香丸等加减;阳衰阴竭证选用茯苓四逆汤等加减;上热下寒证选用麻黄升麻汤等加减。

3.6　坏病治疗

《伤寒论》中关于坏病的治疗,仲景也只是给出了"观其脉证,知犯何逆,随证治之""知犯何逆,以法治之"两条治疗大法,并未明确给出具体方证。笔者查阅古今文献,发现《伤寒贯珠集》的救逆法专为坏病而设,《医宗金鉴·辨坏病脉证并治篇》给出了针对坏病治疗的具体方证条文,将一些当今学者对坏病的治法心得加以整理,去粗取精,特编纂于此。因其难以用六经命名,特以八纲辨证为规范对不同坏病予以辨证治疗。新型冠状病毒感染的坏病在《新型冠状病毒感染诊疗方案(试行第十版)》的分型中对应于重型、危重型患者。对于临床中危重型坏病的治疗可参阅《医宗金鉴·辨坏病脉证并治篇》《伤寒贯珠集》。当今学者对坏病的辨治观点详细列于下。

前已论述坏病由误治引起,治疗选方:火逆引起的心阳亏虚者可选用桂枝甘草龙骨牡蛎汤、桂枝去芍药加蜀漆龙骨牡蛎救逆汤、桂枝加桂汤;误用汗下法而亡阳者可选用茯苓四逆汤、干姜附子汤;虚热而烦者可选用栀子豉汤类方;肾水凌心者可选用真武汤、苓桂术甘汤;寒药伤中致腹痛呕吐者可选用黄连汤;太阳病误下后伤阳者可选用桂枝去芍药加附子汤;引发宿疾而喘者可选用桂枝加厚朴杏子汤;邪热闭肺者可选用麻杏甘石汤;邪入膀胱气分水停者可选用五苓散;利不止者可选用赤石脂余禹余粮汤(桂枝人参汤、葛根芩连汤);厥阴热病之中寒下竭者可选用乌梅丸;太阳病误下致痞者可选用泻心汤类方;太阳病误下致结胸者可选用陷胸类方、三物白散;阴阳离决、内闭外脱者可选用苏合香丸、至宝丹;疫毒闭肺痰热水停者可选用宣白承气汤、茯苓皮汤、菖蒲郁金汤等,皆可参鉴。

3.7 伏邪与复阳

中医辨治精博,以仲景为上,可为后世法,依此可对新型冠状病毒感染从病因、病机演变、病势、治疗等多方面作系统的阐述。伏邪理论对伏邪致病的"因机证治"更有详细的理法方药可用于新型冠状病毒复阳的诊治、复阳的预防并发挥着重要的实际指导意义。基于辨证论治的精神和新型冠状病毒复阳的发病规律特点,伏邪致复阳的诊治当遵循以《伤寒论》六经辨证体系为主,综合八纲辨证,不拘泥于寒温而随证施治。鉴于复阳患者多伴虚象,《脾胃论》认为"内伤脾胃,百病由生",《难经·十四难》认为"损其肺者,益其气",结合中国古代治病、防病理论,在用药时要注重以顾护脾胃为主,因"内伤脾胃,百病由生",又"正气存内,邪不可干",当扶正防邪,防止复阳。

4. 结语

两次新型冠状病毒感染在病时、病邪、病位及病证演变等方面都大体相同,都属于伤寒的范畴,且为正伤寒,初起治疗当以仲景伤寒之法治疗,随着兼病、合病、直中、坏病等病情演化,当以伤寒、温病和杂病等不同辨证方法治疗,不必拘泥于伤寒和温病。

(赵则阔)

参考文献

蔡秋杰,张华敏,曹洪欣,2020.透邪解毒法治疗新型冠状病毒肺炎[J].中医杂志,61(16):1401-1404.

陈丽英,沈贵亮,2021.商洛地区新型冠状病毒肺炎的证候特征及辨治探究[J].陕西中医药大学学报,44(5):7-12.

陈美平,郭婷,周志国,等,2022.湖南省首例 Paxlovid 治疗新型冠状病毒奥密克戎 BA.5 变异株复阳病例报道[J].中南大学学报(医学版),47(12):1775-1780.

陈宁勇,李芸,范欣生,2013.《伤寒论》汗法禁忌探析[J].中华中医药杂志,28(9):2518-2520.

陈宁勇,李芸,范欣生,2012.《伤寒论》下法禁忌探析[J].南京中医药大学学报,28(4):309-311.

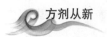

陈腾飞,2019.从"伏邪"与"坏病"探讨脓毒症的治疗[J].中医杂志,60(15):1336-1338.

董胡兴,1982.合病、并病、两感刍议[J].辽宁中医杂志(10):14-15.

范逸品,王燕平,张华敏,等,2020.试析从寒疫论治新型冠状病毒肺炎[J].中医杂志,61(5):369-374.

胡久略,闫东升,商健,2020.从六经辨治新冠肺炎及其变证[J].中药药理与临床,36(2):90-92.

江道斌,王玲.从湿热论治重型新型冠状病毒感染[J].北京中医药(1):37-39.

李经纬,2004.中医大辞典[M].2版.北京:人民卫生出版社:418.

林永发,刘丽琼,1991.伤寒直中探析[J].山东中医杂志(3):12-13.

刘扬,何清湖,易法银,等,2018.熊继柏论中医临证常见误区[J].中医杂志,59(22):1906-1909.

彭子益,2017.圆运动中的古中医学[M].北京:中国中医药出版社:6-7.

时振声,1979.有关厥阴病几个问题的意见[J].中医杂志(11):13-16.

苏海洋,2022.《伤寒论》与东汉末年疫病流行季节和地域关系的研究[J].中医药文化,17(3):264-274.

孙良明,陈劲松,薛燕星,等,2020.国医大师薛伯寿治疗新型冠状病毒肺炎思路[J].世界中西医结合杂志,15(3):393-397,401.

汤旻雨,2021.基于《伤寒论》的寒疫理论研究[D].北京:北京中医药大学.

王东昌,周永学,2021.基于病势探析《伤寒论》中合病并病治则[M].成都:陕西中医药大学:27-29.

王慧,2018.张仲景论治复杂疾病的应用阐释与实证研究[D].北京:北京中医药大学.

吴凤全,1983.关于《伤寒论》一书研究范围的商榷[J].河北医学院学报(3):187-188.

肖啸,李家庚,2017.《伤寒论》并病理论探要[J].河南中医,37(8):1311-1313.

熊曼琪,2003.伤寒学[M].北京:中国中医药出版社:75.

杨承祖,王宁,1994.《伤寒论》"坏病"浅识[J].陕西中医(9):426-427.

殷德燧,1984.伤寒"坏病"启悟[J].陕西中医(9):4-5.

张喜奎,朱为坤,2020.六经辨治新型冠状病毒肺炎探析[J].福建中医药,51(1):4-5,18.

赵则阔,袁训涛,陈少丽,等,2020.新型冠状病毒肺炎之伤寒与温病辨析[J].上海中医药杂志,54(7):5-9.

郑洪新,2016.中医基础理论[M].4版.北京:中国中医药出版社:167.

郑钦安2012.中医火神三书[M].余晖,林晶,马琳点校.北京:中国中医药出版社:28-33.

周易,王珂,郑里翔,2020.从正邪交争探析半夏泻心汤证寒热错杂的形成机制[J].环球中医药,13(8):1394-1396.

朱文锋,钱立伟,1987.略论"因势制宜"治则[J].吉林中医药(2):1-2.

朱文锋,2000.中医诊断学[M].北京:中国中医药出版社:242.

Alshanqeeti S, Bhargava A, 2022. COVID-19 rebound after paxlovid treatment: a case series and review of literature[J]. Cureus, 14(6): e26239.

Rubin R T, 2022. From positive to negative to positive again—the mystery of why COVID-19 rebounds in some patients who take paxlovid[J]. JAMA, 327(24): 2380.

第十一章
医 理 求 真

第一节 医 理 缘 求

天人合一(相应)是中医学也是中国哲学对人与自然关系的高度概括,通过观天人之交变并从中探求天人相通而互感的共同规律。《汉书·董仲舒传》曰:"天人之征,古今之道也。孔子作春秋,上揆之天道,下质诸人情,参之于古,考之于今。"《素问·气交变大论》曰:"善言天者,必应于人。善言古者,必验于今。善言气者,必彰于物。善言应者,因天地之化(五行之器)。善言化言变者,通神明之理(阴阳之道)。"作为中医学最重要的世界观之一,天人合一观是指导我们体察天地(大宇宙)和人(小宇宙)关系的重要思维模式,具体表现为以阴阳之道和五行之器阐释宏观天地(人赖以生存的外环境)的变化并以此阐释微观人体(人的内环境)解剖结构、生理功能和病理变化等。具体说来,就是依据宏观宇宙天地(外环境)变化机制(天理)的阐释,来推论人(内环境)变化的机制(医理),并依此进行疾病的预防、诊断、治疗和判断预后等,然后根据药物(或其他治疗手段如针灸、推拿等)疗效(药理)的反馈性证伪反证医理的正确性。因此,医理作为中医认识人体解剖、生理和病理的主要认知模式,必须依据天理而推导,并通过药理而反证之。概而言之,依天理,推医理,验药理。

目前,医学领域中包括中医学理论体系中尚没有医理的确切定义。我们认为,"医理"有广义和狭义之分,广义的"医理"是纲领性的、抽象性的认知模式,是人们运用中医理论体系对疾病发生与演变规律认知,从而确立治疗疾病

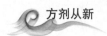

和预防疾病的基本原则。狭义的"医理"是针对运用中医理论对某一具体疾病发生与演变的认知,进而在这个基本认知基础上确定具体的治疗方法。借助于"天人合一"这一中国哲学及中医学关于人与自然关系基本认知模式的阐释,对医理的推导模式进行探讨,从而丰富中医理论体系,实现中医现代"话",更好服务于中医的教学、科研和临床。

1. 天人合———中国哲学象思维指导下的宇宙观(天理观)

象思维是对中国传统文化的本质内涵和基本特征的概括。《易传》云:"《易》者,象也;象也者,像也。"中国人通过对宇宙万事万物的"仰观俯察",提炼出一种普适的、涵盖整个宇宙万有之理的符号"象",并将这种"象"用于大谈天人、古今,并伺机寻求其中相通而互感的共同律则,是"天人合一"思想的沟通桥梁。在中国古代哲学中,天人与古今总是连在一起,如"天人之征,古今之道也。孔子作《春秋》,上揆之天道,下质诸人情,参之于古,考之于今"。这种把自然哲学与历史哲学混合起来的现象,是汉代的时代精神,也是中国哲学的重要特点。

1.1 天人合一的概念

天人合一是中医学也是中国哲学对人与自然关系的高度概括,通过观天人之交变并从中探求天人相通而互感的共同规律。在中国哲学史上,天的概念涵盖着宇宙、万物、人、时间、空间等一切事物及其运行规律,主要包括物质之天、主宰之天、运命之天、自然之天和义理之天。从这个意义上看,天和我们所讲的"道"较为相似。人是自然界发展到高级阶段的产物,谭嗣同认为:"天地阅几千万亿至不可年,而后有人。"天人合一理论中的"人"主要是现实中的实践主体和认知主体,也包括一部分理想中的人格部分。天与人是在"气"的基础上合二为一的。人是天的副本,人类的一切行为都在复制着天的现象。中国传统天人合一的哲学内涵主要有人与万物一体,人道与天道存在一致性,人与自然共存及和谐发展。这种天人合一的思想深刻地影响了一代代中国人,当然也深刻影响着这片土地上所产生的哲学、自然科学和社会科学等方方面面(包括中医学)。

1.2 阴阳之道和五行之器——中国哲学天人合一思维模式的形而上和形而下

阴阳五行是中国古典哲学中唯物主义的唯物辩证法思想。阴阳学说是中国古典哲学认识世界的一种思维方式,阴阳既代表事物的相反属性,也代表事物之间的内在统一性。阴阳本质上是指事物的矛盾统一性和动态平衡性,而对立统一与动态平衡正是一切事物最基本的运行规律,是中国哲学天人合一思维模式的形而上。五行是中国古典哲学对世界物质属性的界定,《尚书·洪范》云:"五行,一曰水,二曰火,三曰木,四曰金,五曰土。水曰润下,火曰炎上,木曰曲直,金曰从革,土爰稼穑。"这就是古代朴素唯物主义观最早关于五行的论述,认为宇宙万物皆由木、火、土、金、水 5 种元素构成,且都遵循生克制化的客观规律,并利用事物的五要素分类和生克制化法则来阐释事物之间的普遍联系及互生互克。天通过五行之气的变化沟通实现从天人合一到天人共生,是中国哲学天人合一思维模式的形而下。因此,中国古典哲学认识世界的方式是通过形而上的阴阳之道和形而下的五行之器完成的。

关于"道""器"之学,古老的中华先贤早在两千多年前,就一语道破了宇宙人生的终极哲学原理"道"和物质世界建构的具体方法"器"的具体内涵,犹如《周易·系辞上》所云之"形而上者谓之道,形而下者谓之器"。可见,中国哲学认为宇宙间万物"形而上"和"形而下"二者之间的关系表现为"道"和"器"两个范畴,无形之"道"要通过有形之"器"具体彰显出来,有形之"器"是无形之"道"的一种具象化,即"以器明道";另外,有形之"器"要遵循无形之"道"的统领,无形之"道"是有形之"器"的抽象化,即"以道驭器"。因此,阴阳之道和五行之器二者不可能独立存在,进一步讲就是"道""器"二者的统一性和同一性共同推动着事物向着更高的抽象和更精深的结构发展。这种自然界"形而下"演变的最终结果就是形成了具有"形而上"思维的人,而对"道"的体悟就成为通向"天人合一"的最根本桥梁。

1.3 天人同象——中国哲学的宇宙观

天地不言但显现,显现者为何?象也,故《周易·系辞上》曰:"天垂象,圣人则之。"如前所述,象思维是中国传统哲学的基本世界观之一,指导着中华先民认识宇宙万物生成与运行的内在规律和本质。不同于西方分析式哲学的

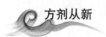

是,中国哲学的思维方法更注重事物的整体性、关联性。由天道推及人道离不开"象"思维的指导,"天人同象"是天人合一思想的基本内核,故老子在《道德经》中提出:"人法地,地法天,天法道,道法自然。"《周易·系辞下》也指出:"古者包牺氏之王天下也,仰则观象于天,俯则观法于地,观鸟兽之文与地之宜,近取诸身,远取诸物,于是始作八卦,以通神明之德,以类万物之宜。"异曲同工,二者都以"共象"的形式讲述了人和自然界的统一性,韩国学者金忠烈先生在研究中国哲学史时认为:"自然之事理便是人事之道理,人事之道理亦是自然之事理。故有时推自然的事理法则来规制或适用于人事之安排与行动上去。又有时则以人事体验的道理来,推知自然的事理。"不难发现,中国哲学把自然之理和人事之理看作同样一件事情,这种"旁通统贯"正是借助"象"反映人与天地的一种联系和统一,即天人同象。

2. 天人合一——中医学象思维指导下的生命观(医理观)

取象比类滥觞于《周易·系辞》,是中医学最重要的认知人体生命的方法论,即用具体的自然物象及其规律来描述和解释抽象的生命规律。中医学正是立足于沟通人与自然现象的"象"符号之上,以"天人合一"这一中国哲学基本思维模式为指导,运用取象比类的方法对生命现象进行解读并贯穿于医事活动的始终。中医在医事活动中的取象比类思维是基于一定的经验感知和描述而形成对自然界和人之间关系的高度概括与关联,进一步形成具有一定总结意义的符号,如"阴阳""五行""气""藏象"等,并指导着中医临床思维过程。例如,《素问·金匮真言论》曰:"言人身之阴阳……以应天之阴阳也。"对人体各部位、脏腑进行了基于阴阳符号"象"属性的定义。

《素问·宝命全形论》曰:"天地合气,命之曰人。"中医学把生命的构成物质看成"气"。气在天地大宇宙和人体这一小宇宙之间流通,是沟通天人相应的媒介,也就形成了天人之间可以进行交换的"象"。中医学中的一些概念性的"符号",如"法于阴阳,和于术数""人有五脏化五气"等,都揭示了天人相应的象数生命观。

2.1 阴阳之道和五行之器——中医思维模式的形而上和形而下

如前所述,在中国传统文化中天人之间是通过阴阳之道和五行之气进行纽带关联的。正如董仲舒在《春秋繁露·五行相生》中所言"天地之气,合而为一,分为阴阳,判为四时,列为五行",即"天地之气"的运转是通过阴阳、五行学说进行解释的。"天地合气,命之曰人",天与人都是在五行体系之内运行,并通过阴阳之道、五行之气构建人与天道之间的密切联系。气之形而上即道,形而下则为器,人道与天道同。中医学将阴阳、五行相结合,以阴阳之道驭五行之器,将人道与自然之道相通的规律用来指导临床与养生,这也是中医理论体系哲学基础的基本框架,中医理论也正是在这一基本框架内活动的。

2.2　中医学天人合一的取象——藏象观

"象"是思维的产物,"取象"是中医认识人体解剖、生理和病理的重要方法。通过四诊搜集人之临床表现,以"司外揣内"的形式了解人体的解剖、生理和病理状态。在中医学中阴阳、五行本身就是一种"象"符号,"阴阳者,天地之道也,万物之纲纪",可见阴阳是天地万物的纲领之象。这种"象"其实是一种"应象",运用阴阳的概念将人体不同解剖部位划分为相对或相反的两种不同属性,如"背为阳,腹为阴"等;五行的"曲直""炎上""润下"等特性代表着自然界不同属性物质的象;自然界的生、长、化、收、藏的自然之象在人体则对应着五脏的生理功能之象。

中医学在解剖上又将自然界的五元素纳入人体五脏解剖系统中,并运用综合-演绎的逻辑推理模式将五脏特性和自然之象结合起来以解释人体的解剖和生理、病理现象。象思维在阴阳、五行、气血津液、脏腑等理论中都有相应的解剖、生理和病理表现。下面着重从解剖(结构)藏象观、功能(生理)藏象观、病机(病理)藏象观三部分进行阐述。

一是中医学天人合一的取象——解剖(结构)藏象观。《类经》言:"象,形象也。脏居于内,形见于外,故曰藏象。"中医学在天人合一、阴阳五行理论的指导下,将象思维纳入藏象体系中,建立了以五脏为核心的藏象系统。藏象学说对结构的描述多以外在征象的观察代替实体解剖结构的检验,以描述代替实测,以综合-演绎来描述脏器生理功能和结构状态。例如,《难经本义·四十二难》中提到心形态特征,"心重十二两,中有七孔三毛,盛精汁三合,主藏神"。由于受制于时代的局限性,当时的"中医解剖学"只是对五脏在空间分布即形态结构的大体描述,替而代之的是运用象思维的研究方法来规避真实世界中"客观"的认识研究。

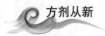

《灵枢·经水》载:"若夫八尺之士,皮肉在此,外可度量切循而得之,其死可解剖而视之,其脏之坚脆,腑之大小,谷之多少,脉之长短,血之清浊,气之多少,皆有大数。"这些内容对脏腑、脉管、有形之血液和无形之气等形态有着详细的描述,描述语言中充满了"坚脆、大小、多少、长短、清浊、多少"等阴阳对立的内容。体现了《黄帝内经》所讲的"人生有形,不离阴阳"在解剖层面的阴阳之象的范畴,彰显了《黄帝内经》藏象理论在解剖学上的高度渗透,其不言自明,并以阴阳之道统驭。

二是中医学天人合一的取象——功能(生理)藏象观。藏象是指藏于体内的脏腑、组织器官结构及其表现于外的生理病理现象。中医的五脏不是简单的五个解剖脏器,而是一个完整的人体有机功能系统。中医对内脏器官组织的描述较为粗略、模糊,着眼点更多的是脏腑功能描述,即脏腑经络、气血、阴阳状态及相互的关联转化。《黄帝内经》中的藏象学说更偏向于一种"形而上"的功能表述,这是时代特点所决定的。《素问·阴阳应象大论》提到"阴阳者,天地之道也,万物之纲纪,变化之父母,生杀之本始,神明之府也。治病必求于本",高度概括了养生、藏象、经络、组织部位和数术等皆以阴阳这一"象"符号进行剖析解读。例如,《素问·上古天真论》云:"女子七七,任脉虚,太冲脉衰少,天癸竭,地道不通……男子八八,天癸竭,精少,肾脏衰,形体皆极。"即以代表阳、阴的"七、八"之象数思维作为男女的生理节律来描述人体内肾气的生长、盛衰过程。《素问·五脏别论》记载:"此六者地气之所生也,皆藏于阴而象于地,故藏而不泻,名曰奇恒之腑。"用"藏泻"等描述奇恒之腑的功能象。《素问·阴阳应象大论》将阴阳的"象"符号直接赋予人体相应的解剖部位,如脏腑、皮肤腠理、四肢百骸和五官九窍等,"故清阳出上窍,浊阴出下窍;清阳发腠理,浊阴走五脏;清阳实四肢,浊阴归六腑"等,描述了人体五脏六腑、四肢百骸、五官九窍和皮肤腠理毛窍等阴阳生理功能之象。我们从《素问》中的描述看,中医藏象观看重的不是藏象之体,而是藏象之用,即借体言用、轻体重用、重"道"而轻"器"!

三是中医学天人合一的取象——病机(病理)藏象观。《灵枢·外揣》云:"远者司外揣内,近者司内揣外。"《丹溪心法》也提到"有诸内者,必形诸外"的观点,指出了中医通过外在表象寻求内在病理机制的疾病观,此即"以象推机"。各种因素导致疾病的病理变化都有相应的外在表象;反过来讲,象反映了疾病的一种内在病理变化。"气""阴阳""五行"都是构成象的基础符号,那么阴阳、五行和气当然可以反映人体内气血、阴阳、脏腑之间变化的关系。天、人之气都是以升降出入的形式运动变化的,自然界的一切外环境之"象"和人体五脏的内环境之"象"都是在阴阳、五行理论框架内以气的形式运动变化着的。从气的运动角度来讲,人体脏腑的气化和生理、病理表现都与自然界的规律相互谐振。这也是中医学能够通过"象"认识人体生理、解释人体病理、诊治疾病的根本立足点。

藏象病理即"病象",可以表现为时空象、脉象、舌象、主观感受象、客观体征象、病邪象等多方面,如《素问·平人气象论》描述"真脏脉"时提到"石多胃少曰肾病,但石无胃曰死,石而有钩曰夏病,钩甚曰今病。脏真下于肾,肾藏骨髓之气也",宏观刻画了藏象病理观之脉象。《素问·金匮真言论》记载:"北风生于冬,病在肾,俞在腰股……冬气者,病在四肢……冬善痹厥。"提示季节性外邪侵犯肾俞穴、阳气不达四肢而出现局部不适症状主观感受,讲述了病象在人体部位的分布、发病时间规律(时空象)和疾病表现(主观感受象)之征象的关系。《素问·阴阳应象大论》曰:"风胜则动,热胜则肿,燥胜则干,寒胜则浮,湿胜则濡泻。"揭示了人体内某些症状的变化和自然界的象是吻合的。《素问·离合真邪论》曰:"天寒地冻,则经水凝泣;天暑地热,则经水沸溢;卒风暴起,则经水波涌而陇起。"可以推断,这种天地之异象映射在人体也有相似的病理表现与之相对应,此既为我们临床的"因症推机"提供指导,也是中医藏象病理观的合理性之根本所在。

3. 效应反证——医理的药理反证(药理观)

医理作为中医认识人体解剖、生理、病理的主要机制,必须依据天理而推论,然必须通过药理而反证之,否则就无法证其真伪,即根据医理指导下选择药物(或其他治疗手段如针灸、推拿等)的疗效反馈性证伪来反证医理的正确性。

3.1　本草药性的阴阳和五行象思维指导下的药理——药象观

药类法象(药象观)是从药物的四气象、五味象、升降象、色象、部位象、形状象、质地象、习性象、时象、地象和卦象等方面论述中药应象思维与其药物功效,以及与人体的关系。张元素运用取象比类推理方式指出药物气味厚薄法

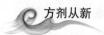

天地气交而各有升降法则,天地气交和人的生命活动也有着相同的运动形式,从而建立"药类法象"理论。将自然界的六气变化与《素问·阴阳应象大论》的"气味辛甘发散为阳,酸苦涌泄为阴"的理论相结合,把药物属性分为"风升生""热浮长""湿化成""燥降收""寒沉藏"五大类。这种药类法象的思维模式主要体现在《医学启源》中。例如,《医学启源·药类法象》云:"味之薄者,阴中之阳,味薄则通,酸、苦、咸、平是也。"此类药轻浮上升,皆气味俱薄,或气厚味薄,法象春风上浮发散。

若将自然界中事物按照五行进行归纳分类,其分类的理论依据主要是取象类比和综合演绎法。中药作为自然界的一部分,就可以按照其五色、五味、五气划分为五色象、五味象、五气象等。虽以"形而下"的五行将药物具体分为五味象、五气象等,但仍未脱离"形而上"的阴阳之道的宏观指导。无论是寒热温凉、酸苦甘辛咸、升降浮沉、五色、上下表里、四时等都离不开阴阳之道和五行之器这一中医哲学观中天人合一的基本思维模式。可知,中药的药象观就是借助阴阳之道和五行之器推演的结果。

3.2　象思维指导下的药理观——法象药理

法象药理是通过对药物质地、味、色、部位等的观察,运用气化、运气、阴阳五行学说,将药物奏效之理推之论之,最终确定其药理作用,是象思维在中药领域的应用。历代医家的阐述中,以易水学派较为系统。张元素取法于自然界六气变化之象,构建药类法象的目的是指导组方用药。以风药为例,风药法象于风,风具有"通、泄、升、散"等特性,历代医家常用风药治疗外风侵袭之外感病,如《医学启源·用药备旨》中指出防风"气温味辛,疗风通用……除上焦风邪之仙药也";但也可用于内风病的治疗,如张元素在《医学启源》中论述天麻半夏汤时指出"虚风内作,非天麻不能治"。借助于"法象药理"思维,发现药物属性和疾病属性的对应关系。以"风能胜湿"理论为例,如《沈氏尊生书》提到"风能胜湿,犹湿衣悬透风处则易干",又《医宗金鉴》提到"湿为土病,风为木气,木可胜土,风亦胜湿"。古今医家通过风能胜湿的理论在治疗一些湿盛病机主导的疾病时,合理运用风药取得了佳效。

另外,《本草备要》中有"药之为枝者,达四肢;为皮者,达皮肤;为心为干者,内行脏腑;质之轻者,上入心肺;重者,下入肝肾;中空者,发表;内实者,攻里;枯燥者,入气分;润泽者,入血分"之言,还有"皮以治皮、节以治骨""脏以疗脏""蔓藤舒筋脉,枝条达四肢""中空草木可治风,叶枝相对治见红,叶边有刺皆消肿,叶中有浆拔毒功"等理论。这属于一种形而下的机械对应关系,既有其积极的一面,也有一定的局限性。

3.3　效应反证——医理的反馈性证伪

中药方剂(或其他治疗手段)应对其所针对疾病有相应的治疗效应。中医在疾病的诊疗过程中首先是探求疾病发生机制即医理,然后根据"药类法象"确立药物的"法象药理",通过临床疗效验证医理正确与否,即医理的反馈性证伪。以"药象之偏,纠正病象之偏"为治疗原则,实现了反馈性证伪。因此任何疾病医理的正确性,必须接受治疗效应的反馈性证伪,否则就是纸上谈兵,以空对空!

4. 小结

中国古典哲学"天人合一"的认知模式指导中医学从体察天道(天理)而推及人道(医理),具体操作层面就是以阴阳之道和五行之器的朴素唯物辩证法思想,通过象思维构建天人沟通的桥梁,进而以象思维模式推导医理,据此确立治则治法,指导遣药组方及其他治疗手段的选择,最后以疗效的反馈性证伪验证医理的正确性(药理)。医者通过对患者外在所反映的象联系天道进行"循象察机"来推寻医理,最后予以药物或针刺、推拿和艾灸等治疗手段,验证所推导医理正确与否,进而将所得医理抽象升华为一种具有普适性的指导法则。这种思维模式就是"以自然为师",即"人法地,地法天,天法道,道法自然"。

我们通过这种天人共象推寻医理思维模式的阐释,旨在帮助医者在临证时可以依此阐释人体生理功能、病理变化及预后,指导医者对医理和药理有更本原的探索和运用,而非单纯机械性地照搬所谓的"辨证论治"。概而言之,依天理,推医理,验药理!

(赵则阔)

参考文献

毕伟博,姜旻,2021.论阴阳藏象学说的基本思想方法[J].中华中医药杂志,36(10):5777 - 5781.

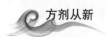

蔡尚思,方行,1981.谭嗣同全集[M].北京:中华书局:125.

段澜涛,2022.论金忠烈的中国传统哲学观[J].中国哲学史(5):122-128.

冯友兰,1961.中国哲学史(上册)[M].北京:中华书局:55.

郭刚,王琦,2014.中医取象思维的生命符号学解读[J].中医杂志,55(21):1801-1804.

郭惟,徐可心,黄珊珊,等,2017.论中药应象思维[J].世界最新医学信息文摘,17(34):167-168.

何丹,都广礼,2022.中医治疗学的多元对称调中思想[J].时珍国医国药,33(6):1416-1417.

金忠烈,1970.时空与人生[M].台北:华冈出版有限公司:183.

康洪昌,周正华,2013.探析"风能胜湿"在泄泻中的运用[J].吉林中医药,33(2):113-114.

刘晓燕,郭霞珍,2012.试论中医藏象理论中应时特征的内涵[J].广州中医药大学学报,29(3):320-322.

石勇,2019.中医取象比类与概念隐喻理论[J].中华中医药杂志,34(7):2893-2897.

宋观礼,张启明,郭伟星,2011.基于医案数据库的中医心藏象研究[J].中华中医药学刊,29(2):419-422.

孙相如,何清湖,2014.中医学藏象理论历史演化[J].中华中医药杂志,29(2):365-367.

王锡伟,1998.论谭嗣同的"天人合一"思想[J].江海学刊(5):150-153.

王永炎,张华敏,2017.象思维视角诠释天道时空与人道顺天道[J].中国中医药信息杂志,24(8):1-3.

温惠红,欧阳学认,陈永旭,等,2019.论中药应象[J].中国中医基础医学杂志,25(12):1734-1736.

徐才,1998.关于"形而上者谓之道,形而下者谓之器"的再认识——兼论中国传统哲学的"心性"之路和精神结构[J].理论探讨(1):54-57.

杨金萍,王振国,陈花英子,2015.张元素"气味厚薄阴阳升降"与"药类法象"理论探析[J].中国中医基础医学杂志,21(3):338-339.

杨洛琦,谢连娣,周莉君,2022.从藏象理论探析糖尿病心肌病[J].陕西中医,43(10):1423-1426.

于虹,2005.论中药的法象药理[J].中华中医药杂志,20(11):648-649.

余海洋,2021.象思维及其在中医学中的应用研究[D].合肥:安徽中医药大学.

张倩霞,文小平,都广礼,2018.论方剂的配伍环境[J].中成药,40(6):1364-1366.

张文智,2008.论《易传》的象数、义理合一模式与天人合一的理论架构[J].周易研究(2):42-51.

赵尹铭,周波,2022.易水学派李东垣风药升阳配伍特点探析[J].天津中医药大学学报,41(5):559-562.

周静,李桂峰,2022.儒学"天人合一"思想与和谐社会构建[J].山西财经大学学报,44(S2):242-244.

第二节 阴平阳秘与格阴格阳

格阴、格阳是中医病理学两个重要的概念,格阴发生的病理基础是阳盛,格阳发生的病理基础为阴盛。何则阳盛就一定格阴? 阴盛则必然格阳? 阴阳偏盛偏衰乃临床常见的病理改变,然未必就出现"格"象。因此,阴阳偏盛之"格"必有其度,也就是必然有一定程度上"盛"之度,这个度就是《黄帝内经》中提出的"阴平阳秘"。由此观之,阴平阳秘是阴阳在一定范围内存在的"平秘"之稳态。倘若这个稳态被打破,就会出现"格阴"或"格阳"。当然,阴平阳秘之稳态也分为均稳态、弱稳态和强稳态三种状态,且这三种稳态都是人体健康的三种表现形式,素体虚弱之人如气虚质、血虚质、阳虚质等体质偏弱之人,仍然能保持自身稳态及与外界环境的和谐,也无任何不适的状态,可以理解为阴阳在较低水平之弱稳态;而平素体质平和,气血调和之人,则可以视为均稳态,可以理解为阴阳在正常水平之均稳态;同理,平素体质强壮,气血充盛之人,可以理解为阴阳在较高水平之强稳态。由于阳主升主动,人体之稳态,必有"阳秘乃固",此为阴平阳秘稳态之重要生理基础。若阴阳稳态的三种状态被打破,就会出现阳秘不及和阳秘太过两种相反的病理状态。阳秘不及而阳浮越于外而为真寒假热,此为格阳,属阳虚之里寒;反之,阳秘太过而不得透达于外则为真热假寒,格阴为阳盛而热结于里。据此,格阳之治在于补火助阳,格阴之治在于透达泻热,虚实之间,自可明也。

老子曰:"万物负阴而抱阳。"这说明阴阳为万物之纲纪。阴阳两者不仅处于不断的运动变化之中,又处于互根互用、对立统一的动态平衡,即稳态中。然而这种动态平衡应当有其度,此即"阴平阳秘"。格阴格阳是中医病理学两个重要的概念,格阴发生的病理基础是阳盛,格阳发生的病理基础为阴盛。何则阳盛就一定格阴? 阴盛则必然格阳? 何则阳盛就一定格阴? 阴盛则必然格阳? 阴阳偏盛偏衰乃临床常见的病理改变,然未必就出现"格"象。因此,阴阳偏盛之"格"必有其度,也就是必然有一定程度上"盛"之度,这个度就是《黄帝内经》中提出的"阴平阳秘"。

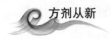

1. "阴平阳秘"的概念及诠释

1.1 阴平阳秘的概念

《素问·生气通天论》谓:"阴平阳秘,精髓乃治;阴阳离决,精气乃绝。""阴平阳秘"则是对人类最佳身体活动状况的较高总结。关于对"阴平阳秘"的理解,现基本沿用王冰之见解,其曰:"若阴气平等,而阳气闭密,则精神之用日益治也。若阴不媾和,阳不闭秘,则强用施泻,消耗天真,二气分开,则经脉决急,而精气不化,乃绝流通矣。"马蒔又云:"必欤之阴气方得安宁,若此之阳气知其秘密,则精神乃治。"但其对阴阳的具体所指较为笼统,阴气为何?阳气为何?阴阳之气均为气而无所指向,故而与"精气乃绝"无法呼应,遂成疑案。

1.2 阴精与阳神的平与秘

明代张景岳云:"人生所赖,唯精与神,精以阴生,神从阳化,故阴平阳秘,则精神治矣。"至此,阴气和阳气遂有所指为阴精和阳神矣。如此,方能呼应"精神乃治"与"精气乃绝"。其又更进一步说明"平,静也。秘,固也。故人之所赖,唯精而神也。精由阴生,神由阳化,故阴平阳秘,而精神之治矣"。

由此可见,虽然阴阳所指固有争议,但均指出人体之所以能维持正常的生命活动,须依托于阴阳的相对协调,即"和"。正如《素问·生气通天论》所言"凡阴阳之要,则阳密乃固,二者不和,若春无秋,若冬无夏;因而和之,乃为圣度。故阳强而不得密,阴气乃绝。阴平阳秘,精神乃治;阴阳离决,精气乃绝"。阳气主动也,为生之主宰,其性热、主动、主固护,主化生,有温养、鼓舞、固护及化生阴精之用,阳之用,须得平秘、冲和,不得亢盛,若其过亢,势必销铄阴精,致其受损,阳无根根,则阳亦必随之而虚。《广韵》中有"平,正也,和也""语平舒也"之言。《说文解字》云:"阴主从也,性须平和,不偏颇,丰满为度。"《集韵》云:"秘者,密也。"参"阳气卫外而为固也"之能,知"固"者,坚固也,即固卫机表,抵御外邪。故推得"密"之意当为固护闭合、封藏潜藏之意。在这里,"平"和"密"是分别对"阴精"和"阳神"在人体生命活动中状态的一种描述,即二者处于平秘的一种稳态。

1.3　阴平阳秘与阴阳平衡

现行《中医诊断学》认为"阴平阳秘"即为"阴阳（相对）平衡"，实则将此概念人为浅化、简化了，未能全面准确地反映"阴平阳秘"之原意，故亦争议颇多。王彦晖等从生命维度的角度，指出"阴平阳秘"即为人体在物质、信息和功能三方面达到动态的最和谐状态。高志平等则主张"阴平阳秘"是建立在阴精充足与阳之适配，以及阴阳之间整体和谐的基础上，阴阳间的互生和互制关系中所形成的稳态式平衡，并认为这是中医的人体科学模板，是对人类身体活动状态的研究总结。沈耿杨认为阴平阳秘不单单是阴阳之间的平衡，是一个有序的内稳态，阴阳平衡是"阴平阳秘"最重要的体现形式，它的形成有赖于物质属性的生命体机能的相对平衡状况，但这个均衡明显地差异于物理、化学中物质能量的相对均衡，因为它们并无法以简单的数值和量上的对等来确定，而它们也只是由一些因子的交互影响所产生的稳态均衡，并因时相不同而改变。高志平等进一步分别从"平"和"秘"的角度进行剖析，认为"阴平阳秘"是在阴精之充裕、阳气之主动适配基础上所维持的稳态平衡。林宇春等也指出，无论人还是动物，其生物行为都受控于人体的各种调控因素以保持这种动态平衡，这就是"阴平阳秘"。

1.4　阴平阳秘与物质能量稳态

《素问·生气通天论》中有"阴者，藏精而起亟也""阳气者，卫外而为固也"之言。就人之生理而言，"阳化气，阴成形"之阳（神）即可以看作无形之能量，阴（精）谓有形之物质。有形之物质必赖无形之能量方能化生不休，无形之能量必依有形之物质之资助方可发其功效。故郑钦安在《医理真传》中说："见龙在田，虽无飞腾之志，而有化育之功。是水也，无水而不停蓄，龙也，无土而不潜藏。故土覆水上，水在地中，水中有龙，而水不至寒极，地得龙潜，而地即能冲和，水土合德，世界大成矣。"由此可见，水土之和德，阳秘乃固，对人体的作用才能正常发挥。简而言之，在物质与能量这一个范畴时，"阴"就是指物质，"阳"则是指能量（或功能）。"阴平"指人体五脏六腑以及气、血、精、津、液等生命物质在正常范围内活动；"阳秘"则指机体的各种内外调节功能正常。因此，阴平阳秘的最佳阐述应为"阴阳和"而非"阴阳衡"，从物质和能量的关系看，就

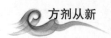

是物质和能量之间的稳态而非单纯的平衡之意。

2. 阴平阳秘的三种稳态

阴阳之间的稳态是指在阴阳两者在正常阈值内相对均势的、动态的稳态。从物理学角度看,两个物理量的比值总是处在持续运动变化之中,而又保持在一定的阈值范围之内以维持这个平衡关系!这种平衡就类似于阴阳二者在彼此对立制约和互根互用关系上的消长与变化。"阴阳乖戾,疾病乃生也"《素问·生气通天论》,马玉宝等认为当阴阳消长的变化达到了一定程度、一定范围、一定时间之限制时,阴阳之间的动态平衡或相对静止状态就会遭到破坏,导致阴阳失和从而机体出现病理状态;胡晓晨认为,阴阳二者的消长过程是一个反向的同步平衡运动。二者的运行状态也总是围绕着"阴平阳秘"于一定的"范围(度)"内变化,并保持着彼此平衡的和谐,只要其运行变化达到了某个阈值,病随之而丛生。《素问·调经论》认为:"夫阴与阳皆有俞会,阳注于阴,阴满之外,阴阳匀平,以充其形,九候若一,命曰平人。"此"平人"也可以看作阴平阳秘的一个理想化稳态,并用以区分各种健康状况和体质状态。

就人体而言,一般认为现代医学中所言的体重、血压、血糖、血脂、身体酸碱度及其各种生化指标等都相对保持在一定的生理范畴以内,即阴平阳秘,但其值却有高、低、正常之分。如果用约略的数值表示,我们可以认为阴平阳秘指阴阳在($-1 \sim +1$)范围内,即阴平阳秘是在此范围之内的稳态,如处于高阈值($+0.5 \sim +1$)之间即为强稳态;如处于低分阈值($-0.5 \sim 0$)之间则为弱稳态;如处于中间阈值($-0.5 \sim +0.5$)则为理想化的均稳态(这样的健康人群最多,故阈值范围较其他二者为大)。这三种稳态都是人体健康的表现,素体虚弱之人如气虚质、血虚质、阳虚质等体质之人,仍然能保持自身稳态及与外界环境的和谐,也无任何不适的状态,可以理解为弱稳态;而平素体质平和,气血调和之人,则可以视为均稳态;同理,平素体质健壮,气血充盛之人,可以理解为强稳态。

3. 格阴与格阳

《素问·阴阳应象大论》云:"阴在内,阳之守也。阳在外,阴之使也。"即指阴阳二者的相互依存关系。阴代表物质(气血津液),阳代表功能(气化运动)或能量。古人认为人体处于持续的气化运动中,气化功能起落有常,进出有序,则得以"清阳出上窍,浊阴出下窍;清阳发腠理,浊阴走五脏;清阳实四肢,浊阴归六腑"(《素问·阴阳应象大论》)。故机体之五脏六腑、经络气血等均处于稳态时,就是物质(阴)及能量(阳)的平与秘。而阴阳两者正是在"平""秘"的前提下,维持正常的生命活动,即维持生命系统的稳定和谐。而若阴不平(虚、实),阳秘必乱(阳秘不及、阳秘太过),并通过外在的能量和功能表现出来。"阳主动""阳主阴从",故在阴平阳秘的这样一对稳态关系中,以阳秘紊乱与格阴格阳之关系最为密切。

3.1　格阳的机制

"阴盛格阳"属于阴阳格拒病机的一个方面,是一种趋向于"阴阳离决"的危证,但若究其发病机制之阐述及证候之虚实寒热等方面,诸家见解亦不相同。

刘燕池在《中医基础理论》第五版教材中将"阴盛格阳"的原理描述为阴寒之邪壅盛于内,促使阳气浮越于外,致使阴阳之气不相互顺接,从而产生了二者间彼此格拒、排挤,终致格阳于外的病理现象,属于真寒假热证,归于实证。孙广仁在《中医学理论》第七版教材对此观点亦基本赞同,书中认为阴盛格阳是"阴寒偏盛至极,壅闭于内,逼迫阳气浮越于外,而互相格拒的一类疾病状况"。而李德新在《中医学理论》教材中认为"阴盛格阳"是由之阳极空虚,阴寒过盛,致使阳气被格拒于外的疾病状况。邓铁涛在《中医诊断学》中指出:"阳气极度虚弱,阳不制阴,偏盛之阴盘踞于内,逼迫衰极之阳浮越于外,使阴阳不相维系、互相格拒的一类疾病状态。"同时也指出:"其实质上是胃痛证之重症,但因为阴盛内而阳浮外,则见假热之象。"综上可知,几版教材对"阴盛格阳"的证候认识基本有二:有实寒证和虚寒证之虚实两端。

《素问·阴阳别论》云:"谨熟阴阳,无与众谋。"万物均分阴阳,并由阴阳二者的交感化生而成,互根互用,你中有我,我中有你,一分而二,二合而一,和谐统一,"和"而为稳态,一为主,一为从。《素问·阴阳应象大论》亦曰:"阳生阴长,阳杀阴藏。"此是对阳主阴从观点之进一步阐述。然何为阳?中医理论认为,具有"活泼、明亮、活跃、亢进"等特性的世间万物或现象均属阳。就人之机体活动而言,生理的"阳气"即是维持机体正常状态的能量或者功能。《素问·生气通天论》对阳气的描述为"阳者,卫外而为固也",说明阳气具有固

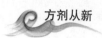

护、防御之能,其性本来主升主动,何言其被格拒于外? 于理不合。又如《医理真传》云:"阳行一寸,阴即行一寸,阳停一刻,阴即停一刻。"推之若阳被阴寒格拒于外,此阴寒绝非阴平阳秘所述之阴精也。但阴寒内盛又恰为阳气衰微所致,如同手之掌心面与背面,何能自格? 因此,我们认为恰恰由于阳气(能量)极端衰微,阳神主升主动、阴精主降主敛的特点,阴阳稳态的三种形式被打破,出现阳秘不及而浮越于外的真寒假热证。这里,阴盛的确指的是阴寒盛,而阴寒盛恰恰是阳虚的结果,阳虚是阴寒盛的原因,因果何能互相格拒? 这是没有办法自圆其说的! 此阴寒盛是虚寒还是实寒? 这是关乎治法的。因此,我们认为正是阳气虚极到一定程度(阴盛),阴阳平秘的和谐稳态被打破,阴(精)不敛阳,而阳又主升动,故而阳浮越于外而为格阳,是阳的主动之浮,是阳秘不及,非被动之格! 故而格阳为虚证寒证,治疗以温阳回阳之法,方药以四逆姜附之类,如此理法方药方能浑然一体,斯无过矣!

3.2 格阴的机制

《医宗金鉴》亦提出了阳盛格阴之说,认为:"阳气太盛,不得相荣也。不相荣者,不相入也,既不相入,则格阴于外,故曰阳盛格阴也。"现今医家对阳盛格阴概念的表达在各版本教材基本一致,《中医基础理论》第五、六、七版教材皆认为属于实证的范畴,属实热证,但由于格阴于外(实际上阳气不能外达),而出现一些假寒之象。孙广仁主编的《中医基础理论》认为:"阳热偏盛至极,深伏于里,阳气被遏,郁闭于内,不能外达于肢体而将阴气排斥于外的一种病理状态。"阳盛格阴机制的另一种解释为阴阳两者正邪相争,即"阳盛格阴……其发生机制是体内阳热邪气盛极于里,邪气内盛,正气相争,阳气为邪热所郁,结于内而不能达于外"。二者虽均承认其由阳热亢盛所致,但是一者认为其机制为阳热偏盛,另则认为机制为正邪斗争,但结果均为阳气不达于外而格阴。

我们认为,此格阴之阴亦不得认为是阴精之阴,当为阴寒之阴,然阴寒何以被格? 因阳盛也,故此"格"当为"生"之意也,当为阳盛生阴寒之意,即偏盛至极的阳热并不是直接将阴气排斥于外,而恰恰是"阳气"被遏的结果。阳气郁闭于内,不能外达肢体,肢体失却阳之温煦而产生的真热假寒之象,其机制为"阳秘太过"之实热证,治疗当以透达泻热之法,方药以承气硝黄之属,如此理法方药亦通也。

4. 格阴格阳的治则治法

格阴是虚寒证,格阴是实热证,其治则治法迥然。对于阴盛格阳证的治疗,火神派创始人郑钦安曾言:"知其妙者以四逆汤、白通汤、理中、建中诸方治一切阳虚证候,决不有差。"并提出扶阳三法,即轻清以扶阳之法,以大、小建中之类为用;温养扶阳之法,以甘草干姜汤、理中之类为用;辛温、辛热扶阳之法,以四逆之类为用,然总以扶阳之纲为要。而对于阳盛格阴证之阳气被遏,郁闭于内,不能外透的病机特点,治以汗下清三法,则阳气舒通畅达,阴亦得全也。若见表实无汗之类,施以三黄石膏汤;而里实不便者,治以三承气汤;又若热盛而无表里证者,宜解毒白虎汤。一言以蔽之,以透达泻热为要。

综上,阴平阳秘是对人体最佳状态即稳态的一种描述,包括均稳态、弱稳态和强稳态三种状态。若此稳态被打破,则可能会出现格阴格阳的病理状态,但二者主要与阳秘有关。阳秘不及,阳浮越于外而为真寒假热的格阳;阳秘太过而阳不得透达于外而为真热假寒之格阴,其相应的治疗则有补火扶阳和透达泻热之分。

(都紫微)

参考文献

邓铁涛,1987.中医诊断学[M].北京:人民卫生出版社:278.

方药中,1982.凡阴阳之要,阳秘乃固[J].黑龙江中医药,11(1):16-17,25.

傅文录,2007.郑钦安"阴盛格阳"论学术思想发挥[J].河南中医,27(6):9-11.

高志平,荣瑞芬,2017."阴平阳秘"阐析[J].中华中医药杂志,32(7):2975-2977.

胡晓晨,1989."阴平阳秘"初探[J].北京中医学院学报,12(5):6.

李德新,2001.中医基础理论[M].北京:人民卫生出版社:248.

梁启军,2008.论阴平阳秘和中医精神观的科学性[J].河南中医,28(10):10-12.

林宇春,赵宏杰,张学斌,2008.略论藏象内环境自稳态学说[J].中国中医基础医学杂志,14(8):576-577.

刘燕池,雷顺群,2005.中医基础理论[M].2版.北京:学苑出版社:387.

马玉宝,许瑜,2013.浅论阴阳平衡与阴平阳秘的差异[J].中国中医药现代远程教育,11(5):6-7.

沈耿杨,2011.关于"阴平阳秘"之我见[J].四川中医,29(10):41-43.

孙广仁,刘家义,张安玲,2001.中医基础理论难点解析[M].北京:中国中医药出版社:293.

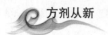

孙广仁,2002.中医基础理论[M].北京：中国中医药出版社.

王彦晖,王玉洁,2017.论"阴平阳秘"的维度认识及其应用[J].中华中医药杂志,32(3)：907－910.

章增加,2010.关于"阴阳格拒"病机的探讨[J].中国中医基础医学杂志,16(10)：871－872,874.

郑钦安,2007.中医火神派三书：医理真传医法圆通伤寒恒论[M].周鸿飞点校.北京：学苑出版社：6.

周磊,2007.浅述郑钦安先生对阴阳学说的应用[C]//中华中医药学会,广西中医学院.第三届泛中医论坛、中医"治未病"暨首届扶阳论坛论文集.南宁：第三届泛中医论坛、中医"治未病"暨首届扶阳论坛：146.

祝世讷,1989.阴平阳秘不等于阴阳平衡[J].山东中医学院学报,13(5)：2－6,73.

祝世讷,1996.再论阴平阳秘不等于阴阳平衡[J].山东中医学院学报,20(2)：74－78.

第三节　新型冠状病毒感染之寒温辨

　　2019 年 12 月在中国出现以湖北省武汉市为中心向全国迅速蔓延的新型冠状病毒感染,由于有效的防控措施和中医药及中西医结合的干预,取得了很大的成就。新型冠状病毒的传染性很强,属于中医学"疫病"范畴。得益于中医抗击非典的巨大贡献,中医得以介入阻击新型冠状病毒感染的战斗中。从目前反馈的临床效果看,中医抗击新型冠状病毒感染取得了令人振奋的成绩。但也应当看到,中医界对本病属于疫病没有疑义,但就疫病的具体划分,却有温病、寒湿疫、风寒疫等不同意见,让人莫衷一是、无所适从。这些争论其实应该归结为伤寒和温病之争,即病因是以阴邪为主(伤寒)还是以阳邪为主(温病)之争更为贴切,以此为纲则治疗有法度可循。阴邪为主者(伤寒)以初起当以温散为法,而阳邪为主者(温病)初起当以清解为法,截然不同,不可混淆。因此,厘清病名才能按照中医历代治疗疫病形成的知识框架体系进行治疗,否则就可能贻误战机、事倍功半,虽取效而非最佳。本文通过对历代文献梳理,从发病节气、气候变化、临床表现和方药反证等方面对新型冠状病毒的寒温属性进行辨析,认为本病属于伤寒而非温病,即新型冠状病毒感染始于伤寒,终于杂病,失治误治,变为坏病,临证应按伤寒论治。当然在病证发展过程也可能有与温病相同的证候表现,不必拘泥。这里,我们强调的始于伤寒,转化为温病或其他内外妇儿五官等杂病确实是有临床实践支持的,亦属常而非变也。

新型冠状病毒感染的死亡率虽然不高,但是传染性很强,属于中医学"疫病"范畴。中医在几千年前就已经有了对这类传染性疾病的认识,如古代典籍中《礼记》云:"孟春行夏令,则民多疾疫,孟夏行秋令……四鄙不保。"《周礼·夏官》云:"司爟掌行火之政令……以救时疾。"《周礼·天官》载:"四时皆有疠疾。"《吕氏春秋·仲夏纪》曰:"行秋令……民殃于疫。"中医认为新型冠状病毒感染属于疫病,西医则认为属于由新型冠状病毒引起的一类烈性呼吸道传染病。目前,现代医学及中医学均研发了治疗新型冠状病毒感染的有效药物,已经应用于临床,取得了较好的疗效。目前,中医学术界对本病的病名认识有"伤寒"与"温病"两种不同情况,以下拟从对文献梳理、发病节气、临床表现、临床报道和方药反证等方面,对新型冠状病毒感染的伤寒与温病之属进行辨析。

1. 中医对疫病的认识

1.1 病名

"疫病"是中医学对外感疫毒邪气引发的一种热性的烈性传染性疾病的统称,相当于现代的急性传染病。疫又称瘟疫,在古代又有疫、疠、戾气、伤寒等名称。《时病论》云:"温者,温热也;瘟者,瘟疫也;其音同而其病实属不同……殊不知温热本四时之常气,瘟疫乃天地之厉气,岂可同年而语哉!"《素问·本病论》中将疫分为"木疫""火疫""水疫""土疫""金疫""疠",可见早在《黄帝内经》时期就已经有了疫、疠的相关记载,其还总结了疫病发展变化的规律,并且对疫病按照五行的属性进行了详细的分类,即木、火、土、金、水五疫之名。

"疫"有"役使"之意,"疠"有"乖戾""严重"之意。疫与疠一般相互兼指,故合称"疫疠"。疫疠具有强烈的传染性、发病迅速、病情变化迅速、病情严重等发病特点。二者同中有异,"疫"即疫病,属于中医学对外感疫毒邪气引发的一种烈性传染性的热病称谓;"疠"又称戾,是较"疫"病情更为严重、致死率更高的疫病。陈无择在《三因极一病证方论》中还提到了"燥疫"一名,前贤对疫

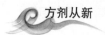

病还有其他的命名方法,不胜枚举。但是到了后期,尤其明清时期的温病学派兴起以后,烈性传染病多被归纳为温病。吴鞠通在《温病条辨》中提到:"温者,暑之渐也。先夏至,春候也。春气温,阳气发越,阴精不足以承之,故为病温。"《温病条辨》开篇即讲:"温病者,有风温,有温热,有瘟疫,有温毒,有暑温,有湿温,有秋燥,有冬温,有温疟。"此处的温病主要以温热邪气致病而言,并且包含瘟疫在内。遗憾的是,很少有人明确把伤寒列为烈性传染病。

《素问·热论》云:"黄帝问曰,今夫热病者,皆伤寒之类也。"可见在《黄帝内经》中把热病称为伤寒,似乎与疫疠有所不同。而张仲景在《伤寒杂病论》序中云:"余宗族素多,向余二百,建安纪年以来,犹未十稔,其死亡者,三分有二,伤寒十居其七。感往昔之沦丧,伤横夭之莫救。"从张仲景的描述看,我们推测仲景时代的伤寒病不仅仅是针对普通外感病,应当是极似烈性传染病中的一种,当属《黄帝内经》所讲的"疫疠"范畴。所以,伤寒、温病、瘟疫、温毒、风温等病名,应该统归于"疫病"的范畴。但是,这里还需要有一个明显的维度划分,即温病和伤寒的划分,这也是本文的着眼之处。

1.2　病因

中医对疫病病因的认识源于中医学阴阳五行学说的六气致病说,如《素问·本病论》指出:"日久成郁,即暴热乃至,赤风瞳翳,化疫温疠暖作,赤气彰而化火疫……后三年化成土疫……后三年化成水疫……其后三年化成金疫也……后三年化疠,名曰木疠,其状如风疫……后三年化疠,名曰火疠也,治法如前,治之法可寒之泄之。"

在伤寒学派病因体系中,最具有代表性的为王叔和在《伤寒论·伤寒例》中所指出的"凡时行者,春时应暖,而复大寒;夏时应热,而反大凉;秋时应凉,而反大热;冬时应寒,而反大温,此非其时,而有其气,是以一岁之中,长幼之病,多相似者,此则时行之气也……从春分以后,至秋分节前,天有暴寒者,皆为时行寒疫也。"其明确提出了四季寒、热、温、凉的乖戾会引发伤寒。

温病学派病因体系中比较典型的是吴又可的杂气致疫说,《温疫论》记载:"瘟疫之为病,非风、非寒、非暑、非湿,乃天地间别有一种异气所感……疫者,感天地之疠气。"从临床实际看,虽然温病学派提出了"戾气"之说,即《温疫论》中的"惟其不知何物之能制,故勉用汗、吐、下三法以决之",意指在戾气的祛除上由于缺乏特效药物,仍然沿用基于六淫病因治疗的外感病方药体系。

可以这样认为,温病学这种看似独创性的病因学说,其实对于温病的治疗并没有太多的指导意义。相反,王叔和在《伤寒论·伤寒例》中的关于病因论述其实更接近六淫学说而更具有临床实用性。

另有王孟英在《温热经纬》中谈到:"湿温一证,即藏疫疠在内,一人受之,则为湿温;一方受之,则为疫疠。"这种"湿温"所致的传染病也在疫病范畴之中,但其发病主要特点是身热不扬,纳呆、呕恶、便溏、体倦、苔腻等症状表现。在外感病体系中,湿邪是伴随风寒、风温之邪气作为一个兼夹致病邪气而存在。正是这种阴(湿)阳(热)夹杂的邪气使得临证中对传染病属于伤寒和温病难以区分。其实,湿热邪气应该按照湿重于热而偏阴和热重于湿,以及湿热并重而来进行阴阳划分更为合理。

综上所述,从病因学看,伤寒之寒非单纯指恶寒或寒邪,温病初起亦有恶寒。寒为阴,故伤寒指的是偏伤于阴邪为主,如寒、湿为主,可以夹杂风、热、暑、燥等阳性邪气;温病之温并非单纯指发热或热邪,伤寒亦有发热,温为阳,温指的是偏伤于阳邪为主,如风、热、暑、燥为主,可以夹杂寒、湿等阴性邪气。

1.3　病机

《素问·评热病论》云:"人伤于寒而传为热者何也,岐伯曰:夫寒盛则生热也。"据此,方友生认为广义伤寒包括热病,如《难经》论述的"伤寒有五"可知伤寒是一切外感病的总称。章太炎却认为:"温病与伤寒异治,然《伤寒论》所说,本为伤寒广义,中风、温热悉在其中,故不通《伤寒论》,即亦不能治温。"这里应该明确,《黄帝内经》《难经》中所说的伤寒包括一切发热性的疾病,当然包括现在医学界所认可的温病和伤寒。

伤寒学认为六淫之邪并于太阳、阳明、少阳、太阴、少阴和厥阴六经,首发于太阳,病理机转上可表现为循经传、越经传、表里传、合病和并病等。温病学则认为邪气为"戾气",侵袭人体,首先发于太阴或上焦,按照卫气营血传变规律,或按三焦传变规律而发病,也可以发生逆传,故叶天士在《温热论》中提到:"温邪上受,首先犯肺,逆传心包"、吴又可的"表里九传"等不寻常的病理机转。病机上伤寒和温病似有不同,实则互相贯通,都有传变之说,都从表而入,渐次入里而重,如伤寒是太阳始,厥阴止;温病则是卫分始,血分止,或上焦始,下焦止。

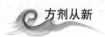

1.4　治疗

由于疫病致病的特殊性,治疗时首先针对病因治疗,正如《素问·至真要大论》所云"必伏其所主,而先其所因"。这种针对病因治疗的治疗学思想在《伤寒溯源集》中就有"受本难知,因发知受,发则可辨"的论述。伤寒按照六经辨证方法治疗,如太阳发汗、少阳和解、阳明清泻、太阴温补、少阴温通回阳、厥阴寒热并治等,其实具体治疗上并非机械使用,而是根据合病、并病等不同表现而确立灵活的论治方法,如太少合病就是发汗与温阳同时使用,是丰富多彩、非常灵活的。

温病的治疗亦是灵活多样的,如"大凡看法,卫之后方言气,营之后方言血。在卫汗之可也,到气才可清气,入营犹可透热转气,如犀角、玄参、羚羊角等物,入血就恐耗血动血,直须凉血散血,如生地、丹皮、阿胶、赤芍等物""治上焦如羽,非轻不举,治中焦如衡,非平不安;治下焦如权,非重不沉""开达募原"等方法,不一而足。

伤寒与温病一脉相承,同气连枝,只是在学术发展过程中出现的先后顺序差别而已。其实无论伤寒还是温病,在初起阶段都使用发汗的方法,所不同的是伤寒多用辛温发汗之法,而温病则用辛凉发汗的方法。但这不代表着温病和伤寒的治疗迥然不同、不可调和。其实伤寒学派发汗解表有余而清热解毒不足,温病学派治疗疫病清热解毒有余而发汗解表不足,如能互通有无,完全可以一体化治疗。出现这种情况的原因可能与仲景时期可供选择的清热解毒药物种类较少有关。另外,一个可以佐证的是很多治疗伤寒的方剂,温病也在使用,如桂枝汤、白虎汤等,而且很多的温病方是由伤寒方演变而来的,如加减复脉汤承于炙甘草汤、化斑汤承于白虎汤、增液承气汤承于调胃承气汤、凉膈散承于栀子豉汤和调胃承气汤,故有很多医家主张"寒温一体",如曹魏等认为只要抓住不同疾病的共同病机,同一首方剂可以治疗伤寒与温病两种疾病。

综上所述,伤寒与温病都属于外感疫病,二者异名而同源,治疗应当相互借鉴。

1.5　预防

《素问·刺法论》指出:"不相染者,正气存内,邪不可干,避其毒气。"这里正气即人体抗御外来邪气的能力。首先,通过在体质辨证的基础上服用一些药物来增强人体正气以对抗外来邪气侵袭,如素有内热者可清热泻火,表虚者可益气固表,脾虚痰湿者可健脾化痰等,通过对体质的调理使人体阴阳更趋平秘,以达到"邪不可干"的目的。另外,瘟疫是由天地间具有高传染性和致病性的戾气所导致的,其致病力强,传变迅速,容易发展为危重证候,正如《诸病源候论》所言"人感乖戾之气而生病,则病气转相染易,乃至灭门,延及外人",说明药物预防只是其中一方面,一味强调正气失之偏颇,单纯通过药物辅助人体正气并不能完全阻断瘟疫的传播与流行,而"避其毒气"(隔离)也是预防的关键一环。可见,在《黄帝内经》时期,我国的先民们就有了通过增强体质和隔离的方式来预防传染病的思想。

2. 新型冠状病毒感染为伤寒而非温病

2.1　发病节气

本病的暴发时间在二十四节气中处于小雪、大雪、冬至、小寒的时间范围内。四节一气,属于六之气,为太阳寒水司令。阳气潜藏,水冰地冻,寒邪外袭肌表,人若受之,则为伤寒也。有人提出了暖冬而认为新型冠状病毒感染为温病之说,又被"温邪上受,首先犯肺"所禁锢。其实则不然,正因为暖冬而腠理不密,更容易感受寒邪或寒湿之邪。"冬伤于寒,春必病温",指的就是冬令不寒反热,腠理疏松而寒(湿气)邪易侵,则发为伤寒。因此,从节令和反常的气候条件看本病为伤寒的可能性更大。

2.2　气候因素

疫病的流行往往与天气的异常有关,这种反常的气候所引起的疾病在古代有着大量文献记载。例如,《素问·六节藏象论》云:"至而不至,此谓不及,则所胜妄行,而所生受病,所不胜薄之也。"《温疫论》中对这种反常气候引起的疾病进行了更加详细的描述和分类,言:"春应温而反寒,夏应热而反凉,秋应凉而反热,冬应寒而反温,此非其时而有其气。是以一岁之中,长幼之病皆相似者,名曰瘟疫病也。"2019 年 12 月和 2023 年 1 月间正值太阳寒水司令时节,天气应寒,而武汉地区反而出现了暖冬。暖冬(春气)的提前到来,迫使本应潜入地下之阳气过早地被春温之气升发出来,人体之精不能被固藏于体内

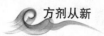

而正气不足,《素问·金匮真言论》提到:"夫精者身之本也,故藏于精者,春不病温。"即"正气存内,邪不可干",若正气不足,即人体内有内伤不足的病理基础,加之暖冬而腠理不密,又时值太阳寒水司令,外寒入侵,即"邪气所凑,其气必虚",人体更容易生病。故新型冠状病毒感染属多因素导致的内外合病,恰逢疫疠之气,人间遂有此疫病。

2.3　发热与不发热

结合《伤寒论》太阳病篇第3条:"太阳病,或已发热,或未发热,必恶寒,体痛呕逆,脉阴阳俱紧者,名为伤寒。"由此可见,发热与不发热与体质有关,若体质壮实的人群感受外邪,则为恶寒发热,属于太阳伤寒表实证;若体弱感邪者,则难以发为高热,即夹阴伤寒,则不发热或热度不高。例如,年老体弱者可能不会发热,属于太阳伤寒表虚证,或太少两感证。另外,三阳经外感多高热,三阴经外感常常不表现为体温的升高。因此,发热或不发热并非是伤寒和温病的区别,热度高低也不是伤寒和温病的区别,伤寒亦有高热,不可执发热而断为温病。

2.4　恶寒与不恶寒

表证可以不恶寒,有恶寒也不一定是表证,恶寒或没有恶寒与机体反应性有关,"恶寒"一症并非表证所独有,不可拘泥于"有一分恶寒,便有一分表证"之说。张伯礼等在对天津地区88名新型冠状病毒感染患者发病初期临床症状的统计中,有恶寒症状者仅占总人数的8%。所以若有不恶寒者,亦不能作为纯里证失治误治。结合《伤寒论》少阴病篇第301条:"少阴病,始得之,反发热,脉沉者,麻黄细辛附子汤主之。"少阴伤寒证多见于年老及禀赋素有阳气不足之人,并且结合本次疫情的发病及危重人群以中老年人居多,中老年人肾阳不足加之外受寒邪,太少两感后更易感染疫毒邪气而发病危重。初期多表现为恶寒,或发低热,或不发热,乏力和精神状态差等以太少两感证为主的证候,该类患者由于抵抗力差而邪气内陷进而极易发展为危急重症。因此,恶寒与不恶寒也并非温病和伤寒的主要区别,不可执恶寒而为伤寒、执不恶寒而为温病。

2.5　消化道症状

对甘肃新型冠状病毒感染患者的临床症状进行的总结发现,其中有一部分患者初起就出现了脘痞、呕恶、纳差、便溏等太阴病证,这其实是太阴伤寒的表现。《伤寒论》太阴病篇第273条云:"太阴之为病,腹满而吐,食不下,自利益甚,时腹自痛,若下之,必胸下结硬。"此即为太阴伤寒证,可用桂枝人参汤治疗,因为太阴伤寒有内伤不足的病理基础,此类患者治疗的预后也较差。

2.6　其他症状

根据孙宏源等对天津88例患者的调查研究发现,出现心悸、胸闷、盗汗、睡眠障碍等症状者也占较大的比例。而《伤寒论》"随证治之"的记载,就已经体现了疫毒致病的症状多样性,后期的临床实践也证明,新型冠状病毒感染后遗症确实是多种多样的,确实需要"观其脉证,知犯何逆",才能正确施治。

总之,根据数据统计结果发现本次新型冠状病毒感染患者的临床表现多呈现一派外感伤寒之症,如发热、无汗、咳喘、纳差、肢冷、身痛、乏力、咳嗽无痰或白痰、胸闷、心悸、头晕、恶心、呕吐、腹胀腹泻等。与《伤寒论》太阳病篇太阳伤寒的本症"头痛,发热,身疼,腰痛,骨节疼痛,恶风,无汗而喘",少阴病篇301条"少阴病,始得之,反发热,脉沉者,麻黄细辛附子汤主之",以及太阴病篇所列出的提纲证的症状呈现高度吻合的现象,所以该病属于伤寒。

综上所述,本次新型冠状病毒感染的临床症状与伤寒脉证提纲中的描述高度一致,根据临床表现可知这次的新型冠状病毒感染在六经辨证体系中应主要归属于太阳伤寒、少阴伤寒和太阴伤寒的范畴。

2.7　方药反证

第一,伤寒法疗效卓著。国家卫生健康委员会和国家中医药管理局推荐各地使用的清肺排毒汤通过几个省的临床观察,其总有效率已达到90%以上。该方所含5首方剂皆出自《伤寒杂病论》,以麻杏甘草石膏汤为君方,以方测证则本方是针对外感寒邪郁闭、肺气化热而设,故从方药验证角度分析,疗效显著的清肺排毒汤其实是典型的伤寒法。

第二,过用寒凉疗效差。单纯西医治疗效果不理想,而中西医结合效果明显。参照西医新型冠状病毒感染的诊疗方案可以看到西药的抗生素种类都在2种以上,如此大量使用必然伤及阳气,故疗效不佳。

第三,过早、过多地使用泻下药物疗效不佳。如前所述,可知本次瘟疫应属于伤寒为主,治法应当遵循"寒者热之"之旨,当慎用大苦大寒攻下之药。在

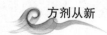

临床治疗中使用连花清瘟颗粒(内含有大黄、贯众等苦寒攻下药)疗效并不理想,再结合清代戴万山《广瘟疫论》"伤寒下不嫌迟,温病下不嫌早"之论,反证新型冠状病毒感染是伤寒而不是温病。

第四,清热解毒类中成药疗效不佳。通过对新型冠状病毒感染历版中医治疗方案的解读及对严重急性呼吸综合征(SARS)的认识可以发现,SARS病毒携带者表现出的症状是以热邪为主,由于受到SARS的影响,新型冠状病毒感染方案前三版诊疗方案都在使用银翘散、承气类汤剂等,是围绕"热"的病机治疗,现代医家体外实验证明苦寒的连花清瘟颗粒有杀灭病毒的作用,且在SARS期间应用有效。而本次的新型冠状病毒感染病毒携带者所表现的症状以寒邪为主,方证不合,故疗效欠佳。随着对疾病病因病机了解得逐渐深入,自第四版以后开始认识到本病的"寒"病机,使用辛温类方剂取得了良好效果。

综上,新型冠状病毒感染为伤寒,而非温病,若当作温病治疗,则佳效难期,甚或引发坏病。温病极期,热入心包,辛凉开窍,以安宫牛黄丸治疗,从目前报道看,并无相关报道说明该药有明确疗效;伤寒极期,阳气欲脱,治当回阳救逆,以四逆汤治疗,或可收功。

3. 基于伤寒的新型冠状病毒感染治疗策略

本治疗策略是基于伤寒顺传与目前收集到的文献资料及临床经验制订的主要治疗策略,不包括变证、坏病及某些兼杂证的治疗。

3.1 初期:风寒外束、寒邪入里

体质壮实者,表现为太阳伤寒,可见恶寒、高热、身痛、脉浮紧等,治当以辛温发汗解表为法,无论患者高热与否都应遵循仲景"汗之则愈"的治则,治疗方药选择上以麻黄汤、大青龙汤、葛根汤等加减为主。

体质虚弱者,如阳虚的老年人群,表现为少阴伤寒或者太少两感,可见恶寒,或发热,或不发热,乏力身痛,脉沉紧,治当以温阳益气解表为法,以麻黄细辛附子汤、败毒散和再造散等加减治疗。无论患者有无发热,只要辨证为太少两感之伤寒都应该遵循仲景"阳虚阴盛,汗之则愈,下之则死"的治疗法则。

脾胃素弱,表现为太阴伤寒者,可见恶寒、呕吐、泄泻等,治当以温中解表,以桂枝人参汤、桂枝汤、桂枝加人参汤和藿香正气散等治疗。

3.2　中期：饮郁化热或寒饮伏肺

新型冠状病毒感染以肺系病变为主，符合《伤寒论》太阳篇第40条："伤寒表不解，心下有水气，干呕，发热而咳，或渴，或利，或噎，或小便不利，少腹满，或喘者，小青龙汤主之。"本条"伤寒表不解"说明太阳伤寒表实证仍在，由于肺气被郁，通调水道的功能减退，水化为饮，故"心下有水气"，心下即肺胃，提示痰饮伏肺，兼有表寒不解。故有恶寒发热，咳嗽，咳痰，胸闷憋喘的太阳伤寒夹痰饮表现，肺胃相连，"聚于肺，关于胃"，继而出现纳呆、恶心、呕吐的痰饮犯胃表现，方用小青龙汤，亦可选用射干麻黄汤、苏子降气汤等加减治疗。

若寒饮伏肺，因误治或失治，或素有内热，则饮郁化热，表现为"微恶寒，发热面赤，痰黄黏少，喘憋气促，口苦黏，尿赤，舌苔黄腻，脉滑数"，方用大青龙汤类方治疗，也可以选用麻杏石甘汤、小青龙加石膏汤、射干麻黄汤和定喘汤等加减治疗。

3.3　后期：水饮闭肺

此阶段是病证转归的关键阶段，治疗不及时就会发生亡阳之脱证，患者表现为咳嗽、少痰、胸紧憋气、纳呆、恶心、呕吐、舌淡、苔白腻、脉濡或滑等。体质壮实者，水饮闭肺，则任受攻，当泻肺行水，以葶苈大枣泻肺汤为主方治疗，配合五苓散等。若体质偏虚寒者，当温肺化饮行水，以苓甘五味姜辛汤为主，配合苓桂术甘汤、真武汤等加减治疗。此阶段虽有气高而喘，不可根据"肺与大肠相表里"的理论使用泻下药物，此乃脱伤阳气之举，会引发严重病变。

3.4　极期：阳气衰微或亡阳欲脱

此阶段病情更加危重，表现为呼吸困难、动辄气喘或需要机械通气，伴神昏欲寐，烦躁，肢冷，舌质紫暗，舌苔厚腻，脉微。这些表现颇似少阴病提纲证的"少阴之为病，脉微细，但欲寐也""少阴病，始得之，手足寒""膈上有寒饮，当温之"。这些都反映了阳气衰微或阳气将脱之证，当使用以四逆汤、回阳救急汤、李可的破格救心汤为代表的姜附类方剂以回阳救阴固脱。

3.5　坏病

坏病是由误治导致的病理变化。由于是突发、新发的烈性传染病，西医没

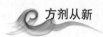

有可以参照的治疗方案,故借鉴了 SARS 的治疗方案。新型冠状病毒感染的治疗中使用大量激素、抗生素,过量输液,呼吸机的使用客观上加重了阳气受损,致水饮壅肺;加之中医又辨为温病而过用清热解毒,泻下通腑,从而伐伤阳气,肺气郁闭,闭门留寇,邪不得外透,反而引邪入里,变为坏病,则当遵循仲景之"观其脉证,知犯何逆,随证治之"的原则进行治疗。

4. 小结

由于疫情突然,中医、西医都应对不暇,从一开始就出现了对新型冠状病毒感染的疫病的属性之争。仝小林院士认为本病为"寒湿疫",王永炎院士认为是"寒疫",而有的医家认为是湿邪为患,应当纳入"湿疫"范畴,治疗上应当以温化湿邪为法,也有的专家认为是温病,当以清热解毒为法。这些争论其实应该归结为伤寒和温病之争,即病因是以阴邪为主(伤寒)还是以阳邪为主(温病)之争更为贴切,以此为纲则治疗有法度可循。阴邪为主者(伤寒)初起以温散为法,而阳邪为主者(温病)初起以清解为法,截然不同,不可混淆。同时,我们也不能把温病学和伤寒学绝对对立起来,温病学是伤寒学的发展和补充,伤寒学是温病学之源头,没有伤寒学就没有温病学,故有医家倡导寒温一体。因此,伤寒学不但为温病学立法,亦为杂病治疗学立法,故《伤寒杂病论》称为"方书之祖"亦不为妄言。总之,新型冠状病毒感染始于伤寒,终于杂病,失治误治,变为坏病。当然,这也是一家之言,冀请同道斧正。

(赵则阔)

参考文献

曹魏,尹冰,白长川,2011.白长川少阳水气病经气一体、寒温同治探析[J].实用中医内科杂志,25(8):6-7.

陈娟,2020.一位青年女中医,抗击新冠感染纪实[ED/OL].(2020-02-25)[2020-03-17].https://mp.weixin.qq.com/s/lmnJnfJYoQ3dW5kG9XJ9nQ.

陈西,秦艳,郭小舟,2019.章太炎治伤寒学思想探微[J].中国中医基础医学杂志,25(9):1195-1196,1206.

范逸品,王燕平,张华敏,等,2020.试析从寒疫论治新型冠状病毒肺炎[J].中医杂志,61(5):369-374.

方传明,周岳君,褚娇娇,2020.表证概念探微[J].中医杂志,61(5):388-391.

方友生,1995.论寒温一体[J].中医函授通讯,13(5):8-9.

国家卫生健康委员会,2020.新型冠状病毒肺炎诊疗方案(试行第七版)[EB/OL].(2020 - 03 - 03)[2020 - 03 - 04].http://www.nhc.gov.cn/yzygj/s7653p/202003/46c9294a7dfe4cef80dc7f5912eb1989.shtml.

黄御,2020.新冠患者的标配中成药"连花清瘟胶囊"竟是治愈新冠感染的绊脚石,给中医拖后腿了[EB/OL].(2020 - 03 - 01)[2020 - 03 - 18].https://mp.weixin.qq.com/s/gx4QU92QwaQ0CEifbREJUA.

李红蓉,常丽萍,魏聪,等,2020.连花清瘟治疗新型冠状病毒肺炎的理论研究基础和临床疗效[J].世界中医药,15(3):332 - 336.

李可,2002.李可老中医急危重症疑难病[M].太原:陕西科学技术出版社:1.

李敏兰,2019.穴位敷贴联合大青龙汤治疗小儿哮喘外寒内热证的临床应用研究[J].心血管外科杂志(电子版),8(1):72 - 73.

刘成海,王宇,2020.温病学理论指导下的新型冠状病毒肺炎诊治刍议[J].上海中医药杂志,54(3):5 - 8.

卢霞,高海光,渠述生,2019.大青龙汤治疗外寒内热证型小儿哮喘的临床效果以及对IgE、IL - 4和TNF - α水平的影响[J].世界中医药,14(11):2950 - 2954,2959.

彭子益,2017.圆运动中的古中医学[M].北京:中国中医药出版社:6 - 7.

桑希生,于淼,狄舒男,等,2020.基于中医疫病分类探讨新型冠状病毒肺炎的病因病机[J].中医学报,35(5):905 - 908.

沈爱明,张伟,吴卓,等,2020.清肺排毒汤治疗新冠感染的中医理论分析[J/OL].辽宁中医杂志:1 - 9[2020 - 04 - 17].http://kns.cnki.net/kcms/detail/21.1128.R.20200310.1442.002.html.

时佳,杨宗国,叶晨,等,2020.中西医结合治疗上海地区49例非危重型新型冠状病毒肺炎临床疗效观察[J].上海中医药杂志,54(4):30 - 35.

孙宏源,毕颖斐,朱振刚,等,2020.天津地区88例新型冠状病毒肺炎患者中医证候特征初探[J].中医杂志,61(10):837 - 841.

仝小林,李修洋,赵林华,等,2020.从"寒湿疫"角度探讨新型冠状病毒肺炎的中医药防治策略[J].中医杂志,61(6):465 - 470,553.

王凤霞,张云,刘可春,2020.基于《伤寒论》理法方药理论浅谈新冠感染防控策略[J].山东科学,33(2)12 - 16.

王辉,邱建强,乔黎焱,等,2020.新型冠状病毒肺炎中医论治初探[J].陕西中医,41(3):285 - 286,397.

王玉光,齐文升,马家驹,等,2020.新型冠状病毒肺炎中医临床特征与辨证治疗初探[J].中医杂志,61(4):281 - 285.

魏本君,王庆胜,雍文兴,等,2020.甘肃新型冠状病毒肺炎特征及中医治疗[J].中国中医药信息杂志,27(10):13 - 16.

熊继柏,2020.国医大师熊继柏谈《湖南省新型冠状病毒肺炎中医药诊疗方案》[J].湖南中医药大学学报,40(2):123 - 128.

薛伯寿,姚魁武,薛燕星,2020."清肺排毒汤"快速有效治疗新型冠状病毒肺炎的中医理论分析[J].中医杂志,61(6):461 - 462.

张思超,2017.温病寒温同施法临床应用[J].山东中医杂志,36(5):355 - 357.

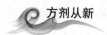

张思超,阎兆君,张兴彩,等,2020.新型冠状病毒肺炎的中医辨治探析[J].山东中医杂志,39(4):315-319.

章太炎,2006.章太炎医论[M].北京:人民卫生出版社:16.

第四节　发热的病机与治疗

　　发热是临床最常见的症状和主诉之一。对于发热的机制,中医一般以"阳盛则热,阴虚则热"一言以蔽之。其实,临证并不能完全按此机制治疗发热,因为很多发热不能笼统地以清热(阳盛则热)和养阴(阴虚则热)两种治法治疗。何则?因"阳盛则热,阴虚则热"其实是一枚硬币的两面,没有阳盛何来阴虚?没有阴虚何来阳盛?这种互为前提的病机描述显然存在逻辑上的悖论而不能作为治疗发热的立法依据!但这一论断却揭示了发热的一个基本机制,即"阳"的相对或绝对的"盛"。需要特别说明的是"阳盛则热,阴虚则热"为发热之总纲,其根本机制是"阳"的相对或绝对的"盛",这里面的"阳"有两层意思,一个是指实证为阳(气滞、血瘀、食积等之实),一个是指阳气之阳,为阳郁温煦太过而化热之实热;而阴虚亦有两层意思,一个是虚证为阴(气、血、阴、阳等之虚),一个是指阴液之阴,为阳浮不守之化热之虚热。总之,阳的绝对盛则为"实热",为失职之阳引发(阳郁),是郁阳,治疗当以祛邪之法;阳的相对盛即阴虚则为虚热,为失位之阳引发(阳浮),是浮阳,治疗当以补虚之法。

　　发热是临床常见症状和主诉之一,从本质上看,无论是何种发热都是一种"阳"(热能)在局部或全身的聚集,若聚集于局部表现在某经、某脏、某个身体部位的发热,如五心烦热、鼻热和牙宣红肿疼痛等;若分布于全身则表现为全身性发热,如太阳伤寒表实证发热、太阴风温发热和气虚发热等。中医常以"阳盛则热,阴盛则寒""阴虚生内热,阳虚生外寒;阳盛则外热,阴盛则内寒"等概括发热的机制。其实,临证并不能从常规意义上理解的"阴阳"来认识和治疗发热,因为很多发热不能笼统地以清热(阳盛则热)和养阴(阴虚则热)两种治法治疗。何则?因"阳盛则热""阴虚则热"其实是一个硬币的两面,没有阳盛何来阴虚?没有阴虚何来阳盛?这种互为前提的病机描述显然存在逻辑上的悖论而不能作为治疗发热的立法依据！中医学对发热的认识肇始于《黄帝内经》，历经不同历史时期医家的继承、发展、创新，至明清时期基本形成了完整的发热性疾病诊治体系，但是对发热的机制却鲜有明确和系统的阐述。

1. 发热总述

1.1　发热的概念

发热是一个主诉和症状，可能是客观指征，也可能是患者主观感受，可伴有体温的升高，也可以没有体温的升高。例如，《素问·刺热》中"身热""热病先身重骨痛、热病先胸胁痛"，《灵枢·邪气脏腑病形》中"当耳前热""独肩上热""手小指次指之间热"等描述。《灵枢·刺节真邪论》云："热于怀炭，外畏绵帛近，不可近身，又不可近席，……舌焦唇槁，腊干嗌燥，饮食不让美恶。"可见，发热既可以是患者的主观感受，也可以是医家体察到的客观体征。因此，发热是指患者全身或某一局部的发热，既可以是客观体征，也可以是主观体验，但均不一定伴有体温升高的一种临床表现。

1.2　发热的分类

关于发热的分类，目前还没有固定的分类方法，但无论如何分类，都是从不同角度对发热的某一个特征进行归纳的一种方法。总体来说，从病机上讲有虚实之分，从病位上有表里之分，从病因上有内外之分，以及从流行病学角度划分的寒温之分等不同分类方法。

虚实之分就是按照病机的虚实划分发热，可分为虚证发热和实证发热。虚证发热首见于《黄帝内经》中提出的"阳虚则外寒，阴虚则内热"，又《素问·调经论》记载："帝曰：阴虚生内热奈何？岐伯曰：有所劳倦，形气衰少……胃气热，热气熏胸中，故内热。"这里的阴虚则热实质上是指太阴脾气虚而导致的发热，这也是李东垣气虚发热的理论渊源。其他虚证发热还有阴虚、血虚、阳虚及其合并形式导致的发热等。实证发热亦首见于《黄帝内经》，如《素问·调经论》指出："阳盛则外热，阴盛则内寒。"《素问·调经论》又云："上焦不通利，则皮肤腠理闭塞，玄府不通，卫气不得泄越，故外热。"这里的阳盛则外热是

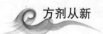

卫阳怫郁于肌表而致之实证发热。其他实证发热还包括瘀血、食积和湿阻发热等。

表里之分就是按照病位的表里划分发热，可分为表热和里热。尤怡《金匮翼·发热统论》曰："有表而热者，谓之表热。无表而热者，谓之里热。"表证发热首见于《黄帝内经》"阳盛则外热"，如太阳风寒表实证之发热，其机制为风寒束表，卫阳郁遏而化热。又如《景岳全书·寒热篇》所说的"阳盛则外热，阳归阳分也……热在表者，为发热头痛，为丹肿斑黄，为揭衣去被，为诸痛疮疡"，此为阳气郁积于外而导致的发热。里热证首见于《黄帝内经》"阴虚生内热，阳盛则热"。又《景岳全书·寒热篇》言："热在里者，为瞀闷胀满，为烦渴喘结，或气急叫吼，或躁扰狂越。"无论是表热还是里热，都是指的部位之异，而非虚实之别。

内外之分就是按照病因划分发热，可分为外感发热和内伤发热。外感发热就是由于外感六淫等导致的发热，如外感病的发热等，前面已经述及。关于内伤发热，早在《黄帝内经》中即有关于内热的记载，"内伤发热"这一病名是明代秦景明首先在《症因脉治·内伤发热》中提出的。尤怡《金匮翼·发热统论》认为："饮食劳倦，为内伤元气。元气伤，则真阳下陷，内生虚热……劳心好色，内伤真阴……皆内伤症也。"即气、血、阴、阳的亏虚所引起的发热都属于内伤发热的范畴，张景岳《景岳全书》完备了内伤发热的病因等以补前人之不足。另外，王清任《医林改错》提出的瘀血发热、刘完素"五志所伤皆为火热"的情志内伤发热及五脏火热实证等皆属内伤发热的范畴。

寒温之分就是中医从流行病学角度，将发热分为伤寒发热和温病发热。早在《素问·热论》就已将流行性发热病概括为"今夫热病者，皆伤寒之类也……人之伤于寒也，则为病热"。《素问·水热穴论》云："人伤于寒而传为热，何也？岐伯曰：夫寒盛，则生热。"《素问·玉机真脏论》云："今风寒客于人，使人毫毛毕直，皮肤闭，而发热。"这里的伤寒发热为后期张仲景创立六经外感发热奠定了理论基础。又《难经·五十八难》指出："伤寒有五，有中风，有伤寒，有湿温，有热病，有温病，其所苦各不同。"也明确提出了伤寒和温病发热的不同。

迨至明清时期，流行病性发热发生了从伤寒发热到温病发热研究重点的转移。清代叶天士创立卫气营血辨证、吴鞠通创立三焦辨证等多种温病辨证方法，论述了温病的病因、病机、传变、分类、治疗等。这类疾病所感邪气多为温热性质的邪气，同《伤寒论》所讲的伤寒发热有所区别，所制订的治法方药亦大有不同。

2. 发热总机

《素问·调经论》指出:"阳虚则外寒,阴虚则内热,阳盛则外热,阴盛则内寒。"又《素问·阴阳应象大论》云:"阳胜则热,阴胜则寒。"这两条原文论述了阴阳盛衰产生的病理机转,其实也可以看作发热的总病机。

2.1　阳盛则热(实热)——失职之阳

"阳胜则热"和"阳盛则外热"都是指阳盛为导致发热的基本病机,是实证发热。这里面的"阳"有两层意思,"阳胜则热"的阳为阳气之阳,"阳盛则外热"的阳为实证(实证为阳,虚证为阴)。"胜"从字义上理解基本同"盛",都是过亢之意。《素问·调经论》明确指出"阳盛则外热"的机制(其实也是阳胜则热的机制)是"上焦不通利,则皮肤致密,腠里闭塞,玄府不通,卫气不得泄越,故外热",即居于表的卫阳被邪气所束,肺气失宣,卫阳失其正常的温煦职能,是病理性的温煦过度而发热。又《素问·阴阳应象大论》进一步讲"阳胜则身热,腠理闭,喘粗为之俯仰,汗不出而热,齿干以烦冤,腹满死,能冬不能夏",也指出了腠理闭塞导致人体阳气不能随汗发越,郁闭于内,温煦太过而身热,并指出阳失其职还会出现局部或全身温度升高(发热)以外的阳热病机所导致的证候表现,如肺气上逆的胸闷憋喘、气机不畅的腹满,热扰心神的烦闷、热伤津液的牙齿干燥少津等一系列热证表现。推而广之,阳盛则热指的是各种实证导致的"阳气郁结,温煦太过"(阳郁),为失职之阳,是郁阳。

2.2　阴虚则热(虚热)——失位之阳

"阴虚则热"源于《素问·调经论》的"阴虚则内热",其实这里的阴虚发热是太阴脾虚发热,不是我们通常意义上的阴精(液)不足导致的发热。其机制在《素问·调经论》中说得很明确:"有所劳倦,形气衰少,谷气不盛,上焦不行,下脘不通,胃气热,热气熏胸中,故内热。"又《素问·生气通天论》云:"阳气者,烦劳则张。"烦劳伤气,气虚不固而阳失其位,即东垣所谓"脾胃气虚,阴火得以乘其土位",故发热,此为失位之阳。其他虚性发热,如血虚发热、阴虚发热、阳虚发热及其合并形式导致的发热都属此类,为虚热,是失位之阳(阳浮),是浮阳。

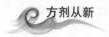
3. 发热总治

上面的分析将发热的机制总结概括为阳盛则热的实证和阴虚则热的虚证,那么治疗大法就可以相应分为祛邪和扶正两法。

3.1 实者泻之

阳盛则热是中医学对"阳气郁结,温煦太过"导致实证发热病机的总括,多见于外感六淫或气滞、血瘀、痰饮、食滞和水湿等有余之邪滞留人体,或七情所伤等而导致的实证发热。当然各种实证发热中的身心疾病在具体病机上较复杂,但是有余之邪导致的阳郁是发热的病机关键。无论何种阳盛则热,治疗大法就是"实者泻之",就是祛邪法,最终目的就是使失职之阳恢复正常的生理功能。

但具体治法当根据病机权变,如"火郁发之""热者寒之""塞者通之"等。例如,外感风寒侵袭肌表,闭塞腠理,卫阳郁而化热,治疗上则根据病因的性质采用"郁者开之"的解表散热之法,如麻黄汤。又如,有形实邪所引起的痰火、瘀血化热、食积化热和湿热等则选用"塞者通之"的消导之法,如二陈汤、抵挡汤、保和丸和半夏泻心汤等。再如,情志内伤化火者,则宜清解郁火,视其病之所在选取适当方剂,如肝郁化火当用丹栀逍遥散、脾胃伏火郁热当用泻黄散等。具体治疗是灵活多变的,不可一味清火,如以热治热的左金丸、姜柏散等。

3.2 虚者补之

阴虚则热是对劳倦过度、饮食不洁、情志失调等引起虚证发热的病机总括。"正气不足,阳气浮越"是阴虚发热的核心病机,包括气虚、血虚、阴虚、阳虚及其间杂形式。无论何种阴虚则热,治疗上都应遵循"虚则补之"的治疗大法。补法包括温法,其是"虚热"的治疗大法,重在补益或温阳,选择具有补益或者温阳的药物来补气、血、阴、阳及其兼杂形式的不足,使失位之阳归附本位。

具体治法上,当遵《黄帝内经》"劳者温之,损者温之,盖甘温能除大热"等治疗方法。《金匮翼·发热统论》云:"饮食劳倦,为内伤元气。元气伤,则真阳下陷,内生虚热……益气、补阴,皆内伤症也。"例如,气虚发热当用补中益气、阳虚发热当用白通汤、血虚发热当用当归补血汤和四物汤等。王伦在《明医杂著·医论》中说:"凡妇人产后阴血虚,阳无所依,而浮散于外,故多发热。治法用四物汤补阴血,而以炙干姜之苦温从治,收其浮散之阳,使归附于阴。"提出阴血亏虚的发热要纠正失位之阳归附本位。而对于阴津不足的发热,王冰在《黄帝内经》基础上创立了"壮水之主,以制阳光"的治疗阴虚内热的大法。

4. 小结

"阳盛则热"和"阴虚则热"概括了一切发热的总病机,"阳盛则热"是"阳气郁结,温煦太过"导致的实证发热,是郁阳,治疗则以祛邪之法使失职之阳复其正常温煦之职;"阴虚则热"是由于"正虚不足,阳离本位"而导致的虚证发热,是浮阳,治疗则以补虚或温阳之法使浮越之阳归附本位。

(赵则阔　刘宛欣)

参考文献

陈光,杨浩婕,张乙,等,2015.从中医发热理论的发展谈中医的创新[J].世界中医药,10(8):1250-1253.

李志敏,姬爱冬,1997.浅析"阳虚则外寒,阴虚则内热,阳盛则外热,阴盛则内寒"[J].山西中医,13(4):39-40.

万友生,1987.略论内伤热病[J].浙江中医学院学报,11(1):6-9.

王纶,1995.明医杂著[M].沈凤阁点校.北京:人民卫生出版社:22.

张登本,1979.古今论阴阳盛衰所致寒热的异同——学习《内经》的体会[J].陕西中医学院学报,2(4):9-13.

第五节　再论心主神志——功能
脏腑与器质脏腑

《素问·灵兰秘典论》所云之"心者,君主之官也,神明出焉"是心主神志的理论根源(神之主),但从临床实践来看,很多神志病并非单纯从心论治,而

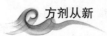

是从其他脏腑论治,其理论基础就是"五脏藏神"(神之辅)。自李时珍提出"脑为元神之府"说以降,心和脑孰为"神之主"就成为一个绕不开的话题。从现代医学看,脑而非心是思维意识的主要器官!迫至汪昂提出"人之记性,皆在脑中",王清任则更明确指出"灵机记性不在心在脑",再次否定了"心主神明",肯定了"脑主神明"!可见,对心主神明的否定似乎已经成为言之凿凿之论。从治疗学角度看,如果是脑主神明,何药何方可治脑?否定心主神明容易,建立脑主神明的治疗体系却成为一个不可能!可见心脑之争可以从器用之争,即解剖脏腑和功能脏腑之争求得正解。从中医藏象心的生理功能看,心主神明是强调其心的功能脏腑属性;而心主血脉则是强调其解剖脏腑的属性,即中医的心是功能脏腑和解剖脏腑整合起来的脏腑系统。展开来说,从解剖脏腑来看,"心"其实涵盖了"三心"即心、胃(包含消化道的其他脏腑)和脑,为神之器;从功能脏腑来看,"心"涵盖了"二意"即脑和胃(胆等其他消化道脏腑)藏神,为神之用。而最终作为元神之府的脑则是五脏六腑和奇恒之腑藏神功能的最终主导者,是真正意义上的"心主神志",此为"一心一意"。

神有广义和狭义之分。广义之神,即是人体生命活动的外在表现,就是生命,正如《素问·上古天真论》所云之"形与神俱";而狭义之神则是人的精神活动,就是精神。中医认为精神活动的主宰是"心",即"心主神志"。然而很多神志异常的疾病其实并非单纯从"心"论治,而是主要通过调节其他脏腑而愈;另外,随着西学东渐,大多数人逐渐接受了"脑主神志"的观点,如李时珍就首先提出了"脑为元神之府"的观点。那么,心和脑孰为神之主?心主神志(主神)与其他脏腑藏神(辅神)的关系如何?中医的心是功能脏腑还是器质脏腑?抑或二者一体?这不是单纯的理论问题,而是关乎精神、神经类疾病的诊断和治疗的问题。

1. 神的现代医学认识

1.1 脑为神之主

人脑位于颅腔内,其基本单位由神经元和胶质细胞构成,是中枢神经系统的所在。神经系统的主要活动由神经元承担,通常以反射的形式,借助动作电位的产生和变化完成接收、整合、传导和传递信息的使命。大脑皮质的神经元约有140亿个,作为人最高级的神经中枢,脑是精神思维活动的解剖学基础,对全身各部的神经活动起到中枢性调节的作用。从解剖上看,人脑整体可划分为端脑、间脑、脑桥、延髓和小脑六部分,其中延髓是重要的生命中枢,人身最基本的生命活动受延髓调控,如呼吸节律、心跳频率、胃肠运动等。若脑部受到严重损伤,在脑干功能不受影响的情况下人仍能进行本能性的神经反射和代谢(植物状态,即去皮质综合征),虽然人尚可存活,但去皮质综合征患者已然失去对自我和外界环境的觉知,丧失了自主意识活动,这说明脑是意识产生的来源,是存储记忆、思维、意识、情感的器官。

现代科学技术的进步推动了脑科学相关研究领域(神经科学、脑科学、精神病学等)的蓬勃发展。近年来计算机技术和生物科学技术结合的研究实现了重大突破,利用计算机模拟人脑的思维过程和智能行为——人工智能成为新一轮科技革命和产业变革的重要驱动力量,对于人脑的探索研究是现代医学研究发展的重点。目前已经认识到,人的学习、记忆、语言等智力能力属于大脑的高级进阶能力,由大脑不同的区域掌控,如大脑皮质联络区可通过广泛的纤维联系对各种信息加工处理,成为记忆最后的储存区域,电刺激颞叶皮质外侧表面可使人诱发对往事的回忆,而损毁联络区的不同区域则产生各种选择性的遗忘症。

因此,从现代医学角度看,脑是精神和思维活动的中心,即脑为"神之主"是毫无疑问的。

1.2　胃肠为神之辅

20世纪末,肠神经系统的发现让胃肠获得了"第二大脑"的称号。肠神经系统独立于中枢神经系统,两者关系密切,研究者发现肠神经系统神经元数目接近脊髓,神经元回路和网络极其复杂,神经递质种类丰富,其中至少有20余种"脑肠肽"在大脑与胃肠双重分布。从来源上看,颅脑与肠脑都发源于早期胚胎的神经嵴,随着胚胎发育,一部分进入中枢神经系统,另一部分变成了肠神经系统,两者通过迷走神经发生连接。此外,肠道内大量微生物参与肠脑神经互动,近年来"微生物-肠-脑轴"的相关研究成为热点,消化道微生物群可与中枢神经系统进行双向信息交流,整合宿主肠道和大脑活动,这更加凸显了胃肠与中枢神经系统的紧密联系。

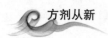

因此,从现代医学角度看,胃肠道与精神活动密切相关,胃肠为"神之辅",即精神和思维活动的副中心。

1.3 脑-肠轴——主神与辅神的互动

脑、肠之间的互动是双向的,既存在自上而下的指令,又存在由下而上的反馈,这种沟通是通过脑-肠轴进行。脑-肠轴是连接肠道和大脑的信息交流网络,由中枢神经系统、神经内分泌系统、神经免疫系统、自主交感神经及副交感神经系统,以及肠道菌群及其代谢产物组成。肠道的活动主要受到交感神经和迷走神经自上而下的支配,反过来,肠道可通过代谢产物介导炎症产生、迷走神经激活、下丘脑-垂体-肾上腺轴调控及免疫系统调节等影响脑部的功能。

脑、胃肠都与神志密切相关,在神经结构、物质分泌等方面存在共同点,而就神经元数量和作用而言,大脑明显占据优势,胃肠本身不具备高级神经中枢的功能,更多神志功能的实现只能通过向上反馈,由大脑行使高级神经活动。因此,脑和胃肠在精神意识、思维活动上具有显著的主从关系,即脑为主神,胃肠为辅神,二者互相影响。

2. 神的中医学认识

2.1 心主神志与五脏藏神——神之主与神之辅

中医在《黄帝内经》时期对神就有较为深入的认识,《灵枢·天年》在论述生命形成过程时曰:"五脏已成,神气舍心,魂魄毕具,乃成为人。"明确指出神舍于心是生命始成的先决条件,从生命发生的角度提出了心为神所藏之主脏。《黄帝内经》言心乃"精神之所舍""君主之官也,神明出焉",心不仅为精神意识活动提供物质基础,还具有统领之权。《素问·宣明五气》云:"心藏神,肺藏魄,肝藏魂,脾藏意,肾藏志。"不同表现的神(魂、意、志、魄)可视为心神的分化,在不同的脏腑方面有所侧重,虽分属于五脏而统归于心,正如张介宾在《类经》中所描述的"心为五脏六腑之大主,而总统魂魄,兼该意志,故忧动于心则肺应,思动于心则脾应,怒动于心则肝应,恐动于心则肾应,此所以五志唯心所使也"。言下之意,乃五脏皆藏神,心为神之主,余为神之辅。

生理上心主神志与五脏藏神相协调,共同完成复杂而多样的神志活动,若某一脏出现病变或情志过极,则会引发相关联的脏腑出现病理性的神志变化,如"肝气虚则恐,实则怒……心气虚则悲,实则笑不休""心怵惕思虑则伤神,神伤则恐惧自失……脾愁忧不解则伤意,意伤则悗乱……肝悲哀动中则伤魂,魂伤则狂妄不精……肺喜乐无极则伤魄,魄伤则狂……肾盛怒不止则伤志,志伤则喜忘其前言……"

2.2 胆主决断与六腑藏神——神之辅的延伸

五脏藏神又和六腑藏神相协调,进一步推动神的功能发挥。例如,肝胆之间存在协同共济的关系,"肝者,将军之官,谋虑出焉""胆者,中正之官,决断出焉",士不可有勇无谋或有谋无勇,可见肝必须依赖胆的辅助才能共同完成谋虑和决断,即《类经·脏象类》所云"肝气虽强,非胆不断。肝胆相济,勇敢乃成",此为生理上胆助肝之疏泄以调畅情志的体现。六腑病变亦能影响五脏藏神的功能,如"胆郁痰扰,虚烦不眠"的胆郁失眠,"热结膀胱,其人如狂"的膀胱蓄血,"汗出谵语者,以有燥屎在胃中"的阳明腑实,因胆、膀胱、胃肠受邪而扰动神明,乃六腑藏神之明证。六腑藏神使神之辅的范围进一步扩大,仍需强调的是五脏藏神和六腑藏神均遵守心为神之主的原则,在心的主导下才能正常发挥其作用。

心主神志论并不否定其他脏腑藏神的功能,而是赋予了脏腑各自的辅神职位,包括胆、胃等脏腑,构建了一个五脏六腑主辅有别、主辅共济的神明网络。

2.3 脑为元神之府——神主之争

《黄帝内经》将脑列为奇恒之腑,认为"脑为髓之海""髓海有余,则轻劲多力,自过其度;髓海不足,则脑转耳鸣,胫酸眩冒,目无所见,懈怠安卧",这里虽谈及脑和神志活动之间的联系,但并未强调脑的功能和对神志的影响,远不及心主神志的地位。明代后期,李时珍在《本草纲目》中首次提出"脑为元神之府"的观点,此举将对脑与神志关系的认识向前推进了一大步,可惜原文旨在附论辛夷对"目鼻九窍"的治疗作用,于"神"则语焉未详。此后随着西学东渐,尤其明朝末年起西医解剖学知识的传入,加快了脑主记忆思维观点的传播。现有记载较早的是 1582 年意大利天主教士利玛窦来华介绍"脑主记忆

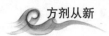

说"和1635年日耳曼耶稣会士邓玉函翻译、毕拱辰润色出版《泰西人身说概》，将西方解剖学系统地介绍到了中国。

迨至清代，"脑主神志"的观点已成为众多医家的共识。例如，汪昂《本草备要》云："人之记性，皆在脑中。"王清任在《医林改错》中将视觉、听觉、语言、记忆等功能归于脑，结合自己的解剖实践，指明了脑髓与脊髓的解剖联系，并且再次否定了"心主神明"，肯定了"脑主神明"。他在《医林改错》中感慨："灵机记性不在心在脑一段，本不当说，纵然能说，必不能行。欲不说，有许多病，人不知源始，至此，又不得不说。不但医书论病，言灵机发于心，即儒家谈道德，言性理，亦未有不言灵机在心者。因始创之人，不知心在胸中，所办何事。"张锡纯则在《医学衷中参西录》中将神细化为"元神"和"识神"，提出"人之元神在脑，识神在心"，即"心脑并主神志"。可惜的是，上述医家限于认知条件，对所持观点均未作详明而深入的阐述。

脑主神志论从萌芽到成形历经了一段曲折的历史，以具有时代风貌的王清任和张锡纯为代表的医家们秉持着一种客观的信念和不惧冒险的精神，敢于冲破时代主流观点的束缚，提出脑主神志论，对延续千年的心主神志理论产生了巨大冲击，由此形成了心脑"两神论"对抗的局面。

2.4 功能脏腑与器质脏腑——神之器与神之用

心、脑的神主之争并非不可调和，若能领悟"此心非彼心"，则可看到神主之争背后的核心问题，即此心实为"功能脏腑"之心，而非指"器质脏腑"之心，是器用之争。"心主神志论"基于中医藏象学说，是由中医独特的司外揣内和以象推用的类比推理思维方式所决定的，"脑主神志论"则遵从人体解剖学，是还原论思想和分析、实证、实验研究方法的产物。从辨证的角度上看，心神说和脑神说各自背靠不同的逻辑体系，各有其智慧的一面，但整体上只是涵盖了真理的一部分，并未对核心要素进行深刻的统筹。

中医藏象学说是借一脏（腑）之名，言多脏（腑）之用，如肝主疏泄的功能，是借肝这一实质脏器之名，涵盖了肝主调畅神志（神经系统）、促进脾胃运化（消化系统）、调节女子月经和男子排精（生殖系统）等四个系统的生理功能（用）。

由此可推，中医藏象里的心并非现代解剖学中的心，而是集多个解剖脏腑和功能脏腑为一身的复合体（非一脏一腑之体用）。心的生理作用主要概括为心主血脉和心主神志两个方面,首先心主血脉是基于"器官解剖"角度,实际上涵盖了水谷精微化赤成血(消化系统)、心脏搏动推行血液(循环系统)、血液灌流调控全身组织(神经-内分泌系统)等各大系统的功能,分别对应中医胃(消化系统的其他脏腑)、心(循环系统)和脑(中枢神经系统),即"三心"的生理功能。其次,心主神志则是基于"生理功能"的角度,涵盖了意识的产生与运作(神经系统),包括整合信息、发出指令(中枢神经系统)、传导信号、感知环境(周围神经系统)等主要功能。此外,意识的存在和调节依赖营养物质的支持和其他脏腑的反馈性调节(消化系统和内分泌-神经系统),简而言之,归结为脑和胃(消化道其他脏腑)对神经系统的作用,即"二意"。

"三心"其实是侧重于解剖言器,偏重于谈器质脏腑(如胃主受纳水谷),其功能涵盖了除意识思维活动之外的生理功能;"二意"则是基于生理言用,偏重于功能脏腑(如胃不和则卧不安)。也就是说,中医所言的脏腑其实是功能脏腑和器质脏腑的复合体(涵盖了现代医学意义上多个脏腑的解剖和生理),这对于理解中医的藏象系统无疑是生动的、别开生面的。生理功能的"心主神志",其实起决定性作用的脏腑在脑,实质是由脑代心,"心为五脏六腑之大主"的功能与现代认为延髓调控内脏活动的功能有概念上的重合,"心者,君主之官"与现代医学认为的脑为"中央处理器"(CPU)有异曲同工之处。

而在精神活动的高级形态上,意识依赖于物质基础而存在,意识的维持需要血液营养的供给,意识的运作需要全身各种脏腑组织器官的配合,但最终意识的发源地在脑,即神之器在脑,神之用也在脑,脑是真正意义上的神之主,不妨直言以明,称为"一心一意"。

3. 神之病的中医治疗

3.1 从半夏秫米汤到甘草泻心汤——心之心与胃之心

半夏秫米汤为《黄帝内经》十三方之一,属于中医早期治疗失眠的方剂,此时古人已经认识到治疗失眠不独从心入手。《类经·疾病类第八十二》云:"过于饱食或病胀满者,卧必不安,此皆胃气不和故也……饮以半夏汤一剂……盖专为去邪者设耳。"明确指出胃气不和可导致失眠,"胃不和则卧不安",半夏秫米汤是从胃论治失眠的有效方剂,是其治在神,而功在胃肠也。无

307

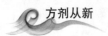

独有偶,泻心汤类方用治"心下痞",然此"心"非彼"心",名为泻心,实则泻胃。甘草泻心汤为半夏泻心汤增量甘草而成,《伤寒论》以甘草泻心汤治疗"心下痞"兼"心烦不得安",更有甚者,《金匮要略》用甘草泻心汤调治"默默欲眠,目不得闭,卧起不安"的狐惑病,可见胃不和为致神不安的一大主因,该认识亦符合现代脑-肠关系的科学研究结论。

3.2　从桂枝甘草龙骨牡蛎汤到安宫牛黄丸——心之心与脑之心

仲景时期的神之治以桂枝甘草龙骨牡蛎汤为代表,治疗因心气虚损累及神识者,其他如桂枝去芍药加蜀漆龙骨牡蛎救逆汤和柴胡加龙骨牡蛎汤亦属此列。龙骨、牡蛎皆为重镇潜阳之品,所谓敛神定魄者,单从心解释则力所不逮,应从脑而论则是虽然治心,实则治脑。现代研究也发现龙骨、牡蛎之类的矿物类药可通过抑制脑部中枢达到镇静催眠的作用,临床上症见闻声惊扰、紧张害怕、梦多纷纭,甚至梦见故人者,常用之而效显。桂枝甘草龙骨牡蛎汤及其类方以温补镇潜为主,主治心阳不振之虚证;若属于痰热蒙蔽心窍之实证,当推凉开之首安宫牛黄丸,以麝香、冰片等开窍醒神为先,此窍虽言心窍,实为脑窍,虽心脑同治,但偏重在醒脑。药理学研究也证明安宫牛黄丸保护血脑屏障,对脑损伤具有明显的保护作用。从桂枝甘草龙骨牡蛎汤到安宫牛黄丸组方用药及现代药理研究看,治神从心到脑的转变是中医对"神之主"认识转变的治疗学基础。

3.3　从温胆汤到血府逐瘀汤——心之心与脏腑之心

在中医不断发展的过程中,历代名医创制了众多行之有效的治疗神志病的方剂,这些方剂从不同脏腑之心论治心之心,开拓了神志病的治疗思路。例如,治疗失眠可从调和胆胃入手,胆主少阳升发之气,胆气豪壮者情志畅达,每遇纠结可及时排解,胆气虚弱者迟疑善恐,每因惊恐而致病,故触事易惊、梦寐不祥、谵妄不寐等常可从胆论治而获效。故《三因》温胆汤立义由此而来,《医方集解》中有"此足少阳、阳明药也"之言,以底方二陈汤直入脾胃辛温化痰,更添竹茹、枳实清热宁胆之力,以恢复"日暖风和木气伸"的安宁状态,变方黄连温胆汤、十味温胆汤、柴胡温胆汤等均可治疗神志病而获良效,可见一斑。此外,理血之剂血府逐瘀汤亦从脏腑之心论治心之心,血府逐瘀汤出自王清任的《医林改错》,主治涵盖心里热、瞀闷、肝气病、夜睡多梦等十九种病证,从现代医学角度解读,此类病证均和神经功能障碍有关,如神经症、自主神经功能紊乱、神经衰弱等,由此可见,血府逐瘀汤有安心调神之良效,然此心所指为何? 或问"血府"为何? 全方乃桃红四物汤合四逆散加桔梗、牛膝而成,用药多入肝经,其血药养肝血、化肝瘀,气药疏肝气、达肝志,方药靶向确切,血府逐瘀汤的"血府"实质为肝,调"血府"安神即为调肝安神。

3.4　从"三心二意"到"一心一意"——一心多治

理论固然可以指导实践,但也必须接受实践的检验,即实践又可反作用于理论,使理论更加符合实践。在医学研究中,尤其是中医学,理论对实践的指导作用尤其重要,也更加难以通过实验医学(西医学所借重的研究方法)将研究成果进行转化而应用于真实世界,这也是中医医学流派众多、各家学说纷纭的原因。中医神志病之治的历史演变反映了中医对心神理解的发展历史,揭示了心神本原的含义。

在"心主神明"的思想指导下,传统上从"从心论治"神志病,如朱砂安神丸清心安神、天王补心丹养心安神和磁朱丸镇心安神等。实际上,对"心神"的治疗远不局限于治心,更不止《方剂学》中所列的安神剂。从半夏秫米汤到甘草泻心汤,从桂枝甘草龙骨牡蛎汤到安宫牛黄丸,从温胆汤到血府逐瘀汤,是从五脏六腑、奇恒之腑论治神志病,实际上是超前的、博大的、聪慧的。现代研究表明,脑的重量只占体重的 2%~3%,但其所需要的血流量则占心排血量的15%~20%,脑部是人体代谢最活跃的部位之一,无时无刻不需要消耗大量的营养、氧气、能量和产生代谢废物,因此不论是健脾益气、和胃化痰,还是清热利胆、活血疏肝等,都可在不同程度上增加原料供给、推动新陈代谢、改善血液的质量、清除代谢废物及其他有害物质,改善脑的工作环境。而诸多安神中药的药理作用实际靶点在脑,并非心,如酸枣仁中有抑制中枢作用,酸枣仁中的黄酮类成分斯皮诺素可进入中枢神经后拮抗突触后 5 -羟色胺 1A 受体,增强快速动眼期睡眠。首乌藤通过修复失眠大鼠额叶皮质神经元线粒体超微结构,增加线粒体 Na^+- K^+- ATP 酶、Ca^{2+}- Mg^{2+}- ATP 酶含量来改善失眠。总之,对心神的治疗是直接或间接对脑的治疗,脑才是神的最终所主,为真正的神之主。

中医藏象的心从"三心二意"到"一心一意"之依据已如前所述,不胜枚举,三心是"神之器",二意是"神之用"。一心多治说明了中医的心是解剖脏

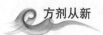

腑和功能脏腑的复合体,从各类方剂如归脾汤、丹栀逍遥散、开心散、礞石滚痰丸的主治脏腑看,中医治疗神志病看似通过五脏六腑之"心"和奇恒之腑之"心"(脑)的治疗以达到调节神志的目的,其本质还是多措并举治疗脑之"心",即通过脏腑之心和脑之心直接或间接调神,而非一般意义上所谓的"心"。从"三心二意"到"一心一意"(脑为元神之府)的解剖和治疗学衍变,进一步说明中医的藏象解剖指的是功能脏腑而非单纯的器质脏腑。

　　综上所述,中医藏象学说是借一脏(腑)之名,言多脏(腑)之用,是借助器质脏腑之名,言功能脏腑之用。心主神志即是借心之名,言五脏六腑之神之用,最终是以脑代心而为"神"之主。如此,中医神志病的治疗,就脱离了镇心安神、养心安神之窠臼,从更宏观的角度看待神志病的治疗,而非言心必称"心"。这无疑对中医教学、临床和科研都是具有重要指导意义的!从心之言,未必达意,冀抛砖引玉之用。

(鞠旭东　曾耀莹)

参考文献

包力,于吉人,1997. 人的另一个脑——肠脑[J]. 生物学通报,32(11):2-3.

鲍艳伟,任福继,2023. 人脑信息处理和类脑智能研究进展[J]. 科技导报,41(9):6-16.

陈修园,2007. 时方歌括[M]. 黄大理校注. 福州:福建科学技术出版社:83.

邓郁,李子俊,2022. 微生物-肠-脑轴在功能性胃肠病发病中的作用新诠释[J]. 西南医科大学学报,45(1):21-25.

胡大一,马长生,2004. 心脏病学实践 2004——规范化治疗[M]. 北京:人民卫生出版社:68-73.

胡华白,马俊杰,2015. 安宫牛黄丸治疗急性脑血管病临床及药理机制研究进展[J]. 世界科学技术-中医药现代化,17(7):1510-1513.

胡静璐,吴艳萍,李祺,等,2023. 基于"肠脑轴"理论采用中药有效成分治疗脑部疾病的研究进展[J]. 沈阳药科大学学报,40(8):1111-1123.

孔令旗,孔军辉,王静,等,2023. 基于中医整体观探讨"心胃同治"理论[J]. 中国中医基础医学杂志,29(8):1376-1379.

李春晖,陈少丽,都广礼,2022. 论"血府"的脏腑归属[J]. 上海中医药杂志,56(6):38-41.

李新华,韩永明,2020. 人体解剖学[M]. 上海:上海科学技术出版社:123.

廖师师,罗杰,图拉妮萨·喀迪尔,等,2022. 肠道微生物群-肠-脑轴间的双向交流途径研究进展[J]. 山东医药,62(9):98-101.

孙明竹,赵曼丽,张伦忠,2019. 血府逐瘀汤的中医药临床应用进展[J]. 世界最新医学信息文摘,19(61):81,83.

王庭槐,闫剑群,郑煜,等,2015. 生理学[M]. 北京:人民卫生出版社:523-525

萧静宁,1986. 脑科学概要[M]. 武汉:武汉大学出版社:16.

徐耀忠,2008. 脑科学[M]. 合肥:中国科学技术大学出版社:29.

许晓伍,陈群,郝木峰,等,2013. 夜交藤提取物对失眠大鼠额叶皮层神经元线粒体结构和功能的影响[J]. 广州中医药大学学报,30(6):872-875.

佚名,2012. 黄帝内经素问[M]. 北京:人民卫生出版社:135.

袁鹏,马瑜璐,刘圣金,等,2022. 矿物药在神经精神疾病中的临床应用及药理作用研究进展[J]. 中国现代中药,24(11):2269-2277.

袁杨杨,孙从永,徐希明,等,2017. 酸枣仁活性成分药理作用机制的研究进展[J]. 中国药师,20(9):1622-1627.

朱向东,田文景,李兰珍,2003. "心主神明"与"脑主神明"的再认识[J]. 中国中医基础医学杂志,9(6):15-17.

Clark A, Mach N, 2016. Exercise-induced stress behavior, gut-microbiota-brain axis and diet: a systematic review for athletes[J]. J Int Soc Sports Nutr,13:43.

Cryan, John F, O'Riordan K J, et al., 2018. The microbiota-gut-brain axis[J]. Physiological Reviews Vol. 99, 4(2019):1877-2013.

Jabbur S J, El-Kak F H, Nassar C F, 1988. The enteric nervous system—an overview[J]. Med Res Rev, 8(3):459-469.

Monti M M, 2012. Cognition in the vegetative state[J]. Annu Rev Clin Psychol, 8:431-454.

Monti M M, Laureys S, Owen A M, 2010. The vegetative state[J]. BMJ, 341:c3765.